# 现代医院
# 管理制度建设实践

李 峰 牛江平 张 英 主编

# Practice
# of Modern Hospital
# Management
# System
# Construction

清华大学出版社
北 京

**图书在版编目（CIP）数据**

现代医院管理制度建设实践 / 李峰，牛江平，张英主编 .—北京：清华大学出版社，2019
（2020.11重印）

ISBN 978-7-302-52522-6

Ⅰ .①现…　Ⅱ .①李…　②牛…　③张…　Ⅲ .①医院 - 管理 - 规章制度 - 中国　Ⅳ .①R197.32

中国版本图书馆 CIP 数据核字（2019）第 043602 号

责任编辑：肖　军　周婷婷
封面设计：罗超霖
责任校对：王淑云
责任印制：丛怀宇

出版发行：清华大学出版社
　　　　　网　　　址：http://www.tup.com.cn　http://www.wqbook.com
　　　　　地　　　址：北京清华大学学研大厦 A 座　　　邮　　编：100084
　　　　　社 总 机：010-62770175　　　　　　　　　邮　　购：010-62786544
　　　　　投稿与读者服务：010-62776969, c-service@tup.tsinghua.edu.cn
　　　　　质量反馈：010-62772015, zhiliang@tup.tsinghua.edu.cn

印 装 者：北京富博印刷有限公司
经　　销：全国新华书店
开　　本：185mm×260mm　　　印　张：18.5　　　字　数：321 千字
版　　次：2019 年 3 月第 1 版　　　印　次：2020 年 11 月第 4 次印刷
定　　价：98.00 元

产品编号：082309-01

# 《现代医院管理制度建设实践》编委会

# 前　言

## 医院管理要从规范化、精细化走向科学化

　　坚持以人民健康为中心，坚持公立医院的公益性，是公立医院的神圣责任与使命。陕西省汉中市人民医院秉承"求真、合作、创新、自律"的办院精神，铭记感恩的服务理念，向特色技术要信誉、向优质服务要信任、向精细管理要质量，经过近70年几代人的跋涉、几辈人的努力，现已发展成为一所集医疗、教学、科研、预防、康复为一体的三级乙等医院，拥有心血管科、肿瘤胸外科等27个临床科室，设有放射科、超声诊疗科等10个医技科室。医疗范围覆盖汉中整个地区和周边部分省市，是陕西省中医药大学，汉中职业技术学院附属医院，西安交通大学第一附属医院，西安市红会医院医疗协作医院，是四川大学华西医学院远程教学及会诊医院，是西京医院军民融合医疗联合体成员单位，陕西省骨科医疗集团成员单位，是汉中市红十字会急救培训基地、汉台区急救中心。这里，是中国心血管病最早防治研究试点之一，其中汉中心血管病研究所是陕西省卫生厅附设科研所，是中国最早从事心血管病理研究单位之一，也是中国最早开展腔镜微创手术的医院之一，因腹腔镜微创外科术成功的运用，被授予陕西省优势医疗专科。各种高科技含量设备和现代技术的应用，使医院拥有成功治疗颅脑和肿瘤等重大疾病的能力。

　　《国务院办公厅关于建立现代医院管理制度的指导意见》提出要推动各级各类医院管理走向规范化、精细化、科学化，《现代医院管理制度建设实践》正是在这样的大背景下出版了。在医院管理的实践中只有自觉践行各项现代医院管理制度，才能完成国家和人民赋予医院的责任，才能把"以人民健康为中心，全心全意为人民服务"的办院宗旨落到实处。此《现代医院管理制度建设实践》"党建与行政管理卷"共14章，包括管理制度、管理规定和管理方法。这些制度、规定和方法，涉及医院

党组织管理、党员管理、文化建设、行政管理和人力资源管理等医院工作的各个方面。制度的建立和实施，必将会对医院的发展起到推动作用。作为医院的干部和职工，应该按照《现代医院管理制度》办事，自觉把各自的工作和行为规范到制度、规定和方法中去；自觉，是因为再好的制度，必须建立在大家共同遵守和执行的基础之上。自觉，是因为我们要实现"为人民健康和全心全意为人民服务"的宗旨，必须用制度优化工作的细节；自觉，是因为我们还需用精神让制度趋于完善，融贯和谐。

　　《现代医院管理制度建设实践》的公开出版发行，意在与同道进行广泛的交流，期冀同道们能够在借鉴实践的基础上不断修正完善，一起为现代医院管理制度的建设做出贡献。

汉中市人民医院

党委书记　李　峰

院长　牛江平

管理顾问　张　英

# 目　录

# 第一章 现代医院管理制度的内涵

建立现代医院管理制度是建设中国特色基本医疗卫生制度"立柱架梁"的关键制度安排。党中央、国务院高度重视建立现代医院管理制度。习近平总书记在全国卫生与健康大会上强调指出,要加快建立现代医院管理制度,处理好医院和政府关系,实行政事分开、管办分开,推动医院管理模式和运行方式转变。李克强总理指出,公立医院改革的目标是建立现代医院管理制度。2017年国务院办公厅印发了《关于建立现代医院管理制度的指导意见》(以下简称《意见》),《意见》坚持以人民健康为中心,坚持公立医院的公益性,坚持政事分开、管办分开,坚持分类指导,鼓励探索创新,强调把社会效益放在首位,实行所有权与经营权分离,对加快医疗服务供给侧结构性改革、理顺医院和政府关系、实现医院治理体系和管理能力现代化、推进健康中国建设都具有十分重要的意义。

习近平总书记在中国共产党第十九次全国代表大会报告中提出的:实施健康中国战略。要完善国民健康政策,为人民群众提供全方位全周期健康服务。深化医药卫生体制改革,全面建立中国特色基本医疗卫生制度、医疗保障制度和优质高效的医疗卫生服务体系,健全现代医院管理制度。加强基层医疗卫生服务体系和全科医生队伍建设。全面取消以药养医,健全药品供应保障制度。坚持预防为主,深入开展爱国卫生运动,倡导健康文明生活方式,预防控制重大疾病。实施食品安全战略,让人民吃得放心。坚持中西医并重,传承发展中医药事业。支持社会办医,发展健康产业。促进生育政策和相关经济社会政策配套衔接,加强人口发展战略研究。积极应对人口老龄化,构建养老、孝老、敬老政策体系和社会环境,推进医养结合,加快老龄事业和产业发展。

由此,公立医院改革的方向与目标已经非常明确具体,就是建立现代医院管理制度。

《意见》是公立医院改革的重大制度创新,具有很强的针对性、指导性。一是首次提出各级各类医院应制定章程。医院要以章程为统领,建立健全内部管理机构、管理制度、议事规则、办事程序等,规范内部治理结构和权力运行规则,提高医院运行效率。二是明确了医院决策机制。院长办公会议是公立医院行政、业务议事决策机构,对讨论研究事项做出决定。在决策程序上,公立医院发展规划、"三重一大"等重大事项,以及涉及医务人员切身利益的重要问题,要经医院党组织会议研究讨论同意,保证党组织意图在决策中得到充分体现。三是倡导民主管理,健全以职工代表大会为基本形式的民主管理制度，推进院务公开。四是明确政府对公立医院的举办职能，把主要精力放在管方向、管政策、管引导、管规划、管评价上。明确政府对医院的监管职能，建立综合监管制度，强化卫生计生行政部门医疗服务监管职能，发挥医保对医疗服务行为和费用的调控引导与监督制约作用。五是系统地提出健全医院医疗质量安全、人力资源、财务资产、绩效考核、人才培养培训、科研、后勤、信息等核心管理制度，提高医院科学管理水平。六是强调发挥专家治院作用。医院要组建医疗质量安全管理、药事管理等专业委员会，对专业性、技术性强的决策事项提供技术咨询和可行性论证。七是强调加强医院文化建设。树立正确的办院理念，全心全意为人民健康服务，建设医术精湛、医德高尚、医风严谨的医务人员队伍，塑造行业清风正气。八是加强医院党的建设。充分发挥公立医院党委的领导作用，把方向、管大局、保落实。全面加强公立医院基层党建工作，充分发挥党支部的政治核心作用。

## 一、现代医院管理制度建设的总体要求

### （一）指导思想

全面贯彻党的十八大和十九大精神以及全国卫生与健康大会精神，深入贯彻习近平总书记系列重要讲话精神和治国理政新理念、新思想、新战略（习近平新时代中国特色社会主义思想），认真落实党中央、国务院决策部署，统筹推进"五位一体"总体布局和协调推进"四个全面"战略布局，牢固树立和贯彻落实创新、协调、绿色、开放、共享的发展理念，坚持党的领导，坚持正确的卫生与健康工作方针，坚持中国特色卫生与健康发展道路，不断提高医疗服务质量，努力实现社会效益与运行效率的有机统一，充分调动医务人员积极性，实行民主管理和科学决策，强化公立医院引领带动作用，完善多元办医格局，加快医疗服务供给侧结构性改革，实现医院治理体系和管理能力现代化，为推进健康中国建设奠定坚实基础。

### （二）基本原则

坚持以人民健康为中心。把人民健康放在优先发展的战略地位，将公平可及、

群众受益作为出发点和立足点，全方位、全周期保障人民健康，增进人民健康福祉，增强群众改革获得感。

坚持公立医院的公益性。落实党委和政府对公立医院的领导责任、保障责任、管理责任、监督责任，把社会效益放在首位，注重健康公平，增强普惠性。坚持政府主导与发挥市场机制作用相结合，满足多样化、差异化、个性化健康需求。

坚持政事分开、管办分开。加快转变政府职能，深化"放管服"改革，合理界定政府作为公立医院出资人的举办监督职责和公立医院作为事业单位的自主运营管理权限，实行所有权与经营权分离。各级行政主管部门要创新管理方式，从直接管理公立医院转为行业管理，强化政策法规、行业规划、标准规范的制定和对医院的监督指导职责。

坚持分类指导，鼓励探索创新。尊重地方首创精神，鼓励各地在中央确定的改革方向和原则下，根据医院性质、功能定位、等级规模等不同情况，因地制宜，突破创新，建立符合实际的现代医院管理制度。

## （三）主要目标

到 2020 年，基本形成维护公益性、调动积极性、保障可持续的公立医院运行新机制和决策、执行、监督相互协调、相互制衡、相互促进的治理机制，促进社会办医健康发展，推动各级各类医院管理规范化、精细化、科学化，基本建立权责清晰、管理科学、治理完善、运行高效、监督有力的现代医院管理制度。

## 二、现代医院管理制度建设的主要内容

## （一）制定医院章程

医院章程是一个医院的基本纲领和行为准则，是医院的根本大法。主要包括医院性质、办院宗旨、功能定位、发展方向等相关内容，是医院制定各项规章制度的基础、依据和前提。

各级各类医院应制定章程。医院章程应包括医院性质、办医宗旨、功能定位、办医方向、管理体制、经费来源、组织结构、决策机制、管理制度、监督机制、文

化建设、党的建设、群团建设，以及举办主体、医院、职工的权利义务等内容。医院要以章程为统领，建立健全内部管理机构、管理制度、议事规则、办事程序等，规范内部治理结构和权力运行规则，提高医院运行效率。制定公立医院章程时，要明确党组织在医院内部治理结构中的地位和作用。

## （二）健全医院决策机制

院长全面负责医疗、教学、科研、行政管理工作。院长办公会议是公立医院行政、业务议事决策机构，对讨论研究事项做出决定。在决策程序上，公立医院发展规划、"三重一大"等重大事项，以及涉及医务人员切身利益的重要问题，要经医院党组织会议研究讨论同意，保证党组织意图在决策中得到充分体现。充分发挥专家作用，组建医疗质量安全管理、药事管理等专业委员会，对专业性、技术性强的决策事项提供技术咨询和可行性论证。资产多元化、实行托管的医院以及医疗联合体等，可在医院层面成立理事会。把党的领导融入公立医院治理结构，医院党组织领导班子成员应当按章程进入医院管理层或通过法定程序进入理事会，医院管理层或理事会内部理事中的党员成员一般应当进入医院党组织领导班子。

## （三）健全民主管理制度

健全以职工代表大会为基本形式的民主管理制度。工会依法组织职工参与医院的民主决策、民主管理和民主监督。医院研究经营管理和发展的重大问题应当充分听取职工意见，召开讨论涉及职工切身利益的会议，必须有工会代表参加。推进院务公开，落实职工群众知情权、参与权、表达权、监督权。

## （四）健全医疗质量安全管理制度

院长是医院依法执业和医疗质量安全的第一责任人，落实医疗质量安全院、科两级责任制。建立全员参与、覆盖临床诊疗服务全过程的医疗质量管理与控制工作制度，严格落实首诊负责、三级查房、分级护理、手术分级管理、抗菌药物分级管理、临床用血安全等医疗质量安全核心制度。严格执行医院感染管理制度、医疗质量内部公示制度等。加强重点科室、重点区域、重点环节、重点技术的质量安全管理，推进合理检查、用药和治疗。

## （五）健全人力资源管理制度

建立、健全人员聘用管理、岗位管理、职称管理、执业医师管理、护理人员管理、收入分配管理等制度。在岗位设置、收入分配、职称评定、管理使用等方面，对编制内外人员统筹考虑。公立医院在核定的薪酬总量内进行自主分配，体现岗位差异，兼顾学科平衡，做到多劳多得、优绩优酬。按照有关规定，医院可以探索实行目标年薪制和协议薪酬。医务人员薪酬不得与药品、卫生材料、检查、化验等业务收入挂钩。

## （六）健全财务资产管理制度

财务收支、预算决算、会计核算、成本管理、价格管理、资产管理等必须纳入医院财务部门统一管理。建立、健全全面预算管理、成本管理、财务报告、第三方审计和信息公开机制，确保经济活动合法合规，提高资金资产使用效益。公立医院作为预算单位，所有收支纳入部门预算统一管理，要强化成本核算与控制，逐步实行医院全成本核算。三级公立医院应设置总会计师岗位，统筹管理医院经济工作，其他有条件的医院结合实际推进总会计师制度建设。加强公立医院内部审计监督，推动注册会计师审计工作。

## （七）健全绩效考核制度

将政府、举办主体对医院的绩效考核落实到科室和医务人员，对不同岗位、不同职级医务人员实行分类考核。建立、健全绩效考核指标体系，围绕办院方向、社会效益、医疗服务、经济管理、人才培养培训、可持续发展等方面，突出岗位职责履行、工作量、服务质量、行为规范、医疗质量安全、医疗费用控制、医德医风和患者满意度等指标。严禁给医务人员设定创收指标。将考核结果与医务人员岗位聘用、职称晋升、个人薪酬挂钩。

## （八）健全人才培养培训管理制度

落实住院医师规范化培训、专科医师规范化培训和继续医学教育制度，做好医学生培养工作。加强临床重点专科、学科建设，提升医院核心竞争力。城市医生在晋升主治医师或副主任医师职称前到基层或对口帮扶的医疗机构累计服务不少于1年。城市大医院要积极为基层和边远贫困地区培养人才。

## （九）健全科研管理制度

加强临床医学研究，加快诊疗技术创新突破和应用，大力开展适宜技术推广普及，加强和规范药物临床试验研究，提高医疗技术水平。加强基础学科与临床学科、辅助诊疗学科的交叉融合。建立、健全科研项目管理、质量管理、科研奖励、知识产权保护、成果转化推广等制度。

## （十）健全后勤管理制度

强化医院发展建设规划编制和项目前期论证，落实基本建设项目法人责任制、招标投标制、合同管理制、工程监理制、质量责任终身制等。合理配置适宜医学装备，建立采购、使用、维护、保养、处置全生命周期管理制度。探索医院"后勤一站式"服务模式，推进医院后勤服务社会化。

## （十一）健全信息管理制度

强化医院信息系统标准化和规范化建设，与医保、预算管理、药品电子监管等系统有效对接。完善医疗服务管理、医疗质量安全、药品耗材管理、绩效考核、财务运行、成本核算、内部审计、廉洁风险防控等功能。加强医院网络和信息安全建设管理，完善患者个人信息保护制度和技术措施。

## （十二）加强医院文化建设

树立正确的办院理念，弘扬"敬佑生命、救死扶伤、甘于奉献、大爱无疆"的职业精神。恪守服务宗旨，增强服务意识，提高服务质量，全心全意为人民健康服务。推进医院精神文明建设，开展社会主义核心价值观教育，促进形成良好医德医风。关心爱护医务人员身心健康，尊重医务人员劳动成果和辛勤付出，增强医务人员职业荣誉感。建设医术精湛、医德高尚、医风严谨的医务人员队伍，塑造行业清风正气。

## （十三）全面开展便民惠民服务

三级公立医院要全部参与医疗联合体建设并发挥引领作用。进一步改善医疗服务，优化就医流程，合理布局诊区设施，科学实施预约诊疗，推行日间手术、远程医疗、多学科联合诊疗模式。加强急诊急救力量，畅通院前院内绿色通道。开展就医引导、诊间结算、检查检验结果推送、异地就医结算等信息化便民服务。开展优质护理服务，加强社工、志愿者服务。推进院内调解、人民调解、司法调解、医疗风险分担机制有机结合的"三调解一保险"机制建设，妥善化解医疗纠纷，构建和谐医患关系。

## 三、现代医院治理体系建设的主要内容

### （一）明确政府对公立医院的举办职能

积极探索公立医院管办分开的多种有效实现形式，统筹履行政府办医职责。政府行使公立医院举办权、发展权、重大事项决策权、资产收益权等，审议公立医院章程、发展规划、重大项目实施、收支预算等。制定区域卫生规划和医疗机构设置规划，合理控制公立综合性医院数量和规模。全面落实对符合区域卫生规划的公立

医院投入政策，细化落实对中医医院（含民族医院）的投入倾斜政策，逐步偿还和化解符合条件的公立医院长期债务。逐步建立以成本和收入结构变化为基础的医疗服务价格动态调整机制。在地方现有编制总量内，确定公立医院编制总量，逐步实行备案制。按照中央组织部公立医院领导人员管理有关规定，选拔任用公立医院领导人员。逐步取消公立医院的行政级别，各级卫生计生行政部门（含中医药管理部门，下同）负责人一律不得兼任公立医院领导职务。建立适应医疗行业特点的薪酬制度，着力体现医务人员技术劳务价值。建立以公益性为导向的考核评价机制，定期组织公立医院绩效考核以及院长年度和任期目标责任考核，考核结果与财政补助、医保支付、绩效工资总量以及院长薪酬、任免、奖惩等挂钩。

## （二）明确政府对医院的监管职能

建立综合监管制度，重点加强对各级各类医院医疗质量安全、医疗费用以及大处方、欺诈骗保、药品回扣等行为的监管，建立"黑名单"制度，形成全行业、多元化的长效监管机制。对造成重大社会影响的乱收费、不良执业等行为，造成重大医疗事故、重大安全事故的行为，严重违法违纪案件，严重违反行风建设的行为，要建立问责机制。强化卫生计生行政部门医疗服务监管职能，完善机构、人员、技术、装备准入和退出机制。深化医保支付方式改革，充分发挥医保对医疗服务行为和费用的调控引导与监督制约作用，逐步将医保对医疗机构服务监管延伸到对医务人员医疗服务行为的监管。从严控制公立医院床位规模、建设标准和大型医用设备配备，严禁举债建设和豪华装修，对超出规模标准的要逐步压缩床位。控制公立医院特需服务规模，提供特需服务的比例不超过10%。强化对公立医院经济运行和财务活动的会计和审计监督。健全非营利性和营利性社会办医院分类管理制度，加强对非营利性社会办医院产权归属、财务运营、资金结余使用等的监管，加强对营利性社会办医院盈利率的管控。

## （三）落实公立医院经营管理自主权

公立医院要依法依规进行经营管理和提供医疗服务，行使内部人事管理、机构设置、中层干部聘任、人员招聘和人才引进、内部绩效考核与薪酬分配、年度预算执行等经营管理自主权。落实公立医院用人自主权，在编制总量内根据业务需要面向社会自主公开招聘医务人员，对紧缺、高层次人才可按规定采取考察的方式予以招聘。进一步改进艰苦边远地区公立医院人员招聘工作，合理设置招聘条件，改进招聘方式方法，完善激励保障措施。

## （四）加强社会监督和行业自律

加强医院信息公开，重点公开质量安全、价格、医疗费用、财务状况、绩效考核等信息。加强行业协会、学会等社会组织在行业自律和职业道德建设中的作用，引导医院依法经营、公平有序竞争。改革完善医疗质量、技术、安全和服务评估认证制度。探索建立第三方评价机制。

## 四、加强医院党的建设

### （一）充分发挥公立医院党委的领导作用

公立医院党委要抓好对医院工作的政治、思想和组织领导，把方向、管大局、保落实。把方向，主要是自觉在思想上政治上行动上同以习近平同志为核心的党中央保持高度一致，全面贯彻执行党的理论路线方针政策，引导监督医院遵守国家法律法规，维护各方合法权益，确保医院改革发展正确方向。管大局，主要是坚持在大局下行动，谋全局、议大事、抓重点，统筹推进医院改革发展、医疗服务、医德医风等各项工作，努力建设患者放心、人民满意的现代医院。保落实，主要是管干部聚人才、建班子带队伍、抓基层打基础，讨论决定医院内部组织机构的设置及其负责人的选拔任用，领导精神文明建设和思想政治工作，领导群团组织和职工代表大会，做好知识分子工作和统一战线工作，加强党风廉政建设，确保党的卫生与健康工作方针和政策部署在医院不折不扣落到实处。

### （二）全面加强公立医院基层党建工作

坚持把公立医院党的建设与现代医院管理制度建设紧密结合，同步规划，同步推进。加强和完善党建工作领导体制和工作机制，合理设置医院党建工作机构，配齐配强党建工作力量，建立科学有效的党建工作考核评价体系，进一步落实管党治党主体责任，推进党组织和党的工作全覆盖，建立、健全医院内设机构党支部，选优配强党支部书记，充分发挥党支部的政治核心作用，把党支部建设成为坚强战斗堡垒。坚持把党组织活动与业务工作有机融合，积极推进活动创新、思想政治工作内容和载体创新，防止"两张皮"。认真贯彻落实《关于新形势下党内政治生活的若干准则》《中国共产党党内监督条例》，推进"两学一做"学习教育常态化制度化，严格"三会一课"、民主生活会和组织生活会、主题党日等制度。严格发展党员和党员教育管理工作，引导党员充分发挥先锋模范作用。

## （三）加强社会办医院党组织建设

加大社会办医院党组织组建力度，批准设立社会办医院时，要坚持党的建设同步谋划、党的组织同步设置、党的工作同步开展。实行属地管理与主管部门管理相结合，建立健全社会办医院党建工作管理体制，规范党组织隶属关系。社会办医院党组织要紧紧围绕党章赋予基层党组织的基本任务，结合实际开展工作，按照党的要求办医立院。

# 第二章　医院章程

## 引 言

医院章程是医院依法自主办院、实施管理、履行公益性的基本纲领和基本准则。医院以章程为依据，制定医院发展建设、运营管理、质量安全、医疗服务等现代医院管理制度。医院章程具有统领、规范各项管理制度的制定、执行、考核，建立、健全内部管理机构、议事规则、办事程序，规范内部治理结构和权力运行规则，提高医院运行效率等作用。根据有关法律、法规和规定，按照《医疗机构管理条例》《事业单位人事管理条例》《关于加强公立医院党的建设工作的意见》《关于开展制定医院章程试点工作的指导意见》的要求，结合医院实际，制定本章程。

## 医院章程

根据有关法律、法规和规定，按照《医疗机构管理条例》《事业单位人事管理条例》《关于加强公立医院党的建设工作的意见》《关于开展制定医院章程试点工作的指导意见》《关于建立医院管理制度的指导意见》要求，结合医院实际，制定本章程。

### 第一章　总　则

**第一条**　医院的举办主体。

**第二条**　登记名称、简称、英文译名。

**第三条**　医院的地址。

**第四条**　医院性质：医院是依法登记注册的公立非营利性医院，事业单位类型是公益Ⅱ类。

**第五条**　经费来源：财政定额补助。

**第六条**　经营目的：为广大人民群众提供医疗、预防、保健、康复、急救等全生命周期的医疗健康服务，更好地保障广大人民群众的生命健康权，为人民健康做出贡献。

**第七条**　医院办医宗旨：以人民健康为中心，全心全意为人民服务。

**第八条**　医院功能定位：成为承担医、教、研、预防、康复等辐射周边的区域医疗中心。

**第九条**　办医方向：坚持公立医院的公益性，为广大人民群众提供更加安全、便捷、优质的医疗服务。

**第十条**　创新发展目标：立足实际，依靠管理、技术、服务创新赢得群众信赖，成为依靠创新驱动发展的三级甲等综合医院。

## 第二章　党 的 建 设

**第十一条**　深入贯彻习近平新时代中国特色社会主义思想，全面落实新时代卫生与健康工作方针，切实加强党组织建设，强化党的政治、思想和组织领导。党委认真履行党章和有关规定，发挥把方向、管大局、作决策、促改革、保落实的领导作用。党委每届任期 5 年。

**第十二条**　坚持党组织的政治核心作用，落实党建工作责任制，全面加强医院思想、组织、作风、反腐倡廉和制度建设。党委书记是党建工作第一责任人，党政领导班子成员严格落实"一岗双责"。建立党委书记、支部书记抓党建述职述廉评议考核制度，推动党建工作落地见效。

**第十三条**　加强基层党支部建设，严格执行《关于加强公立医院党的建设工作的实施意见》精神。做好党员教育、管理、监督、服务群众工作及发展党员工作。

**第十四条**　认真履行党风廉政建设主体责任和监督责任，建立、健全领导班子和中层干部责任追究制度，纪检监察履行监督执纪问责职责，加强对党员干部和医务人员遵守党的纪律规定和国家有关法律法规情况的监督检查。

**第十五条**　加强干部管理和人才队伍建设。认真贯彻执行中层干部选拔任用有关规定，健全干部培养教育、交流轮岗和监督约束机制，完善考核评价体系。落实人才引进、使用管理办法，搭建不同层次人才发展平台。

**第十六条**　加强统战工作，提高对医院民主党派基层组织的政治领导，做好党外知识分子工作。

**第十七条**　加强经费保障。将党建工作经费列入医院年度经费预算，一般按不低于年度行政经费预算的 5% 列支。

## 第三章　管理体制

**第十八条**　医院实行党委领导下的院长负责制，院长是医院的法定代表人，全面负责医院医疗、教学、科研、行政管理工作。

**第十九条**　医院实行集体领导和个人分工负责相结合的制度，凡属重大问题都要按照集体领导、民主集中、个别酝酿、会议决定的原则，由党委集体讨论，做出决定，并按照分工抓好组织实施，支持院长依法依规独立行使职权。

**第二十条**　医院实行院科两级负责制，科主任为科室管理的第一责任人。

## 第四章　组织结构

**第二十一条**　医院组织结构分为党委系统和行政系统。领导班子成员任命或聘任按照干部选拔任用相关规定执行。

**第二十二条**　建立、健全党务工作机构。医院设置党委办公室、纪检监察室以及宣传教育等部门，承担党组织的相应职能事务。

**第二十三条**　建立、健全行政工作机构。医院职能部门按照三级医院要求设置相关的职能部门。

**第二十四条**　医院业务科室按照三级医院设置及医院发展需要进行设置。

## 第五章　决策机制

**第二十五条**　健全医院党委会议、院长办公会议等议事决策规则，明确党委会议、院长办公会议决策事项和范围。

**第二十六条**　党委会议由党委书记召集并主持，实行集体领导、民主决策，凡涉及医院改革发展稳定的重大决策、重要人事任免、重大项目安排、大额度资金使用等事项，必须经党委研究讨论、决策。

**第二十七条**　院长办公会议由院长召集并主持。重要行政、业务工作应当先由院长办公会议讨论通过，再由党委会议研究决定。

## 第六章　运行管理

### 第一节　基本原则

**第二十八条**　医院运行管理坚持民主、公开、公平、公正、有效激励的原则，科学整合院内外各方资源，建立科学合理、优质高效的运行机制，促进医院平稳健康发展。

**第二十九条**　结合医院实际情况制定发展规划，医院发展规划由院长办公会讨论并提交党委会审议后，由职工代表大会通过后实施。

**第三十条**　医院实行目标责任管理，各科室、各部门结合医院发展规划，制定年度发展目标和工作计划，并抓好组织实施。

第二节　人力资源管理

**第三十一条**　建立、健全人员聘用管理、岗位管理、职称管理、执业医师管理、护理人员管理、收入分配管理等制度。坚持按需设岗、按岗聘用，科学合理配置各级各类人员。实行全员聘用，逐步完善岗位结构比例，实现各类人员由身份管理到岗位管理的转变。

**第三十二条**　坚持公开、平等、竞争、择优的选人原则；坚持德才兼备、以德为先的用人标准；坚持尊重知识、尊重人才、尊重劳动、尊重创造的人才导向，着力构建符合医院发展和人才成长规律的人才建设体系。

**第三十三条**　严格落实国家人事政策，坚持以公益性、调动积极性为原则，建立和完善符合医院实际的绩效考核薪酬分配制度，构建导向明确、公平公正、公开科学、体系完善的绩效工资考核激励机制，充分调动员工工作热情，推动医院健康持续发展。

第三节　医疗质量安全、科研教学管理

**第三十四条**　全面开展医疗质量与安全管理，实行医院、科室、个人三级医疗质量管理责任制，院长是医院依法执业和医疗质量安全的第一责任人；分管院长为医院医疗质量安全直接责任人；临床医技科室主任为科室医疗质量安全管理的第一责任人；医务人员为医疗质量安全直接责任人。建立全员参与、覆盖临床诊疗服务全过程的医疗质量管理与控制工作制度。

**第三十五条**　全面落实《医疗质量管理办法》，加强全程质量监管，落实医院医疗质量管理委员会职责，指导医疗质量与安全委员会、药事管理与药物治疗学委员会、医学装备管理委员会、伦理委员会、护理质量与安全委员会等开展工作，根据医疗卫生发展要求，不断完善修订各项制度职责。

**第三十六条**　临床医技科室认真贯彻落实医疗核心制度，依法依规开展各项医疗工作，医务、护理、院感、病案、门诊、药事等业务职能部门充分发挥对医疗质量安全管理、指导及监督职责，并做好评价和持续改进。

**第三十七条**　科主任为本科室管理的第一责任人，切实加强员工思想道德、党风廉政及业务技能、工作作风的学习教育，教育引导医务人员依法依规执业，不断推动科室规范化管理。

**第三十八条** 健全职工教育制度。落实住院医师、专科医师规范化培训制度，为参加培训的人员提供必要保障。加强全员继续教育，营造终身学习环境，将继续教育与卫生技术人员的年度考核、聘任、职务晋升挂钩。

**第三十九条** 加强科研教学管理工作，健全落实科研管理三级负责制，建立、健全科技创新、成果转化、知识产权保护、经费使用等科研管理制度。完善科技创新投入机制，把科技投入纳入医院年度预算。建立教师队伍，强化教研室建设，加强教师队伍的管理、培训，做好教学质量的评估、考核工作，不断提高教学质量。

### 第四节 投诉管理

**第四十条** 医院投诉实行"首问负责制"，"统一受理，归口处理"，认真落实国家卫生健康委员会《投诉管理办法》，不断完善投诉处理流程，畅通投诉渠道，做好评价分析，持续整改。

### 第五节 基本医疗保障

**第四十一条** 贯彻宣传落实国家、省、市、区基本医疗保险政策，制定医院基本医疗保险管理工作方案，建立、健全医院基本医疗保险管理的规章制度，指导科室做好基本医疗保险政策的落实，保障各类参保患者的权益。

### 第六节 财务资产管理

**第四十二条** 医院资产为国家所有，医院对占有、使用的国有资产依法依规实施管理。任何个人不得侵占、挪用医院资产。医院实施全面预算管理，建立资产管理、预算管理、财务管理相结合的工作机制。

**第四十三条** 医院依照相关财经法律法规和制度，制定财务会计管理、财务会计内部控制、国有资产管理和对外投资合作等制度。

**第四十四条** 依法依规对会计核算、经济运行、资产管理、成本核算、医院债务实行全面管理监督，提升管理效能，实现国有资产保值增值。

**第四十五条** 医院设置总会计师，全面负责医院财经管理和会计核算工作，强化医院财务风险管理，不断提高财务管理水平。

**第四十六条** 医院除法定的会计账簿外，不得另立会计账簿。医院接受捐赠须严格遵守国家法律、法规，坚持自愿无偿、非营利性、公益性和公开性原则。捐赠的使用须按照医院宗旨、捐赠协议约定和相关规定开展公益非营利活动，并接受有关部门监督。

**第四十七条**  医院自觉接受财政、审计以及主管部门对医院进行的预算执行及其他财务收支情况等监督、审计。

**第四十八条**  按照预算法和财政部门、主管部门关于预算管理的有关规定科学合理编制预算，严格执行预算，加强预算管理、监督和绩效考评。

### 第七节  后勤管理

**第四十九条**  健全信息管理制度。落实国务院办公厅《关于促进"互联网＋医疗健康"发展的意见》（国办发〔2018〕26号），强化医院信息系统标准化、规范化建设，推进院内、院际间健康医疗相关信息互联互通。完善信息系统医疗服务管理、医疗质量安全、药品耗材管理、绩效考核、财务运行、成本核算、内部审计、科技管理、物资与后勤管理、廉洁风险防控等功能，提高医院管理效率。加强医院网络和信息安全建设管理，完善信息安全等级保护制度，加强关键信息基础设施安全保护，保障医院安全高效运行，保护患者隐私。

**第五十条**  根据医院学科发展建设，合理配置适宜医学装备，建立采购、使用、维护、保养、处置全生命周期管理制度，保障医疗服务过程中医疗设备使用安全。

**第五十一条**  健全后勤管理制度。强化后勤工作围绕医疗护理服务的责任意识，通过购买服务等方式推进后勤服务专业化、规模化和社会化，在物业管理、环境管理、消耗性物资采购供应、设备维修等环节降低成本，提供优质高效服务。

**第五十二条**  推进医院管理创新。注重学习引进国内外先进、科学的医院管理理念，借鉴其他行业的管理技术与方法，充分尊重一线医务人员的首创精神，在实践中推进管理创新。不断引进现代管理方法、技术与工具，持续提高医院管理能力与水平。

**第五十三条**  坚持安全生产党政同责的原则，坚持以"安全第一、预防为主、综合治理"为目标，以防范遏制医院重特大生产安全事故为重点，以更严密的责任制、更严格的监管、更有效的风险预防管控机制和更有力的基础保障，着力强化安全生产主体，全面提升安全生产保障能力，为平安医院建设奠定更加坚实的基础。

## 第七章  学 科 建 设

**第五十四条**  优化资源配置，巩固和发展学科优势，提高人才培养质量和学科建设水平，推动学科快速发展，促进医院医疗、教学、科研水平提高，形成以国家级、省级重点专科为龙头的"大专科，强综合"发展模式。

**第五十五条**  做好学科周期性的统筹规划，明确各级重点学科建设目标，制定相应的配套措施，从人、财、物方面予以保障，并做好定期评价考核。

第五十六条 各临床医技科室要紧跟医学发展前沿，根据本地域、本学科发展情况，明确阶段性的学科建设重点，并组织实施，加强学科人才梯队建设、文化建设、业务能力建设，不断提高临床、科研、教学、预防、康复等工作水平。

## 第八章 监督机制

第五十七条 加强党务、院务公开，编制党务公开范围、院务公开目录，落实党员职工群众的知情权、参与权、表决权、监督权。

第五十八条 党纪监督：健全党委的政治核心和监督保障作用，保障党的政策方针在医院实行。纪检监察是医院的党内监督机构，在上级纪委和医院党委的领导下，依据党章和党内法规履行监督责任。医院设立党风监督员、社会监督员，建立、健全党风行风监督体系。

第五十九条 内部监督：医院职工代表大会是医院依法保障职工参与民主管理和监督、维护职工合法权益的基本组织形式，医院鼓励和支持职工对医院的工作提出意见或建议。医院审计部依据国家法律法规的规定，对医院财务收支、经济活动的真实、合法性进行独立监督审核。

第六十条 政府监督：医院应保持公立医院的公益属性，接受政府审计、财政、价格、医保等部门的监督，配合相关巡查，保证医院日常执业行为及财务收支状况的健康运行。

第六十一条 社会监督：医院依法真实、完整、及时地公布服务信息。主动接受社会监督和舆论监督。建立、健全第三方满意度评价机制，落实结果反馈和监督评价体系。

## 第九章 医院文化建设

第六十二条 建立完善医院文化理念体系，加强文化载体建设，引导医务人员弘扬和践行敬佑生命、救死扶伤、甘于奉献、大爱无疆的崇高职业精神，塑造医术精湛、医德高尚、医风严谨的行业风范。

第六十三条 建立党委领导、党政齐抓共管的医德医风工作机制，建立完善医务人员医德考评制度，实行医德"一票否决"制，将医德考评结果与医务人员晋职晋级、岗位聘用、评先评优和定期考核等直接挂钩。

第六十四条 加强社会主义核心价值观教育，积极挖掘、传承和发扬医院优良传统和文化特色，不断提高医院凝聚力和战斗力。

**第六十五条**　推进医院精神文明建设，开展文明单位、青年文明号创建和志愿服务活动。

**第六十六条**　加强宣传、思想及意识形态领域工作，落实意识形态工作责任制，管好医院各类思想文化阵地，树立正确的舆论导向，塑造医院及医务人员的良好形象，弘扬医院正能量。

## 第十章　群 团 建 设

**第六十七条**　坚持党建带群建，健全工会、共青团、妇联等群团组织工作制度，完善工作机制，充分发挥群团组织作用。

**第六十八条**　根据《中华人民共和国工会法》等有关法律、法规，医院成立工会，依法保护职工和会员的合法权益。

**第六十九条**　医院工会接受医院党委和上级工会的领导，围绕医院中心任务，团结动员职工为医院改革、发展和稳定做贡献。负责职代会的筹备及组织工作，开展职工文体活动，做好职工福利工作。

## 第十一章　职工代表大会

**第七十条**　医院建立职工代表大会制度，作为医院民主管理的基本形式。职代会每年举行1～2次，医院职代会的主要职责：

（一）听取和审议院领导班子工作报告；

（二）审议涉及职工切身利益的岗位设置方案、岗位管理制度、薪酬分配方案等以及涉及医院改革发展的重大事项；

（三）围绕中心议题对重大问题进行调查研究，并提出意见和建议；

（四）检查督促职代会决议、代表提案的落实，听取和反映职工的意见和要求；

（五）根据群众和代表的意见，向医院领导班子和有关部门提出改进工作的建议。

## 第十二章　举办主体的权利与义务

**第七十一条**　医院由人民政府履行领导责任、保障责任、管理责任、监督责任，维护医院的公益性。

**第七十二条**　人民政府行使医院的举办权、发展权、重大事项决策权、资产收益权等。

第七十三条 人民政府审定医院章程、发展规划、重大项目、收支预算等。

第七十四条 人民政府以公益性和运行绩效为核心对医院实施年度绩效考核，考核结果与政府投入等挂钩。

第七十五条 人民政府任免（聘任）医院领导人员，开展年度和任期目标考核，考核结果与薪酬、任免、奖惩等挂钩。

第七十六条 人民政府对医院财务收支和国有资产运营情况进行监管，监督医院实现公益性目标。

第七十七条 人民政府为医院建立科学补偿机制提供条件，理顺医疗服务价格，落实政府投入，保障医院可持续发展。

## 第十三章 医院的权利与义务

第七十八条 医院行使内部人事管理、机构设置、中层干部聘任、人员招聘和人才引进、内部绩效考核与薪酬分配、年度预算执行等经营管理自主权。

第七十九条 医院的主要职责和义务：

（一）贯彻执行党和国家医疗卫生工作方针政策，坚持公益性，保障人民群众健康，推动医院各方面事业健康发展；

（二）为人民群众提供医疗、疾病预防、康复、健康教育等医疗和公共卫生服务；

（三）承担医学院校临床实习，督促院内医护人员继续医学教育，促进医学人才能力和水平的提升；

（四）开展临床医学研究，推动医疗服务水平进一步提高；

（五）开展对外交流和区域合作；

（六）承担重大活动医疗保障任务；

（七）支援基层医疗卫生机构，承担突发公共事件的医疗卫生救助；

（八）承担省、市、区卫生计生部门交办的其他事项。

第八十条 医院的业务范围以国家事业单位登记管理局登记的业务范围和国家卫生健康委员会核发的执业许可证登记内容为准。

第八十一条 医院在登记的经营范围内从事活动，一切活动遵守国家有关法律、法规和部门规章，不受任何机关、团体、个人侵犯或非法干涉。

第八十二条 医院接受市区卫生计生部门和相关部门的业务指导和监督管理。

## 第十四章　员工的权利与义务

**第八十三条**　医院员工享有宪法、法律、法规及本章程规定的权利，有权依据法律法规和医院相关规定及合同约定获得薪酬及福利待遇。同时必须履行宪法、法律法规及本章程规定的义务。

**第八十四条**　医院员工有权监督医院管理工作，有权对医院管理工作提出批评和建议。

**第八十五条**　医院员工有权参与医院管理决策和业务活动，对各项工作中不涉及保密要求的内容享有知情权。

**第八十六条**　医院员工就职务聘用、福利待遇、评优奖励、纪律处分及其他关系自身利益等事项享有表达异议和提出申诉的权利。

**第八十七条**　医院充分保障员工良好的工作环境，主动维护员工合法权益，严格按照国家法律法规和医院规定，保护员工的人格尊严、人身安全不受侵犯。

**第八十八条**　医院员工应该发扬救死扶伤精神，贯彻国家卫生工作方针，遵纪守法、服从指挥、勤奋工作、认真履职，主动提高自身业务能力，不断提升服务质量，树立良好服务形象，维护医院声誉和权益。

**第八十九条**　医院员工有义务严格按照法律法规和医院规定，保护患者生命健康权、人格权、知情权、隐私权以及民族习惯和宗教信仰。

**第九十条**　医院离退休职工按国家相关政策和医院规定享有相应权利，履行相应义务。

## 第十五章　医院领导、中层干部选拔任用与聘任管理

**第九十一条**　坚持党管干部的原则，严格执行《事业单位领导人员管理暂行规定》和《公立医院领导人员管理暂行办法》，落实医院领导人员任期制和任期目标责任制。

**第九十二条**　中层干部选拔任用按照医院《中层干部选拔任用实施方案》要求，采取公开报名、资格审查、民主推荐、个别谈话、组织考察、演讲答辩、民主测评、党委会决议、结果公示等程序进行。

**第九十三条**　中层干部聘任由党委统一拟文，党政联合发文聘任中层干部。聘任前由医院纪检监察与其进行廉政谈话并签订《中层干部党风廉政责任书》。

第九十四条 中层干部管理实行岗位目标管理，对照岗位职责和年度目标、任期目标，从德、能、勤、绩、廉五个方面进行管理。

第九十五条 中层干部考核评价分为年度考核和任期届满考核。由医院党委负责，会同人力资源按照集中与平时相结合、定性与定量相结合、领导与群众相结合、个人总结和民主评议相结合的原则做好中层干部考核评价工作。

第九十六条 认真贯彻执行区委干部管理鼓励激励、容错纠错、能上能下"三项机制"精神，建立、健全中层干部退出机制。

## 第十六章 医院的分立、合并、终止及所有制变更

第九十七条 分立、合并、终止及所有制变更应报人民政府审查同意后，向卫生健康委办理变更或注销并向事业单位登记管理机关申请注销登记。

第九十八条 医院因法定情形应当终止的，应在人民政府和其他有关机关的指导下，成立清算组织，完成清算工作。医院终止后的剩余资产，在人民政府和有关机关的监督下，按照有关法律法规进行处置。

## 第十七章 医院与相关社会组织关系

第九十九条 积极与合法的相关社会组织建立良好的互动合作关系，遵守其章程，更好地为保障人民健康服务。

## 第十八章 附 则

第一〇〇条 医院应当保持章程的稳定，但有下列情形之一的，应当按照相关规定修改章程：

（一）章程规定的事项与法律、法规、规章和国家有关政策相冲突的；

（二）法律、法规、规章和国家有关政策发生变化，需要对章程进行相应调整的；

（三）医院名称、类别等级、办医宗旨、发展目标等实际情况发生变化的。

第一〇一条 医院依据本章程制订完善相关规章制度和规范性文件，按照本章程实施管理和履行职能。凡与本章程不一致的，以本章程为准。

第一〇二条 本章程未尽事宜，依照有关法律、行政法规及相关政策办理。

第一〇三条 本章程经 ＿＿＿ 年 ＿＿＿ 月 ＿＿＿ 日决策机构表决通过。

第一〇四条 本章程自登记管理机关核准之日起生效。

# 第三章 医院决策机制

**引 言**

为进一步规范医院党政领导班子的决策行为，防范决策风险，提高科学民主决策水平，推动医院科学发展，根据中共中央关于"重大事项决策、重要干部任免、重要项目安排、大额资金的使用，必须经集体讨论做出决定"的工作要求，结合医院工作实际，制定医院决策机制。

## 一、党委会议事决策制度

1. 党委会由党委书记召集并主持，不是党委委员的院长、副院长可列席党委会议。

2. 党委会议事范围：依照有关规定讨论和决定医院改革发展、财务预决算、"三重一大"、内部组织机构设置以及涉及医务人员权益保障等重大问题。

3. 党委会坚持科学决策、民主决策、依法决策，实行集体领导和个人分工负责相结合的原则，凡属重大问题都要按照集体领导、民主集中、个别酝酿、会议决定的原则，由党委集体讨论，做出决定，并按照分工抓好组织实施。坚决防止个人或少数人说了算，重大问题在提交会议前，党委书记和院长要充分沟通、取得共识。

4. 党委会会务工作由党委办公室负责，主要负责落实会议通知、会议记录、整理会议纪要、起草会议决议，通知相关部门执行决议等。

5. 对医院党委会议做出的决定，必须坚决执行，决议事项除明确要求党委委员督办外，一般由党委办公室负责督办，并将落实情况定期向党委会汇报。

6. 医院纪检监察负责对会议决策程序进行审查与监督。

## 二、院长办公会制度

1. 负责每周一次院长办公会议各项工作的落实，依据医院行政的职权职责进行运营决策，安排部署相关工作。

2. 院长办公会由院长主持，院级行政领导参加，并邀请党委书记或副书记、工会主席参加，院办主任、党办主任出席。必要时相关职能科室主任和人员列席。

3. 议题由院长或分管院领导提出，主管部门周四前提交院长办公室。

4. 提交议题的主管部门必须有明确的意见，跨职能部门的议题，提交部门应事先与其他有关部门协商，形成明确意见，并由提交议题部门的分管院领导签署提交院长办公会议讨论的意见。

5. 院长办公室对提交的议题进行审核汇总，凡不符合要求的可提出具体意见，反馈主管院领导；分管院领导不能到会的，其主管方面的议题一般不列入本次议题；凡符合要求的列入议题，报院长审定。

6. 根据院长审定的议题，院长办公室通知到会人员，并提前2天将议题和材料发送到出席院长办公会议的人员手中。

7. 会议的有效人数不少于应到会人数的2/3，其中院级领导也不少于应到会人数的2/3，决策事项赞成人数超过应到会人数的1/2，方可通过。

8. 院办指定专人担任会议的记录工作，并起草会议决议（纪要），会议决议原则上由会议主持人签发生效。

9. 会议决议的事项由院长办公室负责督查督办，需要行文的由提交议题的有关部门拟文，院长办公室审核并制发。

10. 经会议讨论而未决定事项，院长办公室应将有关议题退回议题提交部门或主管院领导。

# 第四章　医院党的建设制度

**引　言**

为深入贯彻习近平新时代中国特色社会主义思想，深入贯彻党的十九大和十九届二中、三中全会精神，全面落实新时代卫生与健康工作方针，坚持党的领导，以改革创新的精神全面加强党的建设，不断提高医疗服务质量，增进和维护人民群众健康，充分发挥公立医院党组织在卫生、经济、科技、文化和生态文明发展中的独特作用，健全医院党的建设制度，为全面完成医院各项改革发展任务提供坚强组织保证。

## 一、医院党委的主要职责

1. 贯彻落实党的基本理论、基本路线、基本方略，贯彻落实党的卫生与健康工作方针，贯彻落实深化医药卫生体制改革政策措施，坚持公立医院公益性，确保医院改革发展正确方向；

2. 依照有关规定讨论和决定医院改革发展、财务预决算、"三重一大"、内部组织机构设置以及涉及医务人员权益保障等的重大问题；

3. 坚持党管干部原则，按照干部管理权限领导医院干部的选拔任用工作，认真做好离退休干部工作；

4. 坚持党管人才原则，讨论决定医院人才工作的政策措施，创新用人机制，优化人才成长环境；

5. 做好思想政治、意识形态和宣传工作，开展社会主义核心价值观教育，弘扬崇高精神，加强医德医风、精神文明和医院文化建设；

6. 完善医院党组织设置和工作机制，提升组织力，增强政治功能，严格党的组织生活，扩大党内基层民主，抓好发展党员和党员教育管理监督服务工作；

7. 履行全面从严治党主体责任，支持纪检机构履行监督责任，加强医院党风廉政建设和反腐败工作；

8. 全面落实党的统一战线方针政策，做好统战工作；

9. 领导和支持工会、共青团、妇联等群团组织和职工代表大会开展工作。

## 二、党委工作制度

1. 实行集体领导和个人分工负责相结合的制度，凡属方针政策性大事，全局性问题，干部推荐、任免、调动和奖惩，都要按照集体领导、民主集中、个别酝酿、会议决定的原则，由党委会集体讨论做出决定，必须按照少数服从多数的原则。党委成员要根据集体的决定和分工，切实履行岗位职责。如果遇有紧急情况必须由个人决定时，事后要迅速报告。

2. 党员必须自觉参加党的民主生活会。党委成员除分别参加所在党支部的民主生活会外，还必须参加党委的民主生活会。党委每年至少召开一次民主生活会，党政领导班子成员参加。会前，由党委办公室向有关人员征求意见建议，并将情况分类整理；院党委委员按照会议程序和有关规定自查，对所征求的意见对号入座，在充分准备的基础上，召开民主生活会，开展批评与自我批评；会后，对提出的批评意见和建议，认真研究和落实具体整改措施，切实加以解决，并视情况以适当方式公布。会后十五天内要将会议情况向医院党组织报告。

3. 坚持党组织按期换届制度，根据《党章》规定，医院党委每五年召开一次全体党员大会，进行换届选举，如有特殊情况需延期或提前进行，需报上级党组织批准。

4. 实行党内监督，根据《党章》和党纪有关规定，检查、督促党组织和党员贯彻执行党的路线、方针、政策和决议的情况。党委委员要自觉坚持双重民主生活会制度，正确对待党内外的批评意见，自觉接受群众的监督。对违纪、违法党员做出处理意见。

5. 党委委员实行分片联系责任制，以身作则，深入实际调查研究，检查指导所负责党支部的党建工作，负责分管领域的党风廉政建设。党支部要开展党员联系群众的活动，经常听取和征求群众的意见和建议，帮助群众排忧解难。

6. 发展党员工作必须遵循"坚持标准、保证质量、改善结构、慎重发展"的方针，做到成熟一个、发展一个。建立考察、培训、政审登记制度，党支部指派专人负责，有计划、有系统地对入党积极分子和预备党员进行培训、教育，落实积极分子入党前和预备党员转正前公示制度，并将培养考察的情况记录完整，交党支部统一保管。

7. 党支部每月按规定比例向党委交纳当月党费。党委和各支部指定专人负责党员党费收缴及管理工作，并及时汇总，严格按规定上缴。党委办公室负责每年年终公布全院党费收缴使用情况。

8. 坚持党管干部，干部的选拔必须认真贯彻执行党的干部路线，严格按照德才兼备、以德为先的原则，通过公开竞聘上岗方式选拔干部，努力实现干部队伍革命化、年轻化、知识化和专业化。重视教育、培训、考核和监督干部，积极推进干部制度改革。

## 三、党委中心组理论学习制度

1. 指导思想　以党的十八、十九大精神为指导，认真贯彻落实科学发展观和习近平新时期中国特色社会主义思想，按照中央、省、市、区关于加强领导干部理论学习指示精神，坚持党委中心组学习制度，使中心组的学习成为提高党员领导干部思想政治理论素质的重要环节，努力提高领导干部运用理论解决实际问题的能力，正确贯彻执行党的路线、方针、政策。通过学习，班子成员沟通思想，提高认识，促进工作。发挥中心组表率作用，带动全院党员干部的学习。

2. 组织形式　医院党委每月安排一次专题学习或研讨会，由党委制定每年中心组理论学习的年度学习计划，党委办公室负责制定每次党委中心组学习议程，党委书记负责主持中心组集体学习，中心组成员积极参加集体学习并做好个人笔记。

3. 学习内容　以马列主义、毛泽东思想、邓小平理论和"三个代表"重要思想、科学发展观、习近平新时期中国特色社会主义思想为中心内容，在研读原著上下功夫，理论联系实际，带头对照检查，开展批评与自我批评；结合学习党在各个阶段制定的方针政策以及深化改革与发展的各项决定，着重围绕社会主义市场经济条件下，如何坚定共产主义信念，坚持马克思主义的世界观和方法论，坚持解放思想、实事求是，在各个领域中大胆改革、大胆创新，加快医院改革与发展步伐。

4. 学习方法　中心组学习采取自学和集中学习相结合的方式，坚持理论联系实际的学习方法，以自学和阅读原著为主，适当集中学习研讨，集中学习指定专人中心发言。平时中心组成员自行安排学习和调查研究，撰写读书笔记和学习体会文章。中心组集中学习研讨还可结合召开党委扩大会等其他形式进行。

5. 组织纪律和要求　班子成员要积极参加中心组学习，做好学习记录，确因工作关系不能到会的必须提前向党委书记请假。

## 四、党委办公室工作制度

1. 在党委书记的领导下，配合医院党委组织开展各类学习活动、党建及思想教育等工作，按照职责分工完成党委办公室各项工作。

2. 对上级党委和院党委的决议或下达的任务，认真负责地组织实施和贯彻执行；参加或列席党政有关会议，做好传达、贯彻工作。

3. 开展思想政治教育工作，组织安排党员干部职工的政治理论和医德医风学习，通过党支部了解和检查党的路线、方针、政策和党委决议的贯彻执行情况，经常深入基层，联系群众，检查、了解和分析党内外思想状况。

4. 加强党的建设，做好组织工作。负责党员教育管理和监督工作，接转党员组织关系，指导基层党支部做好培养、考核积极分子、发展新党员和预备党员转正等工作。做好党员信息库更新维护和党费收缴工作。

5. 督促和指导支部工作。检查督促各党支部贯彻执行党委的工作安排，督促检查各党支部贯彻"三会一课"制度、民主生活会制度、联系群众制度、请示汇报制度的执行情况和存在问题，及时向党委汇报并提出整改意见。

6. 规范中层干部管理。起草干部管理相关文件和规定，落实医院中层干部的考察、培养、选拔、任用和考核管理等工作。

7. 做好统战工作。负责同各民主党派、无党派人士联系，围绕医院中心工作，支持各民主党派开展各种活动，协调解决工作中的问题。及时收集汇报民主党派和无党派人士对医院发展建设的意见和建议。

8. 加强文化建设。开展文化建设调研和培训，支持工会、团委开展各类文化活动，认真做好先进典型评选表彰工作。

9. 高度重视保密工作，对党内文件、档案及各种机密材料，必须落实责任，专人保管，定期检查、清理，杜绝一切泄密漏洞。

10. 坚持请示汇报制度，向党委定期汇报工作，特殊情况随时汇报或请示。

11. 忠于职守、热爱党务工作，积极完成职责范围内的各项任务。

## 五、党支部工作制度

1. 党支部认真落实"三会一课"制度,每月召开一次支委会,每月开展"主题党日＋"活动,每季度召开一次党员大会,上一次党课,每半年进行一次党建工作总结。

2. 党支部每年开展一次民主评议党员活动。具体步骤是:学习教育、自我评价、民主评议、组织考察,表彰优秀党员和处置不合格党员。

3. 党支部每半年向党委汇报一次工作情况,内容包括:执行党的决议、党员教育和管理、发展党员以及党支部和党员发挥作用的情况。每年按照支部与党委签订的《党建目标责任书》完善党建资料,年底上报院党委。

4. 党支部要定期研究党的建设工作,分析党建工作形势,研究加强党的建设措施。

5. 基层党支部每3年召开一次支部党员大会,进行换届选举。如需延期或提前进行,需报医院党委批准。

6. 党支部要开展党员联系群众、社区"双报到"等活动,经常听取和征求群众对党的工作的意见和建议,经常性服务群众。

7. 党员每月按规定比例向党组织交纳一次党费,党费收缴情况填入党员党费证。党员交纳的党费由党支部党小组长集中后交到医院党委办公室。

8. 流动党员管理制度。党员外出须向党支部报告及登记,党支部书记外出须向党委办公室报告及登记。

## 六、"三会一课"制度

"三会一课"制度是党支部的一项重要制度。"三会"指定期召开支部党员大会、支委会、党小组会,"一课"指按时上好党课。

### 1. 支部党员大会

支部党员大会每季度召开一次,由各支部召集,支部书记主持。会议主要任务是：听取和审查支委会工作报告；讨论决定本支部的重大问题；传达贯彻上级党组织的决议、指示；选举撤换支部委员；讨论接收新党员；决定职权范围内对党员的表彰和处分。

### 2．支部委员会议

支委会每月召开一次，也可根据需要随时召开，由支部书记召集并主持会议。会议主要内容是：研究贯彻上级党委的决议和指示；研究党的建设和党员管理教育方面的问题；研究培养、发展新党员方面的问题。

### 3．党小组会议

党小组会每月至少召开一次，由小组长召集并主持。会议主要内容是：组织党员学习，研究如何贯彻执行支部决议和各项工作任务；组织党员汇报思想、工作情况，开展批评和自我批评。

### 4．党课

党课教育一般每季度一次。党课主要内容是：学习党的基本理论、基本政策、基本知识和科学文化知识等，加强党性修养和锻炼。

## 七、组织生活会制度

1．坚持会议制度　党支部定期召开组织生活会，开展批评与自我批评，自觉接受党员和群众的监督。一般每年结合年度总结考核，组织召开一次组织生活会；或结合阶段性工作和开展专项教育活动，不定期召开专题组织生活会。组织生活会一般由支部书记主持。

2．做好会前准备　一是根据上级文件精神、指示要求，结合支部工作实际，确定会议主题和需要解决的问题；二是及时将开会事宜通知支部委员，做好相关准备；三是广泛征求各委员、党员和群众的意见；四是提前将开会时间、会议议题、准备情况报告上级党组织，邀请莅临指导。

3．提高会议质量　围绕组织生活会主题，充分发扬党内民主，开展批评与自我批评，增强党内生活的原则性、战斗性。一是支部书记应模范带头、正确引导；二是委员之间应谈心交心、增进团结；三是相互批评应出于公心、讲究方法；四是自我批评应找准问题、诚恳由衷；五是接受批评应态度端正、善纳逆言。

4. 抓好会后整改　一是制定相应的整改措施；二是抓好整改落实；三是建立、健全有利于巩固提高的长效机制。

5. 做好会后报告　组织生活会召开后，支部和党委应及时向上级党组织做出书面情况报告。

## 八、民主评议党员制度

1. 民主评议党员工作，在上级党组织领导下进行，每年至少进行一次。

2. 按照民主评议党员的总要求，结合实际，确定评议党员的具体内容。

3. 抓好学习教育、自我评价、党内外群众评议、组织考察、表彰处理等关键环节，有针对性地解决党员中存在的主要问题。

4. 评议时，要充分听取党员本人的自我评价，然后其他党员对其自我评价情况分别评议。

5. 党组织将民主测评情况及时通知每个党员，对优秀党员进行表彰。对存在问题的党员要落实好整改，对不合格党员，按党章和有关规定，区别情况，严肃处置。

6. 党组织要事先了解党员思想、学习、工作等方面的情况，做到心中有数，并做好必要的准备工作。

7. 认真填写民主评议党员登记表。评议时形成的有关材料要归档。

## 九、发展党员工作制度

### 1. 入党积极分子培养、教育和考察制度

（1）入党申请人必须向党组织提交书面申请。

（2）入党申请人被确定为入党积极分子后，党支部要指定两名正式党员为培养联系人。

（3）党支部每半年要对要求入党的积极分子进行一次考察。

（4）入党积极分子经过一年以上培养教育后，经支委会讨论同意，方可列为发展对象。

（5）要组织发展对象参加入党前的短期培训。

（6）党支部对党员发展对象进行政审。

### 2．预备党员的接收、审批制度

（1）申请入党的人要有两名正式党员做介绍人。

（2）发展对象经党委同意后填写《入党志愿书》。

（3）接收预备党员大会采取无记名投票的方式进行表决，赞成人数要超过应到表决权的正式党员的1/2，方可列为预备党员。

（4）党支部要及时将支部决议和其入党材料报党委审批。

（5）党委审批前，要指派专人对有关材料进行审查，并同申请人进行谈话。

### 3．预备党员考察转正制度

（1）预备党员一年的预备期满后，党支部要按时讨论其能否转为正式党员。

（2）预备党员转正必须本人提出书面申请，党支部征求党内外群众意见，支委会审查，支部大会讨论、表决通过并报上级党委审批。

（3）预备党员转正后，应及时将其入党材料存入本人人事档案。

## 十、党费收缴制度

1．每个党员都要自觉地向所在党支部交纳党费，如有特殊情况不能亲自交纳或不能按月交纳时，经支部同意，可以委托其他党员代交、预交或补交。补交时间不得超过6个月。

2．支部按期、按标准收取和上缴党员交纳的党费，并建立党费账簿，每半年公布党费收缴情况。

3．支部经常向党员宣传交纳党费的意义，增强党员交纳党费的自觉性。

4．新党员的党费应从批准为预备党员的当月开始交纳。

5. 对不按规定交纳党费的党员，支部应及时提出批评、教育，无正当理由连续 6 个月不交纳党费的一律按自动脱党处理。

## 十一、"主题党日＋"活动制度

1. 党委书记为"主题党日＋"活动第一责任人，负责指导、督查各支部开展活动。各党支部书记履行直接责任，负责每月策划、组织、开展支部"主题党日＋"活动。

2. 实行党委委员联系指导制度，医院党委委员除以普通党员身份参加本支部活动外，还要全程参加所联系党支部的活动，检查督导支部活动落实情况，保证"主题党日＋"活动落到实处。

3. 各支部要在年初列出全年活动计划，每月举行活动前一周，支部向医院党委上报活动计划和方案，实行报备审批制度，由所联系支部的指导员进行预审批复后方可进行。

4. 每月第一周各支部组织开展"主题党日＋"活动，每次活动时间不得少于 2 小时。如遇节假日或特殊情况，活动时间顺延。

5. 活动参加范围为全体党员，根据不同的活动主题，视情况可吸收党员发展对象、入党积极分子、团员青年、群众代表等参加。

6. 活动规定内容包括诵读党章、交纳党费、研学党规党情、落实组织生活、开展民主议事、实行民主公开等。自选创新动作由各党支部结合实际，围绕服务大局和服务群众，结合中心工作和岗位职责等开展集中研讨、参观学习、文体活动等，引导党员立足工作岗位，争创一流业绩。

7. 党员参加活动时通过天汉先锋党建云平台进行签到、签退、评论、点赞，党小组长负责按时上传活动资料，医院党委做好督导并及时进行点评打分。活动最终评分将作为支部评先评优的重要参考。

## 十二、党员"政治生日"制度

1. 每位党员被批准成为预备党员之日即为其"政治生日"。

2. 各支部负责为本支部党员集中过"政治生日"，可以每月或每季度举行一次，全体党员参加。

3. 过"政治生日"的党员，要重温入党誓词、回顾入党心路历程、进行座谈交流、向党组织提出合理化建议，作为过"政治生日"给党组织的献礼。

4. 医院党委和党支部为过"政治生日"的党员赠送"政治生日贺卡"和学习书籍，对党员进行鞭策和激励。

5. 党员过"政治生日"的费用从党建经费中列支。

## 十三、领导干部外出请假报备制度

1. 严格执行领导干部外出请假报备程序，便于及时掌握和了解情况，处理紧急事项和各类突发事件，保障工作正常运转。

2. 院级领导、中层干部离开属地出差、参加学习交流、学术会议、休假等1天以上者，均需提前2天向上级、主管职能部门报备。

3. 党委书记、院长向区卫计局报备，副院长向院长报备，并在医院办公室填写"院级领导外出请假报告单"。

4. 临床医技科主任向医务部报备并填写"中层干部外出请假报告单"，经主管院长批准方可离开。

5. 行政后勤科主任向医院办公室报备并填写"中层干部外出请假报告单"，经主管院长批准方可离开。

6. 护士长向护理部报备并填写"中层干部外出请假报告单"，经主管院长批准方可离开。

7. 医院统一组织的参观学习由相关职能部门统一报备。

8. 院级领导、中层干部外出报备报告内容包括：外出人员、事由、时间（出发和返回时间，具体到上午、下午、晚上）、地点及在此期间代其主持工作的负责人姓名、联系方式。参加学术会者需附会议通知或邀请函。

9. 外出请假需提前2天在相关职能部门办理请假报备手续；因紧急事项临时外出的要及时报告。未履行请假报备手续私自外出或未按期返回者，按医院有关规定给予通报批评，并扣发当月职务津贴，情节严重造成不良后果者将追究当事人责任。

10. 院级领导、中层干部外出期间应保持通讯联络畅通，如行程有变，应以书面或口头形式及时补充报告。

11. 认真执行中央八项规定及省市区有关规定，未经医院同意，禁止院领导、科主任私自参加药商、厂商组织的考察交流活动。

## 十四、统战工作制度

1. 在党委的统一领导下，积极宣传、贯彻党在新时期统战工作的方针及各项统战政策，及时传达、贯彻党中央及省、市、区有关统战工作的文件和指示精神。党委办公室负责联系各方统战代表人士，落实统战政策，开展统战日常工作。

2. 按组织要求，协助做好推荐党外人士担任各级人大代表、各级政协委员人选，关心并协助各民主党派搞好组建、考察和推荐工作。

3. 各党支部要加强同各民主党派组织的工作联系，经常听取他们的意见和建议，及时向有关领导反映并负责将反馈信息及时通报。

4. 充分发挥各民主党派、党外人士在医院建设中的作用。院党委要坚持与民主党派、党外人士的民主协商会议制度。对医院指示及时通报，医院的重大决策要事先协商通报。在正常情况下，坚持每年召开一次民主协商会议制度。

5. 院党委应经常了解和反映归侨、侨眷及港澳眷属、台属在工作生活等方面存在的问题和困难并协助有关部门做好工作。

6. 按照党的宗教政策、民族政策，做好医院少数民族和宗教人士的工作。

7. 各科室对统战人士及海外侨、台同胞、港澳同胞及眷属的来信来访、探亲、治病应给予热情关怀和支持，提供必要生活条件和方便。

## 十五、领导和支持群团组织工作制度

1. 坚持党对群团工作的统一领导，医院党委加强对工会、共青团等群团组织的政治领导、思想领导、组织领导，把党的理论和路线方针政策贯彻落实到群团工作各方面、全过程。

2. 医院党委把群团建设纳入党建工作总体部署，认真研究加强群团组织建设的对策和措施，及时对群团组织建设提出指导性意见，帮助群团组织解决工作中遇到的困难和问题。

3. 医院党委尊重群团组织性质和特点，支持群团组织发挥各自优势、体现群众特点，支持群团组织依照各自的章程独立自主地开展工作。

4. 群团组织要积极培育和践行社会主义核心价值观，大胆履责、积极作为，依法依章开展活动、维护群众权益，广泛吸引和团结职工群众，不断推进群团工作和群团组织建设理论创新、实践创新、制度创新，围绕医院中心任务建功立业，更好地服务医院发展。

5. 加强和支持对群团组织优秀人才的培养和锻炼，把群团工作岗位作为提高干部做群众工作能力的重要平台，积极探索从群团组织中推荐入党积极分子和后备干部的有效渠道。群团干部要自觉加强学习，增强党性修养，提高能力素质。

6. 党委要与群团组织加强信息互通，实现基本数据、活动阵地、活动资源与群团组织的共享，共同构建服务党员、服务群众的新平台。

## 十六、新闻发言人制度

1. 医院新闻发言人由党政主要负责人担任，负责与各媒体联系、沟通、协调和重大事件的发布。分管院领导分别担任医疗药事、护理院感、医技、安全生产新闻发言人，负责有关事项的新闻发布。

2. 新闻发言工作原则

（1）坚持党的基本路线，维护医院的工作大局，促进社会稳定和医院发展；

（2）对外发布的新闻须具有新闻价值，体现医院的权威性、指导性、公开性和时效性；

（3）新闻发布的内容要准确、及时、公正、严肃。

3. 新闻发言人的职责及权限

（1）为医院新闻发布会提供新闻信息和相关资料，根据医院授权，负责主持或参加医院有关的新闻发布会。

（2）组织管理本院的新闻发布工作。当发生突发事件时，新闻发言人应在事发后 2 个小时内，根据有关法律法规并结合实际情况，对如何进行新闻宣传提出建议。同时，负责核实突发事件的真实情况，并及时组织起草新闻发布稿，报医院党委、院长办公室审批。

（3）组织突发事件发生现场的新闻报道工作。包括向记者介绍情况、为记者提供必要采访条件、管理现场采访记者、审阅新闻稿件等具体工作。未经医院党委及院长办公会授权或同意，其他任何人不得向新闻媒体公布有关事件的情况。

（4）医院在处理新闻事件中，有权调度与新闻事件及新闻发布有关的职能部门、科室及相关人员。

4. 新闻发布的主要内容

医院的发展战略、工作思路和政策措施，医院当前的中心工作和重大决策，医院管理、医疗、教学、科研、医院文化、民主法制、廉政建设等方面的重大情况，当前广大群众普遍关心的重大事项，对有一定社会影响的重要活动、安全生产责任事故、公共卫生事件等。

5. 新闻发布的纪律

（1）新闻发布要坚持正确的舆论导向，坚持新闻真实性原则，遵守新闻宣传纪律和有关保密规定，维护国家安全，维护社会稳定；

（2）举办新闻发布会应严格按照医院批准的内容进行，所发布的内容要按照确定的口径对外发布；

（3）未经授权，医院任何人不得以医院名义和医院职工身份擅自发布医院各项信息。

6. 具体新闻发布工作由医院办公室及宣传部主要负责并组织，其他任何部门不得自行组织。由医院新闻发言人主持并进行发布，可视情况邀请有关科室负责人参加。若发布内容涉及特别重大的事项，可邀请医院相关领导出席新闻发布会。各科室确定科主任护士长作为新闻发布工作联络员，协助处理与本科室工作有关的新闻发布事宜。

7. 新闻发布通过召开新闻发布会、由新闻发言人接受记者采访、答记者问和召开新闻单位"通气会"等方式进行发布。对社会影响特别重大的事件，上报市、区卫计局、宣传部。

8. 新闻发布程序

（1）新闻发言初稿一般由医院办公室起草，业务性较强的由有关科室起草。

（2）医院新闻发布会所要发布的新闻稿应经院长办公会集体决议审定，其内容应及时、真实，做到表述准确，且不违反《保密条例》及国家的相关法令法规。

（3）参加医院新闻发布会的记者应遵守国家及相关规章制度，会前应填写《采访申请表》并向医院办公室提供身份证明材料及采访提纲和提问纲要。

（4）新闻发布相关资料，由医院办公室立卷保管。

9. 新闻发布会所需经费，在医院财务预算中单项列支。

## 十七、党务公开制度

1. 除涉及党的机密不宜公开或党员有较大异议暂缓公开外，党务一律向群众公开。

2. 党的组织设置和人员分工、党组织年度工作计划、工作目标为固定公开内容；党员交纳党费、参与活动情况、党员民主评议结果等为定期公开内容；新党员发展公示、后备干部推荐情况、党员尽各项义务及缴纳税费情况等为随时公开内容。

3. 党委书记为党务公开的第一责任人，切实履行职责，确保公开及时准确，同时党务公开与政务公开结合起来，及时解答群众的疑问和要求。

4. 设立党务公开检举意见箱，及时了解群众反映和接受群众的检举。同时把党务公开是否规范、及时作为年度考核内容，确保党务公开工作责任落实到位。

## 十八、中层干部管理制度

### 第一章 总 则

**第一条** 为认真贯彻执行党的干部路线、方针和政策，建立科学规范的用人机制，根据医院《人事制度改革实施方案》精神，结合医院发展需要和工作实际制定本条例。

**第二条** 选拔任用中层干部，必须坚持下列原则：

（一）党管干部原则；

（二）任人唯贤、德才兼备原则；

（三）群众公认、注重实际原则；

（四）民主、公开、平等、竞争、择优原则；

（五）民主集中制原则；

（六）依法办事原则。

**第三条** 本条例适用范围：医院内部各职能科室、临床、医技科室主任、副主任、护士长及党委实行选举制的党支部书记、团委副书记。

**第四条** 党委会是干部任免的决策机构。党委书记、院长、副书记和主管院长组成中层干部聘任工作领导小组，负责中层干部聘任考核名单的审核。

**第五条** 院党委及其组织（党委办公室）和人事（人力资源部）部门，按照干部管理权限履行选拔任用干部的职责，负责本条例的组织实施。

## 第二章 选拔任用条件

**第六条** 科室领导干部应当具备下列基本条件：

（一）具有较高的政治素质和优良的思想品德；

（二）积极投身于医院的建设和发展中，在学科建设中艰苦创业，做出实绩，得到群众认可；

（三）有胜任领导工作的组织协调能力、政策水平、文化素养、专业知识和实践经验，能独当一面，敢于担当，勇于创新；

（四）有强烈的事业心、责任感和良好的职业道德，廉洁奉公，遵纪守法；

（五）作风民主，顾全大局，乐于奉献；

（六）身体健康。

**第七条** 提拔担任科主任职务的，应当具备下列资格：

（一）初任临床、医技科室中层干部应具有大学本科以上（含本科）学历或 3 年以上中级职称，年龄男 50 岁以下，女 45 岁以下；初任行政职能部门中层干部应具有大学专科以上（含专科）学历，年龄男 50 岁以下，女 45 岁以下。

（二）提拔担任中层干部正职，应有 2 年以上（含 2 年）中层干部岗位工作经历。

## 第三章 选拔任用程序

**第八条** 选拔任用中层干部，可采取以下方式：

（一）内部中层干部聘任，须经过以下程序：

1. 发布信息。公布岗位、职数、任职条件、推荐范围和有关要求。

2. 民主推荐与报名。可采取个人自荐和组织、群众推荐等方式。

3. 资格审查。医院对推荐人的基本条件和任职资格进行审查。

4. 考察。对资格审查合格的人员全面考察其德、能、勤、绩、廉方面的情况，注重考察工作实绩。

5. 干部聘任工作领导小组汇总民主推荐与报名、资格审查、考察等情况，确定进入以下程序人选。

6. 述职述聘与民主评议。

7. 决议。党委会投票表决确定拟任人选。

8. 公示。将拟任人选基本情况在全院公示，听取群众意见，接受群众监督。

9. 任前谈话。

10. 任命。

（二）外聘干部或引进学术带头人，或内部聘任符合条件人选唯一时，可按一定程序考察、讨论、公示后直接任命。

（三）党委实行选举制的党支部书记的任用按照党内相关规定实施。

**第九条**　发布干部选拔任用的信息，一般情况下在院内发布，距离报名和推荐结束的时间应在 1 周以上，当重点学科、优势学科主任岗位院内符合条件人员资源不足，需要扩大到院外公开招聘时，时间应超过 1 个月。院内招聘干部，应将招聘信息通过院内网络和张贴公告形式同时发布；院外公开招聘干部，可在社会公共网、报纸、新闻媒体等任选一种形式发布。

**第十条**　民主推荐与报名应对不同职务层次人员的推荐票分别统计，综合分析。

**第十一条**　资格审查时，可区别是否原来担任过中层干部、是否党员，在廉政鉴定时，如有医德医风、违纪或群众反映强烈的问题，党委有一票否决权。

**第十二条**　考察工作要求：

1. 干部聘任领导小组根据资格审查结果，按拟聘职数 1∶2～3 比例确定考察对象；

2. 组织纪检、人事等有关部门组织进行民主评议、民意测评、个别谈话等，在干部考察或考核中不能隐瞒或歪曲事实真相。

3. 考察结果经考察组会议讨论后，形成考察报告。

**第十三条**　述职。中层干部的述职时间每人应限定在 10 分钟以内，提问 2 分钟。述职应包括以下几个方面内容：个人基本情况、对竞聘岗位的认识、岗位工作的设想（思路）、措施、竞聘态度等，重点在于岗位工作思路和设想。

第十四条 民主评议。一般由专家成员及党办、院办、纪检、人事、工会等部门负责人组成评委会。民主评议采取投票方式。评委会须有 2/3 以上人员到会。述职人员得票数原则上需超过评委会到会人数 1/2，方可列为正式候选人。

第十五条 党委会是选拔任用干部的决策机构。党委会必须有 2/3 以上人员到会，候选人选得票数应超过党委会到会人数 1/2，方可形成决议为岗位拟任人选。

第十六条 拟任干部公示期为 5 个工作日。公示期无异议者，或提出异议经调查核实澄清者，方可任命。

第十九条 中层干部聘任，由党委统一拟文，党政联合发文聘任中层干部。聘任前由医院纪检监察与其进行廉政谈话并签订《中层干部党风廉政责任书》。发文前需要提请复议的，党委会超过半数成员同意方可进行。

## 第四章 管理与考核

第二十条 坚持党管干部原则，由院党委负责，会同人事按照集中与平时相结合、定性与定量相结合、领导与群众相结合的原则做好中层干部考核工作。

第二十一条 新任中层干部实行半年的任职试用期制度，新任干部本人进行工作总结，组织进行考核，结果作为是否留用的依据。

第二十二条 中层干部考核分为年度考核和任期届满考核。年度考核在每年年末进行，任期届满考核在干部任期届满时进行。

第二十三条 考核采取个人总结和民主评议相结合的方法。

第二十四条 实行岗位目标管理，考核以德为先，注重实绩。对照岗位职责和年度任期目标，从德、能、勤、绩、廉五个方面进行。考核中如查实有医德医风、违纪或群众反映强烈的问题，应由纪检及相关部门负责调查核实，依据有关程序进行处理或提出意见。

第二十五条 对干部考核结果要进行公示，具体意见和建议以个别谈话或书面方式传达给本人，考核结果作为干部津贴发放、评优、晋级、奖惩的重要依据。对不胜任现职、不履行职责的中层干部，按管理权限给予免职；对违法、违纪的中层干部根据情节予以党纪、政纪处理。

第二十六条 中层干部外出离岗，临床医技科室中层干部应向医务部请假报备，行政职能部门中层干部应向医院办公室请假报备，护士长应向护理部请假报备，以上请假报备均经主管院长批准方可离开。中层干部因非公务不能在岗 6 个月者，须经过组织程序，由他人代行或免去其所任职务。

第二十七条 实行中层干部交流轮岗制度。交流轮岗对象主要是人、财、物等干部岗位，以上岗位干部连任不宜超过两届。一届为2年或3年。

第二十八条 中层干部遇换届或提升不满一届者，应尽快配备后备干部，到达退休年龄职务自然免除，不再发文。中层干部正常离任，要妥善安排其离任后审计工作。

第二十九条 适时组织中层干部进行理论学习、技能培训或外出考察学习和培训，提高中层干部综合素质和工作能力。

第三十条 做好医院后备（青年）干部培养，有计划地组织后备（青年）干部学习培训和挂职锻炼，提高实践工作能力。

## 第五章 干部退出机制

第三十一条 建立、健全中层干部退出机制，增强干部队伍活力，认真贯彻执行区委干部管理鼓励激励、容错纠错、能上能下"三项机制"精神。

第三十二条 审计部做好退出中层干部审计工作。

第三十三条 对任期结束后未达到退休年龄界限的，根据实际和工作需要，进行适当安排。

第三十四条 确因工作需要，按干部管理权限批准后可以延长任职年限。

## 第六章 纪律和监督

第三十五条 选拔任用中层干部，必须严格执行本条例的各项规定，坚持干部选拔和任用的工作原则和程序。

第三十六条 对违反本条例规定的干部任免事项，不予批准；已经做出的干部任免决定一律无效，由党委按照干部管理权限予以纠正，并按照规定对主要责任人以及其他直接责任人做出组织处理或者纪律处分。

第三十七条 中层干部应该以身作则，严肃干部工作纪律；干部或评委对涉及本人或直接亲属的任免问题，应坚持回避制度。

第三十八条 党委、纪检监察受理有关干部选拔任用工作中的检举和申诉。

## 第七章 附 则

第三十九条 本条例适用于正、副护士长、团委副书记等护士长级干部任免。

第四十条　本条例修改权和解释权在医院党委。

第四十一条　本条例自公布之日起施行，以前发布的与本条例不符的以本条例为准。

## 十九、重要部门、重点岗位干部定期交流轮岗制度

为了进一步建立和完善干部激励约束机制，构筑预防腐败的长效机制，保障干部队伍的健康优化、廉洁、高效，结合医院工作实际，对重要部门、重点岗位作如下规定：

1. 重要部门、重点岗位是指医院人、财、物、基建工程项目等行政管理部门及廉政风险比较高的关键岗位。

2. 定期交流轮岗的对象为重要部门主要负责人及关键岗位的工作人员。

3. 重要部门主要负责人定期交流轮岗的年限原则上不超过 2 个聘期；关键岗位工作人员原则上也应定期轮岗，根据岗位工作要求和人力资源储备情况由科室决定时限，一般满 2 年进行轮岗。

4. 定期交流轮岗的原则是坚持德才兼备、以德为先、量才适用、公平、公正、公开原则。

5. 重要部门主要负责人轮岗由院党委根据工作需要及干部管理权限，按照医院《中层干部管理条例》进行公开竞聘上岗；关键岗位工作人员由科室科务会拟定轮岗方案，根据工作需要，按程序进行。

6. 交流轮岗人员必须服从组织安排，经组织做出轮岗决定的交流轮岗人员，必须尽快办理工作交接手续，不服从安排者自动免职。

7. 本制度由党委办公室、纪检监察室负责解释，自发布之日起施行。

## 二十、离退休管理制度

1. 工作人员达到国家统一规定的退休年龄不需要本人申请，由人力资源部负责查档并提前一个月通知科室至本人，到年龄随时按月办理离退休手续。

2. 正常退休年龄，按照国家统一规定执行：男满 60 周岁，女干部满 55 周岁，

女工人满 50 周岁，具有高级职称的女性专业技术人员，可申请年满 60 周岁退休。

3. 本人的出生日期，以档案中最先记载的出生日期为准。但如发现弄虚作假，故意更改出生日期的要严加查处，并追究当事人责任。

4. 人力资源部将离退休手续办妥后，证书要及时转交本人，并向有关部门介绍其关系。

5. 掌握离退休人员的基本情况，把为离退休人员服务的工作落到实处。

6. 贯彻执行离退休人员的政策和待遇，保证离退休人员老有所养、老有所医。

7. 坚持和完善离退休人员阅文和学习，配合离退休党支部加强离退休人员的政治思想工作。坚持每半年向老干部汇报情况一次，及时向离退休人员传达重要会议精神，使其了解党和国家的方针、政策以及医院的发展情况，将离退休人员的政治思想工作落到实处。

8. 逢重要节日，要开展多种形式的慰问活动，定期上门了解离退休人员的实际情况，并请有关领导出面，征求意见，虚心听取，认真研究，采取措施，改进工作。对患病及住院患者要及时慰问，表示组织关怀。离退休人员谢世时，要会同有关部门，妥善帮助处理后事，安抚家属。

9. 对离休干部每年、退休人员每 2 年进行一次体检。加强和普及离退休人员的保健知识和对老年病的预防和治疗，增强老年人自我保健意识。

10. 定期开展多种形式的活动。组织开展形式多样的、有益的文化、体育、娱乐活动，丰富老年人的精神文化生活，使离退休人员老有所乐。

11. 建立和健全离退休人员人才库。将副高以上的离退休人员按专业列入人才库，根据医院发展需要，提供人才资源，协助医院工作和管理，充分发挥离退休专业人员能力。

12. 及时解决离退休人员反映的有关问题。无论以什么形式或途径反映的群众意见和建议，在能解决的范围内立即解决，需要向上反映的，也尽快与有关部门和领导进行沟通和协商，拿出解决计划。解决问题的结果，尽快向反映意见的离退休人员反馈。

## 二十一、廉洁自律工作规范及制度

1. 进一步增强全院党员干部职工廉洁从政、廉洁行医意识，坚定理想信念，模范遵守党纪国法，忠于职守，全心全意为患者服务。

2. 支部书记、科主任负责科室医务人员和党员的监管，院党委负责院领导、中层干部的监管。

3. 各级党员干部带头执行廉政准则和廉洁从政若干规定，不利用职权和职务向投标商及药商索取财物和回扣，医务人员严禁向患者索取红包和礼品，不从事营利性活动，不违反公共财物管理和使用规定，不违反规定干预和插手医院经营活动。

4. 各级党员干部不得利用职务权利为亲友提供任何制度以外的方便条件，谋取私利。在研究职务任免、职称评聘、晋升、工作调动、人事招录、基建工程等问题时，凡涉及自己子女、亲属的都要回避，不得以任何方式插手、干预，违者根据规定严肃处理。

5. 任何医生、护士不得以任何方式和理由向患者及其亲属暗示、索要钱物和吃请，严禁个人或科室私收现金和回扣。违反者按照医院《医德医风处罚条例》处理。

6. 加强医德医风考核，建立医务人员医德档案，认真接待群众来信来访或投诉举报，凡医务人员收受"红包""回扣"者，一经查实，取消评优评先资格，并与绩效奖、职称晋升挂钩，情节恶劣者按党纪政纪处理。

7. 党员干部要带头发扬艰苦奋斗精神，提倡勤俭节约，反对铺张浪费，尽量减少将会议安排在经营性场所召开，不得借开会之名用公款相互宴请。

8. 严格出差审批，凡外出考察学习者，要在出发前2天内向主管部门申报，并经主管领导审批同意。经批准后严格按照限定人数、费用和线路出行，严禁公车私用，严禁各类公款旅游。

## 二十二、廉政廉医建设制度

1. 提高党员干部职工的廉政廉医意识，引导医务人员廉洁行医，从源头上遏止腐败行为，预防医疗购销领域商业贿赂等不正之风的发生。

2. 纪检监察室负责全院廉政廉医建设日常工作的督导检查，各科室主任负责本科室干部职工的廉洁行为教育和监管。

3. 加强对党员、干部的党纪、政纪及医德医风教育，履行党纪、政纪、医德医风的监督职能。受理院内外群众对医院干部、职工违法违纪等现象的检举，揭发和控告，做到专案有专人处理。

4. 把廉洁与否作为考察、评议、提拔干部的一项重要内容，对廉洁奉公的人员给予表扬和奖励，对违反廉洁规定者给予相应处分。

5. 医院职工不得以各种名义或借口直接或间接向患者家属索取财物；不准非法推销药品，不准利用职权"吃、拿、卡、要"。

6. 医院工作人员对患者要热情耐心，不得推诿患者，不能开人情处方、人情假条，人情检验报告单或采用其他弄虚作假手段，从中谋取私利；不许"搭车开药"。

7. 严格执行国家物价政策，按收费标准计费，实行明码标价，一切收费凭证必须按医院规定，执行医院财务部出具的统一收据单，不准任何科室和个人巧立名目乱收费。

8. 在医院的基建、药品、医疗设备购进中不得收受"回扣费""手续费"和贵重礼品，对违规违纪者，视情节轻重给予党纪、政纪处分。对于积极举报者给予适当奖励及保护。

## 二十三、"六必谈六必访"制度

1. 党委书记是落实"六必谈六必访"的第一责任人，各支部书记是直接责任人，谈访的对象是医院党员、干部、职工，访谈采取个别谈话和单独走访的形式进行。

2. 党员、干部、职工在发生下列情况时必须与其进行谈心谈话：在工作生活中遇到困难或受到挫折时、在变动岗位和职务升降时、工作生活中有思想情绪时、在廉政勤政方面群众有反映时、发现有苗头性倾向性问题时、出现违规违纪受到批评或纪律处分时，要及时单独约谈，倾听了解党员、干部、职工心声，了解谈话对象对组织的诉求，释疑解惑、安慰劝勉，晓以利害，防微杜渐，帮助其提高思想认识、消除思想顾虑，解决实际困难。

3. 党员、干部、职工在发生下列情况时必须对其进行走访慰问：结婚生子、生病住院、直系亲属去世、家庭不睦、生活遇有重大困难和家庭发生意外事故时，党组织主要负责人或者委派班子成员要代表单位前往关心慰问，帮助协调解决实际困难。

4. 党委书记、院长负责与班子成员谈话，党委书记负责与党支部书记谈话，各党支部书记、支委负责与本支部党员、干部、职工谈话，各分管院领导负责与分管部门党员、干部、职工谈话。党员、干部、职工个人有情况需要与党组织负责人交流沟通的，可主动提出谈话要求。

5. 谈话活动一年至少进行一次，具体时间结合实际而定，不能委托谈话。

6. 每次谈心谈话或单独走访慰问都要有专门记录，党委书记和支部书记要在《党员干部谈访记录本》上做好记录。党组织对于党员、干部、职工提出的问题和建议要认真研究，逐级逐步解决，一时解决不了的向干部、职工做出解释说明。

7. 谈话活动要注重触动党员、干部、职工思想、避免单纯地谈工作，注重坦诚交心、避免泛泛而谈，注重解决实际问题、避免流于形式。

8. 探访生活困难的党员所需经费从单位党建活动经费中列支。

# 二十四、监督巡察工作制度

1. 加强医院党风廉政建设和反腐败工作的监督检查，促进医院纪检监察工作科学化、规范化、制度化，形成用制度管权、按制度办事、靠制度管人的有效监督、监管机制。

2. 成立医院监督巡察领导小组，党委书记任组长，纪委书记任副组长，党委办公室、纪检监察、人力资源部、财务部、审计部、工会办公室负责人为成员。监督巡察领导小组下设办公室，办公室设在纪检监察室，负责贯彻落实领导小组的各项工作要求，统筹协调监督巡察工作。

3. 医院监督巡察领导小组负责研究提出巡察工作年度计划和阶段任务安排；开展监督巡察，及时发现问题，提出整改意见，加强督促整改；加强调查研究，认真解决监督巡察过程中的新情况、新问题，不断总结新经验。

4. 监督巡察原则：①实事求是的原则。开展督查巡察工作要紧密结合中心工作，有针对性，巡察事项应全面、准确、客观，巡察结论要实事求是。②质量效率原则。巡察事项按程序办理，明确办理时限，提高工作实效。③安全保密原则。严格执行保密规定，对巡察事项及办理情况要严格保密，对相关资料要注意保管，不丢失、不外传。

5. 监督巡察内容：①根据医院安排对科室工作落实及效能建设情况进行巡察；②医院基建项目、设备物资采购、药品采购、医用耗材采购等工作制度、流程是否健全，工作中是否严格遵守医院有关规定和程序；③群众集中反映的涉及党风廉政建设方面问题；④上级纪检监察部门交办的其他工作任务。

6. 监督巡察工作原则上一年不少于 2 次，但有特殊情况时，可加大巡察力度。

7. 监督巡察方式：①听取监督巡察对象主要负责人的情况汇报；②应邀参加监督巡察对象的有关重要会议及重大活动；③深入现场实地察看有关情况，查阅重大事项的有关文件和资料，并根据工作需要，召集有关人员谈话；④要求监督巡察对象对重点岗位、关键环节开展述职述廉评议活动，以此深入了解有关情况。

8. 监督巡察程序：①制定监督巡察方案；②通知监督巡察对象；③实施监督巡察；④对监督巡察中发现问题，下达整改通知书或监督检查建议书，构成违纪的，按照有关规定给予纪律处分；涉嫌犯罪的，移送司法机关依法处理；⑤对需要整改的事项进行复查验收；⑥建立、健全监督巡察卷宗。

9. 督查巡察结果在一定范围内予以通报，同时监督巡察情况纳入医院党风廉政建设年度考核，作为干部考核评价、选拔任用、奖励惩处和对干部进行调整、免职、降职等组织处理的重要依据。

## 二十五、医院审计工作制度

1. 内部审计由审计部独立完成，审计部对全院经济活动进行监督检查的职能机构，依法对医院财务收支、固定资产购置、药品采购等一系列活动的真实性、合法性和效益性进行审计监督。

（1）对财产的完整性、安全性进行监督检查。

（2）对财务收支、财务预算、资产购置和药品采购、经济合同执行情况以及各方面经济效益进行监督检查。

（3）对内部控制制度的健全、有效与执行情况进行监督检查。

（4）对会计报表、决算的真实、正确、合规、合法进行监督检查。

（5）对执行国家财经法纪和财务规章制度进行监督检查。

（6）对建设项目、修缮工程制定的预（概）算、决算等进行审计。

（7）对审计中发现的问题，一经查实实行责任追究。

2. 审计人员有权要求被审计人按规定报送财务收支计划、基建预算执行情况、药品、物资采购、财务报表等有关经济活动资料，被审计人不得拒绝、拖延、谎报。

3. 每年进行一次较为系统的审计，促进管理、提高效益，对收费、药物、基建各环节实行不定期审计，对高精尖项目实施事前审计和效益审计。

4. 对涉及专业性较强、金额较大的基建、修缮等项目审计时可委托具有相应资质的社会中介机构开展审计工作。

5. 在查看审计资料时必须保持资料的完整，不得损毁、涂改、丢失。对审计过程中所获得的证据及其评价的书面材料，必须及时整理归档，加以保管，不得丢失。

6. 加强与外部审计机构的沟通与协助，对审计工作中重大事项，应及时向主管院领导和上级主管部门及内部审计机构报告，保证医院经济建设与发展顺利进行。

7. 严格遵守各项内部审计工作制度和外部审计工作制度，遵守审计人员的道德规范，忠于职守，做到独立、客观、公正、保密，为医院的经济建设与发展保驾护航。

## 二十六、廉政约谈制度

**第一条**　深入推进医院党风廉政建设，切实增强全院干部职工的廉洁自律意识，坚持"实事求是、立足教育、着眼防范、关口前移、主动监督"的原则。

**第二条**　通过谈话的形式，教育、帮助和提醒约谈对象端正思想认识、认真整改问题，切实做到廉政勤政。

**第三条**　廉政约谈的形式包括个别约谈和集体约谈。

（一）日常廉政约谈，约谈对象汇报本科室落实党风廉政建设责任制情况，本人及其他党员干部廉洁自律的情况。适用于个别或集体约谈。

（二）警示廉政约谈，约谈人指出科室或个人在一定时期、一定范围内党风党纪方面可能存在的苗头性、倾向性问题，约谈对象应就可能存在问题的原因做出说明，提出防范的对策和措施。适用于个别或集体约谈。

（三）诫勉廉政约谈，约谈人根据群众信访举报、上级通报，党风廉政建设责任制检查等活动中发现约谈对象在廉洁自律、履行职责方面存在的问题，向约谈对象明确指出，帮其分析原因，并要求约谈对象认真进行整改，适用于个别或集体约谈。

（四）任前廉政约谈，约谈人在任职对象到任前重申廉洁自律各项规定，并按照

"一岗双责"要求，由任职对象做出廉洁自律承诺。适用于个别或集体约谈。

（五）通告式约谈，约谈人向约谈对象通告全国、全省、全市、全系统的重大事件，上级重大决策或要求等，要求约谈对象把握发展形势，认真做好廉洁风险防控，坚决执行上级方针政策。适用于集体约谈。

**第五条　警示、诫勉廉政约谈适用情形**

警示、诫勉廉政约谈适用于被约谈对象在落实党风廉政建设责任制和履行职责过程中，可能出现不廉洁现象和苗头性、倾向性问题，以及在落实工作中出现不作为、慢作为、乱作为等问题，主要包括：

（一）贯彻落实党的路线方针政策和上级党组织决议、决定以及工作部署不力。

（二）政治态度不端正，有错误言行，造成不良影响。

（三）不认真履行"一岗双责"，落实党风廉政建设责任制不力。

（四）不认真执行民主集中制，作风专断，闹无原则纠纷。

（五）不认真执行中央、省、市、区关于作风建设的各项规定。

（六）不认真执行《加强医疗卫生行风建设"九不准"》和医疗机构从业人员行为规范。

（七）不认真履行职责，给工作造成一定损失，但错误情节轻微，不予追究党政纪责任；或错误情节较轻，且认错态度好，能认真改正错误，免予党政纪责任的违纪行为。

（八）重点领域、重点岗位需重点监督的情况，要引起重视并加以教育防范。

（九）医院党委认为有必要实施廉政约谈的其他问题。

**第六条　程序和方式**

（一）由医院纪检监察室组织实施；

（二）一般应采取个别谈话的方式进行，也可以采取集体谈话的方式进行。

**第七条　约谈人应遵循的要求**

（一）实事求是、不徇私情；

（二）谈话前做好充分准备，熟悉有关情况，确保谈话具有针对性和实效性。谈话要注意方式方法，尊重、维护约谈对象的合法权益；

（三）约谈时谈话人不得少于 2 人，并做好谈话记录；

（四）严格遵守保密纪律，不得向约谈对象泄露投诉举报人的基本情况及反映材料等具体信息，注意保护投诉举报人的合法权益。

**第八条**　约谈对象应遵循的要求

（一）应按照约定的时间、地点接受约谈，不得借故推诿、拖延。确有特殊原因不能按时参加约谈的，要进行补谈。

（二）如实陈述说明，正确对待组织的批评和帮助，不得隐瞒、编造、歪曲事实和回避问题。

（三）不得事后追查甚至打击报复谈话人、信访举报人。

**第九条**　纪检监察室负责对约谈对象整改落实情况进行监督检查，对措施不到位、整改不力的，按照有关规定，予以责任追究。

# 二十七、优秀人才引进管理办法

为加大医院高层次优秀人才引进力度，加强人才队伍建设，规范和完善人才引进程序，完善人才引进机制，提高专业技术人员整体素质，通过引进知名专家、教授和高层次人才，全面促进和带动我院学科建设及发展，不断提高医院整体医疗技术水平和管理水平，特制定本办法。

**一、引进原则**

1. 坚持公开、公平、公正、竞争、择优录用的原则；

2. 坚持广纳贤才，德才兼备，按需设岗，分类管理，分期实施，重点突出的原则；

3. 坚持保证医院人才队伍建设需要的原则；

4. 坚持制度化、规范化、科学化管理原则。

**二、引进的基本条件**

1. 遵纪守法，具有良好的职业道德，善于合作，团队精神强，身体健康；

2. 有较强的事业心和工作责任感，愿为医院的学科发展和专业建设做贡献；

3. 具有扎实的专业理论基础、较宽的知识面、较强的临床或教学科研能力及较深的学术造诣，在三级医院工作5年以上，有较突出的工作业绩。

**三、引进方式**

引进方式可以根据医院实际情况，采取人事关系正式转入我院和聘用制两种。

**四、引进专业与范围**

1. 专业：临床、医技及急需专业。

2. 范围

（1）高级职称的专家；

（2）学科带头人；

（3）硕士研究生及以上学历（211、985学校研究生）。

**五、引进人员的具体条件及待遇**

（一）专家

1. 条件（具备下列条件之一）

（1）具有高级职称，在国内外、省内外有一定知名度的专家；

（2）硕士、博士研究生导师；

（3）国家级学会委员或省级学会常委以上。

2. 待遇

医院承担往返路费及来院期间的食宿、交通费用，给予相应的特聘专家津贴。有与我院联合承担课题者提供一定数量的科研配套资金，并配备精干助手。

（二）学科带头人和博士后

1. 条件

（1）学科带头人年龄男不超过50岁周岁，女不超过45周岁，具有正高级职称或硕士以上学位。学术造诣较深。在临床、科学研究方面已取得重大成就，发展潜力大，在研究方向和学科建设方面有创新的构想，具有在本学科领域赶超或保持国内外、省内外先进水平的能力。

（2）博士后年龄在45岁以下，副高以上职称，5年以上临床经验，有较强的科研、临床实践能力和明确的研究方向，博士研究期间成绩突出。

2. 待遇

按照《优秀人才引进管理办法》执行。

（三）具有硕士学位及副高级以上专业技术人员

1. 条件

年龄一般在45岁以下，8年以上三甲医院临床经验，有较强的科研、临床实践能力和明确的研究方向。

2. 待遇

按照《优秀人才引进管理办法》执行。

（四）国家统招研究生（国家211、985院校）

按照《优秀人才引进管理办法》执行。

**六、人才引进申报聘任程序**

（一）根据医院学科建设需要，由科室提出申请，经医教部、人力资源部共同调研、考核后，对符合条件者提交院长办公会讨论，党委会研究决定；

（二）党委会审议通过后，报区卫计局、人社局审批同意后，由人力资源部按照有关规定办理相关手续并签订协议和聘书。

**七、管理办法**

医院与引进人才签订服务协议，在院服务期不少于 8 年，严格遵守医院的各项规章制度，明确双方责、权、利，实行合同管理。

（一）高级职称专家的聘期一般为 1 年。聘期满后，根据考核结果，如有需要可续聘。引进人员以医院岗位设置及学科发展需求为主。

（二）引进的学科带头人及具有博士学位的引进人员自报到之日起，带动学科发展，推动本专业领域业务水平提高，积极申报立项省级以上科研课题，在核心期刊发表 2 篇以上第一作者论文，并达到医院各级人员考核要求。各科对引进人才应帮助尽快熟悉环境、开展工作，以便早出成绩，多出成绩。

（三）经医院引进的人员，均应完成医院规定的服务期限，并与医院签订相应的协议书。如违反协议，除按照协议退还医院支付的相关费用外，还需按照个人上年度工资总额的五倍交纳违约金，每服务满一年减少 20% 违约金。

（四）引进人才服务期未满离职，全额退还相关费用。

（五）本规定解释权归医院人力资源部。

# 二十八、人才梯队建设管理办法

## 第一章　总　　则

**第一条**　为实施"大综合、强专科"的医院科学发展战略，规范中青年优秀人才的选拔、培养，用好人才、留住人才、引进人才，建设合理、优秀的人才梯队，根据《医院人才建设规划》和医院专业设置、学科建设发展需要，特制定本办法。

**第二条**　本办法适用于医院临床、医技、护理、行政后勤人员，在医院思想建设、组织建设、制度建设、经济建设、学科建设、文化建设、党风廉政建设及作风建设方面做出重大贡献和取得突出业绩的人才。

**第三条** 本办法中的"123优秀人才"分为三个层次：

第一层次：选拔培养10名在本专业有一定影响力，在陕南乃至全省有一定知名度的优秀专家。

第二层次：选拔培养20名在区域内有一定知名度的优秀专家及学科带头人。

第三层次：选拔培养30名在院内有较大发展潜力的优秀中青年业务骨干。

## 第二章 选 拔 条 件

**第四条** 医院"123优秀人才"基本条件：

1. 具有良好的思想素质和医德修养

坚持中国共产党的领导，热爱祖国，热爱医院，爱岗敬业，遵纪守法，医德高尚，具有良好的职业道德，能较好地履行岗位职责。

2. 具有较强的医疗、教学、科研能力

业务方面：临床医疗方面技术精湛，多次成功治愈疑难、危重病症或者在较大范围内多次有效地预防、控制、消除疾病，被业内所公认，有较高知名度。在新技术引入、技术创新方面有突出贡献，在医院管理上有创新贡献的。

教学方面：独立承担医学院校教学任务，独立带教下级医师及实习学生，教学效果良好，教学评价成绩优秀。

科研方面：具有本专业坚实的理论基础和系统的专业知识，积极开展临床科研工作，具有一定的组织能力和良好的团队协作精神，科研成果丰硕，在省、市、区内同行中有一定影响力。

3. 其他 身体健康，熟悉一门外语，熟练应用计算机。

**第五条** 医院"123优秀人才"必备条件

各层次人选除具备上述基本条件外，近5年的医疗、教学、科研情况还须具备下列各层次条件中的2项。

第一层次优秀人才

1. 高级职称，年龄不超过55周岁。

2. 获得国家自然科学奖，国家技术发明奖、国家科学技术进步奖人员；获省（部）级科学技术奖一、二、三等奖前三位；获市级科学技术奖一等奖首位人员。

3. 省级以上专业学术委员会委员；省级优势专科、重点学科、重点专科负责人。

4. 在中国科技论文统计源期刊上发表 2 篇以上学术论文的人员（前两位）。

第二层次优秀人才

1. 高级职称，年龄不超过 45 周岁。

2. 获省（部）级科学技术奖一、二、三等奖前五位；获市级科学技术奖一、二等奖前两位、三等奖首位人员。

3. 市专业学术委员会委员以上；市级优势专科、重点学科、重点专科、特色专业负责人。

4. 在国家级科技论文期刊上发表 2 篇以上学术论文的人员（前两位）。

第三层次优秀人才

1. 高级职称或中级职称任职 3 年以上人员，年龄不超过 40 周岁。

2. 获省（部）级科学技术奖一、二、三等奖前八位；获市级科学技术奖一、二、三等奖前三位人员。

3. 市、区专业学术委员会委员以上；市级优势专科、重点学科、重点专科、特色专业主要参与者。

4. 在省级以上学术期刊发表 2 篇以上学术论文的人员（前两位）。

入选"新世纪百千万人才工程"省级人选的人员，获省劳动模范、省青年科技奖人员，市"311"人才、汉中市"有突出贡献拔尖人才"者可作为选拔第一、二、三层次优秀人才必备条件之一。

市、区优秀共产党员、劳动模范、岗位能手、技能标兵可作为选拔第三层次优秀人才必备条件之一。

## 第三章　选拔原则与程序

**第六条**　选拔医院"123 优秀人才"坚持党管人才原则；服务于医院发展的原则；鼓励创新、促进青年优秀人才脱颖而出的原则；公开、公正、竞争、择优的原则。

**第七条**　"123 优秀人才"每三年选拔一次，按照"个人申报、专家评审、动态培养、定期考核"的程序进行，具体选拔程序为：

1. 选拔程序　逐级推荐，由个人向所在科室申请，科务会讨论确定推荐人选，被推荐人填写《医院"123 优秀人才建设工程"入选申报表》，由推荐科室填写推荐理由，连同被推荐者的论文、成果证书原件及复印件、实绩材料等有关证明材料报送主管职能部门审核同意后报医院人力资源部。

2. 资格审核　由人力资源部对上报的推荐对象进行入选资格审查，确定初步推荐人选，提交院长办公会讨论，党委会审议通过。

3. 入库审定　由院长办公会审定初步推荐人选，党委会审议通过，最终确定"123 人才建设工程"入库人员名单。

4. 公示　医院对"123 优秀人才"入库人员名单进行院内公示，对公示中反馈的情况进行调查、核实。

5. 命名　"123 优秀人才"由医院命名，并颁发医院"123 人才"证书。

6. 签约　各层次人员与医院签订目标责任书，作为考核和管理的依据。

### 第四章　培养与管理

**第八条**　每批"123 优秀人才"培养、管理期为 3 年，培养目标如下。

（一）第一层次：学术带头人

在培养期内应具有稳定的专业研究及学科发展方向，其学术水平在省内保持一定影响，并达到下列目标：

1. 获省部级及以上的科研、教学成果奖励（排名前三）；或主持省部级课题 1 项；或主持市级课题 2 项。

2. 独立或第一作者在国内外学术期刊上发表有影响的本专业学术论文 2 篇以上，其中至少 1 篇在中文核心期刊上发表；或在国家级出版社正式出版本专业领域的学术专著 1 部（独撰或第一作者）。

3. 制定本专业的学科发展建设规划，较为全面地掌握本专业的研究方向；积极进取，刻苦钻研，形成富有特色的专业发展方向；组建合理的学术梯队，形成具有较高水平的医疗教学科研队伍，并保持本专业在市内乃至全省同类学科中的领先水平。

4. 完成医疗、教学工作任务；组织本专业医务人员积极开展临床科研活动，每年至少开展新技术、新业务 1 项。每年至少指导 1 项院级科研项目或教研课题；每年至少举办 2 次专题学术报告或讲座；在医疗、教学、科研方面至少指导 2 名青年医师。

（二）第二层次：学术带头人培养对象

在培养期内应形成稳定的研究方向，其学术水平在区域内保持一定影响，并达到下列目标：

1. 获省市级及以上科研、教学成果奖励（排名前三）；或主持省市级课题 1

项；或主持市级课题 1 项。

2. 独立或第一作者在省级以上学术期刊上发表有影响的本专业学术论文 2 篇以上，其中至少 1 篇在中文核心期刊上发表；或正式出版学术专著 1 部（独撰或第一作者）。

3. 完成各项医疗、教学、科研工作任务，工作效果较好，参与制定或修订本专业的学科发展计划；组织本专业医务人员积极开展医疗、教学、科研活动，开展新技术、新业务 1 项。每年至少举办 1 次专题学术报告或讲座；在医疗、教学、科研方面至少指导 1 名青年医师。

（三）第三层次：优秀青年业务骨干

在培养期内应达到下列目标：

1. 主持或参与市级以上课题 1 项。

2. 独立或第一作者在省级以上学术期刊上发表有影响的本专业学术论文 2 篇以上。

3. 完成各项医疗、教学、科研工作任务，工作效果较好，参与制定或修订本专业的医疗、教学、科研工作计划；组织本专业医务人员积极开展教研活动，每年参与开展新技术、新业务 1 项。

**第九条** 主要管理办法

1. 协调服务　医院相关职能部门对"123 优秀人才"进行综合管理服务，包括提出拟定和修改有关政策的建议，检查、督促、协调有关部门落实有关待遇，组织推荐、选拔、考核、报批等工作。

2. 建立档案　人力资源部建立"123 优秀人才"业绩档案和计算机信息库。业绩档案包括：人员登记表、从事专业工作简要情况、获奖情况（证书复印件）、著作及论文目录、考核材料、专业技术职务聘任情况、参加知名学术活动、有关奖惩等情况。并将所在科室上报的其政治思想、业务工作、进修学习等方面情况，及时存档，更新计算机信息库。

3. 目标管理　入选人员及专业科室、主管职能部门应根据本《办法》第四章"培养目标"的规定并结合专业设置和学科建设的实际及发展重点，认真研究制订个人目标责任及实现目标的措施，医院提供相应保障条件。

4. 考核　医院对人才进行日常跟踪考察，对各层次人员实行年度考核和管理期满考核，主要考核思想政治表现、职业道德、工作目标完成等情况。

5. 走访联系　党委办公室、人力资源部与"123 优秀人才"建立联系制度，经常交流思想，掌握情况，在政策规定范围内积极帮助他们解决工作和生活中的实际困难。通过座谈会、个别走访等形式，经常听取他们的意见、建议和要求。

6. 宣传表彰　医院要加大对人才兴院战略和党管人才政策的宣传，对有突出贡献的"123优秀人才"及时组织总结采访，采取多种形式及时表彰奖励，宣传他们的事迹，提高他们的社会知名度。

7. 培训教育　把"123优秀人才"培训教育纳入全院干部教育培训规划，3年内至少轮训一次，时间不少于10天，每年安排一定时间进行业务学习或参观考察，提高他们的政治理论素养及业务水平，引导他们严格要求自己，养成求真、合作、创新、献身的良好职业道德，帮助他们更新知识，提高业务素质，在安排外出考察或进修时，优先从中选拔。

8. 动态管理　"123优秀人才"实行一年一考核，连续3年考核位于倒数一位者，实行末位淘汰制，不再享受有关待遇。对完成目标责任、取得新的科研成果，做出突出贡献，符合再次选拔条件的，可以继续作为下届层次人选。管理期内调离本院的不再享受有关待遇。"123优秀人才"退休后，不再列入管理范围；医院继续与他们保持联系，注意倾听他们的意见和建议，关心他们的晚年生活。

在管理期内如完不成目标任务；年度考核不合格；弄虚作假，谎报成果，采取不正当手段骗取荣誉；政治上、经济上犯有严重错误；被追究刑事责任；在工作中因个人责任给医院、集体或他人造成重大损失或严重后果，不宜再作为"123优秀人才"的，由院务委员会研究审定批准，取消"医院123优秀人才"称号和待遇。

## 第五章　待遇及奖励办法

**第十条**　对"123优秀人才"要优先安排科研经费等，有计划地安排承担重大科研课题和新技术研发、应用；积极为他们搭建平台，参加国际、国内学术研讨、交流活动和进修、考察等；医院对确定的123人才在职称晋升中可作为加分条件。

**第十一条**　被授予医院"123优秀人才"称号的，每年考核合格后，发放用于业务开展、科研、学习培训的经费，第一层面人才5000元，第二层面人才3000元，第三层面人才2000元。

## 第六章　附　　则

**第十二条**　"123优秀人才建设工程"是一项着眼于未来的重要工作，医院要坚持民主、公平、公正择优的原则，以对医院的实际贡献和现实表现为依据，切实加强对"123优秀人才建设工程"的领导，发挥各方面的积极性，大力宣传人选所做出的成绩和他们的奉献精神，努力创造人才迅速成长所需的良好环境。

第十三条 各科室要提高认识，采取积极措施，保证"工程"的落实，加强医院学科和技术带头人队伍的建设，提高我院医疗专业技术队伍的整体水平。

第十四条 本办法最终解释权归人力资源部。

# 二十九、关于聘请外部审计人员参与审计工作管理办法

1. 引进医疗机构财务报告注册会计师审计，对年度财务报表，委托会计师事务所注册会计师进行年度财务报表审计。

2. 在审计力量不足，相关专业知识受到限制等情形时，可以从社会中介机构和其他专业机构聘请或者直接聘请外部人员参与审计工作。

3. 可以聘请外部人员参与下列审计

（1）工程项目审计；

（2）大型设备购置、投资与筹资等项目审计；

（3）预决算审计；

（4）年度外包业务管理审计；

（5）其他适应聘请外部人员参与的审计。

4. 对于涉及国家秘密、商业秘密的审计项目或者事项，聘请外部人员参与审计时，应当与外聘审计人员签订保密协议。

5. 受聘的外部人员应当对其工作结果负责，审计部应当对利用其结果所形成的审计结论负责。

6. 受聘的外部人员参与审计工作，应当遵守国家审计法律、法规和规章，遵守相关的审计工作纪律和审计职业道德。

7. 聘请外部人员的有关工作由审计部牵头，财务部、纪检监察室、基建部、物资采供部、后勤保障部参与，共同配合实施。

8. 执行中需要调整聘请外部人员或者经费预算的，应当履行相应的审批手续。

9. 拟聘请的外部人员应当符合下列条件：

（1）具有与审计事项相适应的专业和资格；

（2）从事相关专业工作 3 年以上；

（3）职业道德良好，近 3 年未受到有关部门处理处罚，未受到纪律处分或者行政处分。

10. 凡与被审计单位或者审计事项有利害关系的外部人员，应当要求其回避。

11. 聘请外部人员时，应当与拟聘请人员所在机构签订聘请协议。聘请协议应当明确以下内容：

（1）审计目标、内容和职责范围；

（2）工作时限和要求；

（3）受聘人员的权利；

（4）费用及支付方式；

（5）回避和保密承诺；

（6）违约责任；

（7）其他应当约定的事项；

（8）从社会中介机构和其他专业机构聘请外部人员的，还应当在协议中列明拟参与审计的人员姓名及其资质条件等信息。

12. 受聘人员应当在审计项目完成后，将审计实施过程中所形成的全部纸质原件和电子资料，及时移交审计部，受聘人员不得将其参与审计工作相关结果用于与所审计事项无关的目的。

13. 聘请外部专家与专业相关的特定事项仅提供咨询意见或者专业鉴定意见，而不参与审计工作，参照本办法的有关规定执行。

## 三十、经济合同审核制度

**第一条**　根据《中华人民共和国招投标法》《中华人民共和国政府采购法》《中华人民共和国合同法》《中华人民共和国审计法》《卫生系统内部审计工作暂行规定（试行）》等有关法律法规，加强医院经济合同监管力度，规范经济行为，强化风险管理，维护医院权益。

**第二条**　医院经济合同审核的范围：医院所签订的各类经济合同，不包括劳动合同。

第三条　根据国家有关法规和《医院合同管理办法》的规定，对合同在签订之前合法性、规范性等方面进行审查。

第四条　合同审核的主要内容

1. 审核合同对方的主体是否合法及资信情况、履约能力。

2. 审核合同条款是否完备、具体、明确、切实可行。审查签约人或代理人是否有签约权限，包括审查对方签约人或代理人身份、有无代理权、代理权限范围、期限等。

3. 审查经济合同签订的时间、地点是否明确；手续和形式是否完备，需经批准、登记或公证的经济合同，是否对办理批准、登记或公证手续等进行约定。

4. 审核合同是否存在违反法律、法规和对医院不利或损害医院合法权益的条款和内容；双方的权利与义务是否明确、合理、平等；是否有利于合同的执行和维护双方合法权益。

第五条　送审合同的受理

1. 相关部门按照规定和要求真实报送合同文本和相关资料。

2. 审计部接收合同后，应仔细核对、验证相关资料是否齐全有效。材料齐全的，应予受理；材料不全的，要求补充完整后再受理。受理送审的合同应履行登记备案制度。

3. 各部门报送合同审核时，应指定部门专人负责报送，不得由乙方人员代表报送。

第六条　合同的审核

1. 合同受理后，审计部应及时进行审核。一般情况下，标的在 50 万以内的工程、服务合同和标的在 100 万以内的设备采购合同由审计部独立完成审核。

2. 超出上述标的及情况复杂的合同还须经医院法律顾问或会同邀请审计专业人员复审。

第七条　合同的审核意见的反馈

1. 合同审核后，审计部应及时将合同审核意见反馈各部门，各部门同签订合同的乙方对修改内容进行商谈，如有争议应及时联系审计部。审计部应协助各部门与签订合同的乙方就审核提出的意见及建议商谈有关合同条款。

2. 如有严重意见分歧，应将拟定的经济合同文本（草案），连同审计部出具的意见或建议，一并报送院长办公会、党委会讨论决定。

第八条　合同的审核在合同及相关有效资料齐全的情况下，标的在 100 万以内的仪器设备、耗材采购类合同和标的在 50 万以内的工程、服务类合同，一般不超过 2 天；超出上述标的或比较复杂的合同，一般不超过 5 天；特别重大的合同，一般不超过 7 天。

**第九条**　各部门就审核的意见与合同的乙方商谈修改达成一致意见，拟定经济合同文本（草案），审计部对经济合同文本（草案）审核确认，由各部门报医院领导批准后，形成正式合同文本。

**第十条**　正式合同文本在由医院法人或法人委托人签字并加盖医院经济合同专用章后，合同正式生效。各部门由专人负责及时将有关资料整理归档。

**第十一条**　合同生效后，审计部应协助相关职能部门或独立采用定期或不定期的方式，对合同条款的履行情况进行检查，及时解决出现的问题，维护医院的合法权益。

**第十二条**　合同生效后，合同双方应自觉按照合同约定，全面履行自己的义务，不得擅自更改或解除。

**第十三条**　医院对外签订合同须严格执行《医院合同管理办法》，任何科室及个人不得擅自对外签订合同。否则将按照规定追究科室及相关责任人的行政或经济责任；触犯法律的，将依法追究其相关法律责任。

**第十四条**　各部门要对所提供的经济合同及其附属资料的真实性、完整性负责，并对合同中技术指标、参数及相关技术条款的准确性、完整性负责。审核人员应参与医院的招投标及合同谈判工作，监督其程序的合法性。

**第十五条**　合同审核人员必须依法依规审核合同，不得利用工作之便徇私舞弊、牟取私利，否则医院将按有关规定予以处理；触犯法律的，将依法追究相关法律责任。

**第十六条**　合同在执行过程中产生的变更、撤销、解除等事项应及时以书面形式通报审计部，审计部就上述情况进行确认，并按照《中华人民共和国合同法》等有关规定进行处理。因变更、撤销、解除经济合同而使当事人的利益遭受损失的，除法律允许免责的以外，均应承担相应的责任，并在变更、解除经济合同的协议书中明确规定。在变更、撤销、解除经济合同的协议未达成或未批准之前，原经济合同仍有效，仍应履行。特殊情况经双方一致同意的除外。

**第十七条**　医院各部门都应以维护医院利益为己任，在合同的签订和实施过程中本着维护医院合法权益、节约资金、有效提高医院资金使用效益为原则，加强相关经济管理工作，工作中严格实行工作责任制和责任追究制，对损害医院利益的行为，要追究有关当事人经济责任和行政责任，构成犯罪的，移交司法机关追究刑事责任。

**第十八条**    医院的经济合同由各相关职能部门按照《医院经济合同管理办法》组织签订，审计部按此办法进行审核。

**第十九条**    本办法由审计部负责解释。

# 三十一、财务收支审计实施办法

**第一条**    为了规范医院财务收支审计工作，保证审计工作质量，促进医院加强资金和财产物资的管理，提高使用效益，保障医院业务的顺利发展，依据《卫生系统内部审计工作规定》及《医院内部审计工作实施细则》，制定本办法。

**第二条**    本办法所称财务收支审计，是指医院审计部依法对医院各项资金的筹集、管理、使用及财产物资的管理、使用的真实、合法和效益进行的审计监督。

**第三条**    财务管理制度审计的主要内容。

1. 财务管理体制是否符合国家的有关规定。

2. 是否按规定设置财务机构并配备合格的财会人员，医院各项财务工作是否实行统一核算管理。

3. 会计核算是否符合《中华人民共和国会计法》及《医院财务及会计制度》。

4. 财务规章制度和内部控制制度是否健全、有效。

**第四条**    对预算管理情况进行审计的主要内容。

1. 医院预算管理编制是否按照国家有关规定，根据医院事业发展计划和目标、年度财务收支计划，把各项收入和支出全部纳入预算管理。

2. 编制收支预算必须坚持以收定支、收支平衡、统筹兼顾、保证重点的原则。

3. 各项收入和支出是否按预算执行，真实、合法，会计核算是否严格执行会计制度。

4. 预算执行过程中的内部控制制度是否健全、有效。

5. 收支预算执行情况如何，如与计划差异较大，应当分析其原因是否合理。

6. 预算调整有无确实的原因和明确的调整项目、数额和说明，是否按规定的程序办理并经批准后执行。

**第五条**    对财务收入进行审计的主要内容。

1. 医院各项收入包括：医疗收入、财政补助收入、科教项目收入和其他收入，医院收入是医院开展医疗服务及其他活动依法取得的非偿还性资金，原则上要当日发生当日入账，并及时结算。严禁隐瞒、截留、挤占和挪用，现金不得坐支。

2. 在医疗服务收费中是否严格执行《医疗服务项目价格》，有无擅自增加收费项目，扩大收费范围，提高收费标准等乱收费现象。

3. 在科教项目收入中，是否严格按国家规定取得科研教学项目收入。

4. 其他收入包括培训收入、租金收入、食堂收入、投资收益、财产物资盘盈收入、捐赠收入，确实无法支付的应付款项等，除医院开展医疗业务、科教项目取得的收入之外，所有的收入要按规定收在本科目中。不得有设置账外账及"小金库"的现象。

**第六条**　对财务支出进行审计的主要内容。

1. 医院各项支出包括医疗支出、财政项目补助支出、科教项目支出、管理费用和其他支出，审计支出是否真实、合法，有无超计划等问题。

2. 各项支出是否严格执行国家有关规章制度和财务规定的开支范围和开支标准，有无虚列、虚报、违反规定发放钱物等违纪违规问题。

3. 科教项目资金是否用于科研教学，核算准确。

4. 各项支出是否合理，有无损失、浪费等现象。

**第七条**　对结余及分配进行审计的主要内容。

收支结余是否按医院财务及会计制度处理账务，转入事业基金。

**第八条**　对净资产进行审计的主要内容。

1. 事业基金、专用基金（职工福利基金、医疗风险基金）的提取比例以及医院提取比例或设置的其他基金（住房公积金）是否符合国家的有关规定。

2. 各项基金的管理使用是否符合国家规定及有关财务制度。专用基金要专款专用，不得擅自改变用途。

**第九条**　对资产进行审计的主要内容。

1. 现金和各种存款的管理和使用是否符合规定，内部管理制度是否健全、有效，银行开户是否合法、合规，有无出租、出借等现象；核算内容是否真实，有无公款私存及将医院事业基金存入其他账户核算的情况，银行结算中有无违纪违规和不安全等问题。

2. 对往来账的清理、结算是否及时，有无长期挂账、呆账等问题，对确实无法收回的款项应查明原因，分清责任，按规定程序批准后核销，坏账准备是否按规定提取，并按会计制度核销。

3. 对库存物资及固定资产的购置有无计划、审批手续及合同，防止盲目采购供应，物资的验收、领用、保管、报废、调出、变卖等是否按规定的程序办理并报上级部门审批备案，有无被无偿占用和流失及科室私自报废、变卖等现象。

4. 对库存物资是否进行定期或不定期的清查盘点，做到账物相符，账账相符，账卡相符，对盘盈、盘亏的物资是否按程序报批后调整账务。

**第十条** 对负债进行审计的主要内容。

1. 对各项负债包括短期借款、应付账款、应付票据、预收医疗款、预提费用等款项，是否按不同性质分别管理，管理中是否合法、合规。

2. 对各项负债是否及时清理并按照规定办理结算，保证各项负债在规定期限内归还。

**第十一条** 对财务决算进行审计的主要内容。

1. 在年终决算前是否按规定对财产物资、债权、债务进行全面的实地盘存和清查，并编制盘存表，上报财务科核对账物，对盘盈、盘亏、报废等是否按财务制度处理账务。

2. 年终决算和财务报表的编报原则、方法、程序是否符合财务制度的规定和上级部门的要求。

3. 年终决算的各类报表内容是否完整，数据是否真实，有无隐瞒、遗漏或弄虚作假等情况。

4. 年终决算报表数据是否与各明细账、总账数据相符，是否准确地反映了医院年度财务状况。

5. 财务分析的各项指标，包括资产负债率、流动比率、速动比率、流动资产周转次数，病床使用率和周转次数，人均业务收入等核算是否真实、准确。

**第十二条** 对工会经费进行审计的内容。

1. 医院工会经费是否按《中华全国总工会财务制度》管理账户及设置财务人员。

2. 工会会费的扣缴是否按比例交纳，每月是否按时从职工个人及医院职工工资总额中扣缴。

3. 工会经费支出是否合理，有无违法收支及挪用经费等现象。

4. 对原始凭证的审核，记账是否按国家统一的会计制度设置会计科目和会计账簿。

5. 会计凭证、会计账簿、会计报表是否按国家有关规定建立档案，妥善保管。

**第十三条**　本办法由审计部负责解释。

## 三十二、内部审计工作实施细则

**第一条**　为加强医院内部审计工作，建立、健全内部审计制度，完善内部监督制约机制，同时规范医院财务行为，提高资金使用效益，根据《中华人民共和国审计法》《审计署关于内部审计工作的规定》《卫生系统内部审计工作暂行规定》，结合我院具体情况，制定本实施细则。

**第二条**　医院依照《卫生系统内部审计工作暂行规定》设立审计部，配备必要的合格的审计人员，建立、健全内部审计制度，完善内部审计规章制度，依法按程序独立开展审计工作。医院根据工作需要，可在院外聘请适合做专业审计人员或兼职审计人员参加院内某些专项审计工作。

**第三条**　医院主管领导要加强对内部审计工作的领导，其主要职责是：

（一）建立、健全内部审计机构，加强审计队伍的思想、组织、作风和业务建设；

（二）定期研究、部署和检查审计工作，听取审计部的工作汇报；

（三）及时批复审计报告、审计意见或审计决定，督促审计意见书或审计决定的执行，保证内部审计人员依法行使职权；

**第四条**　审计人员办理审计事项时，应当严格遵守内部审计准则和内部审计人员职业道德，做到依法审计、忠于职守、客观公正、实事求是、廉洁奉公、保守秘密。

**第五条**　处理审计事项时，与被审计单位或审计事项有利害关系的应当回避。

**第六条**　审计人员依法执行业务，受法律保护，任何单位和个人不得设置障碍和打击报复。

**第七条**　审计人员应具备与其从事的审计工作相适应的专业知识和业务能力。医院要经常有计划地组织审计人员学习、培训，不断更新知识，提高业务能力。

**第八条**　审计部对医院的下列事项进行审计监督

（一）财务计划、预算的执行情况和决算。

（二）对医院内部的财务收支及有关经济活动按照内部审计工作要求进行监督和评价。

（三）对医院各部门财经制度的执行情况及内部控制制度的健全性、有效性进行评价。

（四）对医院国有资产、药品和医用耗材的购置、使用和管理，医疗服务价格执行情况、绩效工资分配等事项进行审计。

（五）对医院各类经济合同签订、执行情况进行审计。

（六）对医院中层干部任期、离任经济责任进行审计。

（七）对基本建设投资、修缮工程项目的预决算。

（八）了解医院经济管理活动情况，确定内部审计工作重点。

（九）根据审计业务的需要，报经主管领导批准，委托具有相应资质的社会中介机构进行审计。审计部应加强与外部审计机构沟通与合作。

（十）完成医院领导和上级审计部门交办的其他审计事项。

**第九条**　审计部每年应当向医院院长和书记提交工作报告。

**第十条**　审计部对审计工作中的医院财务收支及其有关经济活动中的重大事项，应及时向医院领导和上级部门反映情况，提出加强宏观管理和宏观调控意见和建议。

**第十一条**　审计部在审计范围内，具有下列主要职权

（一）根据审计工作的需要，要求被审计单位按时报送财务计划、预算、决算、报表及有关文件、资料以及外部审计结论、各种检查结果等。

（二）参加医院基建、设备购置、财务、对外投资等相关会议，主持召开与审计事项有关的会议。

（三）参与研究制定有关规章制度、内部控制制度的建立健全和贯彻执行。

（四）审核会计凭证、账表和决算，现场勘查实物；检查与经济活动有关的计算机系统有关电子数据和资料。

（五）对审计中涉及的有关事项，向有关部门和人员进行调查并索取有关文件、资料及其他有关资料。

（六）对正在进行的严重违反财经法纪、严重损失浪费的行为，经医院主管领导同意，做出临时制止决定。

（七）对阻扰、妨碍审计工作以及拒绝提供有关资料的，经医院主管领导批准，采取封存账册等临时措施，并提出追究有关人员责任的建议。

（八）经主管领导批准，对可能转移、隐匿、篡改、毁弃会计凭证、会计账簿、会计报表以及与经济活动有关的资料，予以暂时封存。

（九）根据审计结果，提出纠正、处理违反财经法规行为、改进管理、提高经济效益的建议。

（十）对模范遵守财经法规的被审计部门和人员，提出表彰建议；对违法违规和造成损失浪费的被审计单位和人员，提出通报批评或者追究责任的建议。

**第十二条**　审计部根据医院具体情况及上级部署，拟定年度审计项目计划，报经主管领导批准后实施。

**第十三条**　按照审计工作计划，审计部确定审计事项，编制审计工作方案，组成审计小组，在实施前以书面形式通知被审计单位，特殊情况下也可以直接进点。

**第十四条**　审计组人员进行审计时，被审计部门必须如实提供会计凭证、账簿、报表、有关档案以及其他与财务收支有关的资料，任何人不得拒绝。

**第十五条**　审计人员发现的问题，可行使建议权和阻止权，对违反相关法规的行为给予阻止，对重大问题可直接向院领导汇报。审计终结时，由审计部提出审计报告，征求被审计部门意见，并报送医院主管领导审批。经批准的审计意见和审计决定，应及时送达被审计部门，被审计部门必须执行，相关部门应协助执行。

**第十六条**　被审计部门对审计意见书和审计决定如有异议，可以以书面形式向审计部提出，有重大分歧的可以向医院主管领导和上级审计机关申请复议。在复议决定下达前，不影响审计决定的效力。

**第十七条**　审计部应督促被审计单位在规定期限内落实审计意见，并书面报告执行结果。

**第十八条**　审计事项结束后，要建立审计档案，按照规定管理。

**第十九条**　违反本办法，有下列行为之一的被审计部门和个人，审计部根据情节轻重，可以提出警告、通报批评、经济处理或移送纪检监察部门处理等建议，报主管院领导，主管院领导应及时予以处理。

（一）拒绝或拖延提供与审计事项有关的文件、会计资料和证明材料的；

（二）转移、隐藏、篡改、销毁有关文件和会计资料的；

（三）弄虚作假、隐瞒事实真相的；

（四）阻扰审计人员行使职权，抗拒、破坏监督检查的；

（五）拒不执行审计决定和审计意见的；

（六）报复陷害审计人员和证明、检举人的。

上述各款所述行为构成犯罪的，应提请司法部门处理。

第二十条　违反国家法规和本办法，有下列行为之一的审计机构和审计人员，医院应根据有关规定给予批评教育或行政处分：

（一）利用职权、谋取私利的；

（二）弄虚作假、徇私舞弊的；

（三）玩忽职守，给国家和医院造成重大损失的；

（四）泄露国家秘密或泄露不能泄露的审计秘密的。

上述各项所列行为构成犯罪的，应当移交司法部门处理。

第二十一条　本办法由审计部负责解释。

# 第五章 医院文化建设制度

**引言**

　　医院文化是医院在发展过程中形成的并为全体干部职工遵循的共同意识、价值观念、职业道德、行为规范及准则的总和。共同的价值观是医院文化的核心，为医院全体员工提供了共同的思想意识、精神信仰和日常行为准则。医院文化制度是规范医院文化建设，提升医院形象的约束性规章，在医院文化建设中起着重要作用。

## 一、精神文明建设工作制度

　　1. 根据中共中央《关于社会主义精神文明建设指导方针的决议》《关于社会主义精神文明建设若干重要问题的决议》以及习近平总书记关于意识形态工作要求和《公民道德建设实施纲要》的有关精神，加强医院精神文明建设。

　　2. 建立、健全医院精神文明建设工作机构。成立精神文明建设领导小组，研究创建文明单位工作，明确目标，制订计划，分解任务，落实责任。领导小组下设办公室，办公室设在宣传部，具体负责协调、动员、组织医院的创建文明活动，并形成长效机制。

　　3. 坚持"两手抓、两手硬"，做好精神文明创建工作的部署、落实；建立、健全精神文明创建工作目标管理责任制，将年度工作细化、量化，层层分解，签订责任书，落实到科室，形成严格监管、严格考核、严格奖惩的管理机制。

　　4. 开展适应医院发展需要的精神文明建设活动，培育有理想、有道德、有文化、有纪律、讲诚信、讲责任、讲奉献的职工队伍，不断提高职工队伍的思想道德素质和业务素质。

　　5. 建立、健全各种规章制度，完善岗位规范和服务标准，加强内部管理，树立良好形象。广泛深入开展创建文明科室、文明窗口、文明职工活动。

　　6. 深入贯彻《公民道德建设实施纲要》，积极开展"讲文明、树新风"等宣传教育活动，充分利用各种形式加强思想道德教育、形势教育、法制教育、科普教育，大力表彰先进典型，发挥示范引领作用。

7. 加强社会主义核心价值观教育，积极组织开展社会公益活动，弘扬团结友爱、见义勇为、助人为乐和集体主义精神，倡导积极向上的社会新风尚，自觉抵制不正之风。

8. 加强职工队伍思想作风建设，丰富职工文化生活，经常开展各类文体活动，培育医院文化，弘扬敬业奉献精神，为医院发展提供强大的精神动力。

## 二、新闻宣传报道工作制度

1. 在医院党委的领导下，紧紧围绕医院中心工作，参与医院重大活动宣传报道的策划组织，在医院做好宣传党的路线、方针和政策及医院的各项决策和规章制度。

2. 做好医院对外宣传工作，包括科室的医疗技术、服务特色、专家以及临床科研成果，推进医院品牌建设，宣传好医院的性质和服务宗旨、诊疗信息、方便患者就诊、宣传医院的大型活动及社会公益行为。

3. 负责协调联系媒体，把握新闻舆论导向。不断增强与新闻媒体的交流合作，促进医院对外宣传工作的顺利开展。

4. 负责制订全院宣传工作计划，并检查督促其落实，审核对外宣传稿件。

5. 加强新媒体宣传应用，创新宣传手段和方式，完善医院新媒体在对外宣传和交流中的重要作用，不断提高新媒体等网络媒体宣传的水平和效应。

6. 负责医院医疗信息、广告的发布，并定期进行复核，根据医疗实际情况及时更新服务信息。

7. 负责院报的组稿、编辑、发行；负责医院网站、微信平台管理、电子大屏信息的审核、发布工作。

8. 负责院内橱窗、板报等宣传内容的设计、制作和管理，做好宣传设备、器材使用、维护、保养。

9. 负责院内新闻摄影及有关新闻资料的收集，深入基层，努力发现和挖掘新闻线索，积极采写宣传稿件。医院各项活动的影音资料留存，并根据各科室需要随时进行整理，并协助制作。

10. 对敏感问题和突发事件的报道，应注意保持社会安定，有利于医院的发展。

报道中涉及的重要数据、重要情节，应核实清楚，并经医院分管领导审阅，向院领导班子汇报后方可发布。

11. 规范媒体记者来院采访管理，凡采访涉及医院事务的，均应先到医院宣传部联系登记，宣传部负责接待并积极协助安排采访事宜。

12. 记者直接到具体科室采访时，被采访科室应及时通报医院宣传部，经审核同意并安排专人陪同记者后，采访方可进行。各科室不得自行邀请新闻单位采访报道医院有关的任何信息。

13. 各科室主办的重要活动，需邀请新闻单位出席并进行报道的，应于活动举办前3天通知医院宣传部，由宣传部组织邀请新闻单位。

14. 医院宣传部应与新闻媒体及记者保持长期良好的协作关系，及时了解媒体的报道方针和阶段宣传重点，广开新闻出口渠道。

15. 做好院内通讯员管理、培训，发挥通讯员作用，着力构建大宣传格局。

16. 负责对年度宣传资料的整理、归档和保存。

## 三、思想文化阵地管理制度

### 第一章　总　则

**第一条**　加强党对宣传思想工作的绝对领导，以思想政治建设为核心，以社会主义核心价值体系建设为重点，以提升正面宣传质量和水平为着力点，不断开创宣传思想文化工作新局面，为医院改革发展稳定提供强大的政治保证、精神动力和舆论支持。

**第二条**　坚持"以科学的理论武装人，以正确的舆论引导人，以高尚的精神塑造人，以优秀的作品鼓舞人"主旋律，坚持建设、引导、管理相结合的原则，加强舆论阵地建设与统一管理，拓展思想政治工作空间，占领宣传思想工作阵地。

**第三条**　医院各类宣传品的内容、载体、形式必须坚持正确的舆论导向，符合法律、法规和党的宣传政策、社会公德、医院的规章制度，不得有危害国家安全、泄漏国家机密、影响社会稳定及医院秩序的言论，不得传播黄色淫秽、封建迷信等各种有害信息，不得利用医院宣传品从事非法商业活动，不得妨碍医院环境观瞻与工作秩序。

**第四条**　医院宣传部为院内思想宣传文化阵地的主管部门，使用和管理部门应接受其监督管理。

**第五条**　院内宣传思想文化舆论阵地按照"谁使用、谁负责；谁主办、谁负责；谁发布、谁负责；谁管理、谁负责"的原则进行管理。

## 第二章　网站管理

**第六条**　医院官方网站由院办负责运营、管理，院办主任为医院官方网站运营、管理工作第一责任人。网站信息管理员必须为中共党员，非党员的，管理负责人必须为中共党员。

**第七条**　网络信息中心为医院网站建设提供技术支持。

**第八条**　网站信息要积极宣传党的路线、方针、政策，宣传医院在改革发展、人才培养、医疗技术创新、医德医风建设、优秀典型事迹、改善医疗服务等方面取得的成绩。

**第九条**　网站信息要求及时发布及动态更新。

**第十条**　网站的安全、保密管理实行责任制。院办要确定专人负责医院网站管理、维护和网页信息发布、更新工作。

**第十一条**　高度重视网站建设和网络舆论引导工作，组建医院网评员、舆情引导员队伍，畅通网络宣传思想工作信息沟通和传播渠道，努力形成网上正面舆论强势。

**第十二条**　医院开设论坛、微博、微信等新媒体实行党委统一领导，宣传部审核批准制度。各支部、各科室未经批准，不得私自开设。本规定实施前已开设的，应及时补办审核批准手续。

**第十三条**　各支部、科室开设的新媒体运营、管理按照网站管理办法实行。

**第十四条**　要建立网络管理应急处理机制，正确预测、应对、化解各类不安全或不健康的因素。

## 第三章　宣传展板管理

**第十五条**　院内所有的宣传橱窗、阅报栏、张贴栏、电子显示屏等，按照医院职责划分由相关部门进行有效管理。宣传部、院办、疾控科等部门根据所承担的职责定期针对性更换相关内容。

**第十六条**　各科室内的宣传栏、张贴栏，按归属管理部门负责管理、使用。需要更换宣传栏内容的，需要到归口管理部门进行登记，统一更换。

第十七条 医院职工社团的宣传品、展板等，由工会、团委向主管归口管理部门申请审批，并在相应的宣传区域内张贴、放置。

第十八条 经批准使用的宣传展板类，使用科室要按照医院的统一要求，在指定区域张贴、放置。有效期过后，必须及时清理并归还原位。

## 第四章 张贴物管理

第十九条 张贴物主要包括海报、宣传画、通知、公告等。任何科室、个人，均不得随意在医院建筑物墙面、行道树、路灯柱、宣传橱窗等非指定区域张贴各种印刷品。

第二十条 张贴物内容符合有关法规及医院各项规章制度。外观符合医院整体VI系统设计，不影响医院整体形象和环境。

第二十一条 各科室需要张贴的医讯、学术会议、研讨会等内容的张贴物，由所在科室主任或主办部门主任负责对内容进行把关审核，避免出现不真实的宣传、不规范的文字、不正确的思想、不文明的内容、不美观的样式。

第二十二条 张贴物必须在指定场所张贴、摆放，标注落款，写明张贴科室及日期。有效期过后，必须立即主动清除。

第二十三条 院内不得张贴、发放各种外来广告等具有商业性质的张贴物，尤其是外来虚假医疗广告。保卫科要加强巡查，一经发现，进行报警处理。

## 第五章 宣传标语管理

第二十四条 需要在院内悬挂宣传标语（包括各类纸质标语、布质标语、气球标语、彩虹门标语等），必须在院办填写申请审批表，方可执行。

第二十五条 禁止悬挂带有商业目的的宣传标语，保证医院文化的纯洁高雅、医德高尚的价值追求。

第二十六条 各科室悬挂的宣传标语须在指定位置，按照批准内容和时间悬挂，到期后自行清理。

## 第六章 内部刊物管理

第二十七条 内部报刊主要包括院报、相关职能部门印发的宣传资料、宣传册等。

第二十八条　报刊类宣传资料的内容必须遵纪守法，遵守医德，不得捏造数据，不得夸大虚假宣传，必须实事求是。

第二十九条　院报由医院党委主办，宣传部编辑、出版。院内其他专业刊物由相关部门为责任主体，分管院长把关。

第三十条　未经相关部门审批，禁止私自刊印发行任何报刊刊物，禁止私自扩大刊物原有发行范围。

## 第七章　影像制品管理

第三十一条　对外影像制品的制作、播放由宣传部统一管理，科室需要制作的，按照医院规定到宣传部填写申请登记表，按程序经分管院长、院长、党委书记审批。影像制品的内容必须经科室主任进行严格把关审核。

第三十二条　专业委员会、学术会等专业组织需要制作、播放专业类影像制品的，由所在专业学会负责人或牵头的科室主任提交申请，按流程在宣传部申请登记。

第三十三条　医院电视、广播等可插 U 盘的传播媒介，科室主任为第一责任人，必须对日常播出的外接媒介内容进行监管。

## 第八章　教　学　管　理

第三十四条　必须坚持严格对实习生、进修生、科研项目进驻人员的教学、科研管理，确保教学课堂成为思想的净土。

第三十五条　大力加强对授课老师的师德师风和职业道德建设，选拔思想政治过硬和业务素质优秀的医务人员担任授课老师。

第三十六条　授课既要按照教学进度把教材讲解好，还要用高尚的医德润育学生的精神情操，把学生引导好，同时要增强马克思主义意识形态的说服力、感召力、传播力、影响力。

## 第九章　报告会、研讨会、讲座、论坛管理

第三十七条　医院各级组织召开的各类报告会、研讨会、讲座、论坛要体现科学精神、专业学术氛围的宗旨。内容健康，导向正确，严禁利用讲座等散播错误观点或反动言论。

第三十八条　医院及各部门、科室邀请院外专家学者举办的学术会议、讲座等，

主办部门必须对被邀请人的身份、讲座内容等方面负政治责任。

## 第十章 宣传品管理

**第三十九条** 凡是对外发送的稿件、影像资料、宣传品等均需按照分级报告制度，报党委书记或院长审核批准。

**第四十条** 任何部门、科室未经报批一律不准擅自发布涉及医院声誉和利益的文稿、图片等。

**第四十一条** 各部门、科室接受外界媒体的采访报道的，须按照分级报告制度，取得宣传部和分管领导的同意。

**第四十二条** 通讯员送发的稿件必须经所在科室或支部负责人签字后，报宣传部审查，党委书记审核后刊发。

**第四十三条** 凡不经院办或宣传部书面同意，任何部门、科室不得擅自同意外来单位设置摊点及宣传。违者，院办、宣传部将会同保卫部、后勤保障部等予以严肃查处。造成负面影响的，由相关部门或个人承担责任。

## 四、思想政治理论学习制度

1. 思想政治理论学习每月一次，学习内容由医院党委统一安排。根据医务人员政治思想教育主题和上级有关要求，结合工作实际，安排政治学习和思想教育内容，使思想政治理论学习制度化、规范化、科学化。

2. 思想政治理论学习坚持集体学习和自学相结合、学习与讨论相结合、理论与实践相结合的原则。通过学习引导医务人员主动、自觉关心国家大事和时事政治，在政治上、思想上、行动上时刻与党中央保持一致。

3. 科室建立学习记录本，每次学习要有专人记录。记录内容应包括学习时间、地点、内容、人员等，职能部门定期进行检查，并纳入绩效考核。

4. 医务人员应自觉遵守学习纪律，不得迟到早退，不无故缺席，特殊情况不能参加的，须履行请假手续，参加学习人员应占科室人员80%以上。

5. 医务人员要端正学习态度，开展学习讨论，保证学习实效，避免走过场。

6. 进修、实习人员一律参加所在科室的思想政治理论学习，并作为进修、实习期间的考评内容。

## 五、意识形态宣传教育制度

1. 认真贯彻落实各级政府、党委关于意识形态工作的决策部署及指示精神，牢牢把握正确的政治方向，严守政治纪律和政治规矩，严守组织纪律和宣传纪律，自觉在思想上、行动上同以习近平同志为核心的党中央保持高度一致，坚决维护党中央权威和集中统一领导。

2. 定期分析研判意识形态领域情况，妥善处置重大事件、重要情况、重要倾向性、苗头性问题，维护意识形态安全。各支部、各科室每年专题研究意识形态工作不少于两次，并定期在支部、科室通报意识形态领域情况，统一思想认识，明确工作方向。

3. 认真落实支部书记、科室主任意识形态工作第一责任人、落实"一岗双责"职责。维护意识形态安全，形成党委统一领导、支部科室齐抓共管、宣传部组织协调、全院干部职工参与的工作格局。

4. 按照谁主管谁负责、谁主办谁负责管理原则，全面履行支部、科室意识形态工作主体责任，确保各类意识形态阵地可管可控。凡举办报告会、研讨会、讲座论坛等活动，必须按照医院相关程序审批。

5. 认真贯彻落实区委《网络意识形态工作责任制实施细则》，加强医院门户网站、微信平台以及医院信息网络的管理，建立、健全用防并举的制度体制。深入推进传统媒体和新兴媒体融合发展，讲好医院故事，传递医院声音，让主流思想文化主导网络空间，牢牢掌握意识形态主导权。

6. 及时上报意识形态领域重大问题，对否定中国共产党的领导、攻击中国特色社会主义制度等错误思潮和言论以及对损害医院形象的言论必须及时有效地进行处置，理直气壮地加以批驳，有理有节地开展思想舆论斗争。

7. 将意识形态工作纳入支部、科室执行党的纪律尤其是政治纪律和政治规矩的监督检查范围，作为民主生活会、科务会、党员干部述职的重要内容，纳入入党积极分子、中层干部任用考察考核的重要内容，作为党员干部评价使用和奖惩的重要依据。

8. 每年党委、纪检监察对各支部、各科室意识形态工作至少开展一次专题督查，对发现的问题严格督促整改。

9. 高度重视党员干部队伍建设，规范和切实解决实际问题，党员干部要敢抓敢管、敢于同错误倾向做斗争。

10. 各支部、各科室要加强意识形态领域管控，全面做好医院意识形态工作问题整改。按照相关法律法规规范宗教管理，严厉打击非法宗教活动。加强党员干部思想教育，严格落实党员干部不能信仰宗教的政治纪律，严肃查处党员信教和参加宗教组织。

11. 严格落实意识形态工作责任追究制度，及时对违反意识形态工作纪律的党员干部、中层干部进行责任追究。

# 六、医德医风教育制度

1. 在医院党政统一领导下，党委办公室负责协调各有关职能部门在本年度开展多种形式的教育活动，各职能部门齐抓共管，共同负责进行经常性的医德医风教育。

2. 党委办公室负责制定全院医德医风教育实施方案，院科两级及时将有关医德医风教育内容贯彻于业务活动中。

3. 各科室根据党委要求，结合本科室工作实际制定医德医风教育计划。充分利用科务会、晨会和网络平台进行干部职工医德医风学习教育，参学率达80%以上。

4. 科室做好总结、分析、评估，及时表扬医德医风工作中的好人好事，分析评估工作中的不足，研究落实整改计划并做好记录，此项将纳入科室绩效和医德医风考核中。

5. 各党支部在党组织活动中结合党员思想教育开展医德医风教育，充分发挥党支部、党员在医德医风教育中的示范引领作用。

6. 各业务职能部门要将职业道德、医德医风教育融入业务管理中，同业务工作同安排、同部署、同要求，努力提高医务人员职业道德素质和专业技术水平。

7. 人力资源部、医务部、护理部、科教部、纪检监察室等主管部门要切实加强"三生"的医德医风教育和管理工作，对新入院的临床医生、进修生及实习生，要组织有效的医德医风专题教育培训活动，并做好见习期、进修学习期间的全程跟踪和教育。

8. 宣传部要采取多种形式，做好医德医风教育宣传。及时全面反映医院医德医风建设工作，对好的典型事迹要重点进行宣传弘扬。

9. 医院工会把医德医风教育融入工会各项活动中，把医德医风教育化为职工喜闻乐见的形式。

10. 团委抓好共青团员和中青年职工的医德医风教育，利用共青团会议、争创"青年文明号""青年岗位能手"等活动形式，有针对性地对团员青年进行医德医风教育。

## 七、医德医风考评制度

1. 实行医德医风个人考评、科室考评、院级考评三级考评机制。

2. 自我考评由医务人员每月对个人医德医风进行评价，建立医务人员个人医德档案，每月对照《医德考评标准》进行自我考评。

3. 科室考评由科室医德考评小组进行，科室建立《医务人员医德考评手册》，在医务人员自我评价的基础上，对照《医院医务人员医德考评标准》每月进行考核评价，并指定专人做好日常记录。

4. 医院考评由医院医德考评委员会在科室评价基础上进行年终综合考评，结合日常检查、问卷调查、患者反映、投诉举报、表扬奖励等情况，进行年终综合评价。

5. 医德考评以自我考评与群众评价、科室考评与上级考评、定期考评与随时考评相结合的办法进行。

6. 医德考评坚持实事求是、客观公正的原则，坚持定性考评与量化考评相结合，主要采用关键事件、行为量表等行为导向型的客观考评方法。

7. 院科两级建立医务人员医德考评电子档案，考评结果记入医院医德考评信息库。

8. 实行医德医风"一票否决"制度，医务人员医德考评结果在医院内网公示，充分运用医德考评协调机制，使考评结果与医务人员岗位聘任、晋职晋级、评先评优、绩效工资等直接挂钩。

9. 对医德考评优秀者给予全院通报表扬；对考评差者进行批评教育；对于严重

违反医德规范者，按照医德医风奖罚制度给予相应处罚。

## 八、医德医风"一票否决"制度

1. 医德医风一票否决是指本院医务人员在晋升、晋职、评优、评先时，其他方面条件均符合标准，只要有医德医风问题，其晋升、晋职、评优、评先就会受到否定性影响。

2. 凡我院职工违反国家卫生计生委关于《医务人员医德规范》及省、市、区卫计局、医院医德医风有关规定，造成严重影响医患关系和医院声誉的问题，均按医德医风问题处理。

3. 凡由医院发现的、由患者指名投诉或不指名投诉但指明时间和科室的医德医风问题，均由党委办公室、纪检监察室调查核实，医院按医德医风有关规定处理，并将处理结果装入职工医德医风档案，作为一票否决的依据。凡有以下情形之一者均按医德医风问题一票否决制处理：

（1）索要或收受"红包"、财物及药品回扣者；

（2）以医谋私，要挟或暗示患者及家属送物或其他"谢礼"；

（3）恶语伤害或侮辱患者及家属，受到患者及家属投诉或上级有关部门批评；

（4）未履行岗位职责造成严重医疗纠纷、给医院带来恶劣影响者（造成医疗事故的按《医疗事故处理条例》及《执业医师法》处理）；

（5）其他严重违反《医德规范》影响医患关系和医院声誉的问题。

4. 各科室主任负责做好科室医务人员医德医风日常教育监管，负责对科室违犯医德医风事件和人员的调查核实，上报党委办公室、纪检监察室。党委办公室负责对科室上报的违犯医德医风的事件和人员进行核实，并提交医德考评委员会。

5. 医务人员在晋职、晋升、评优、评先时，必须对其医德医风问题进行严格审查，党委办公室、纪检监察室认真把关审核，查证属实者，按医院有关规定及时处理，并取消其当年晋职、晋升、评优、评先资格。

6. 医务人员在职称晋升时，有医德医风问题，但资格审查及本院评审委员会评审时未发现，事后受到患者投诉或本院职工据实反映，经查证属实的，取消其当年晋升资格；若已通过省级评审资格者，延期一年聘用。

# 第六章 医院民主管理制度

## 引言

　　健全以职工代表大会为基本形式的民主管理制度，是依法组织职工参与医院的民主决策、民主管理和民主监督的根本保证；推进院务公开工作，是落实职工群众知情权、参与权、表达权和监督权的有效形式。为加强医院的民主管理，维护职工合法权益，构建和谐劳动关系，促进医院健康持续发展。根据《中华人民共和国工会法》《企业民主管理规定》等法律法规，结合我院实际，制定医院民主管理制度。

## 一、职工代表大会制度

　　1. 医院实行职工代表大会制度与工会组织相结合的组织形式，医院工会委员会是职工代表大会的常设机构，负责职工代表大会的日常工作。

　　2. 职工代表大会是医院实行民主管理的群众组织的基本形式，是职工行使民主监督权力的机构。

　　3. 职工代表大会要在院党委的统一领导下，遵循党的基本路线，围绕党在每个时期的中心任务进行工作，贯彻执行党和国家的方针、政策，正确处理国家、医院和职工个人三者利益的关系，在法律规定的范围内行使职权。

　　4. 职工代表大会要尊重和支持院长行使职权，维护行政领导的权威，要教育全院职工遵守医院的规章制度，以主人翁的责任感，努力完成各项任务。

　　5. 职工代表大会的组织原则是民主集中制。

　　6. 职工代表大会行使以下职权：

　　（1）审议建议权：定期听取院长的工作报告，审议办院方针，医院长远规划，任期目标和年度计划，并提出意见和建议。

　　（2）审议通过权：审议通过院长提出的各级岗位责任制方案，工资调整计划；绩效分配方案、奖惩办法、劳动保护措施及其他重要的规章制度。

（3）审议决定权：审议决定职工福利基金使用方案，职工住宅分配方案和其他有关职工生活福利的重大事项。

（4）评议监督权：评议、监督各级领导干部，并提出奖惩和罢免的建议。

7. 职工代表大会由职工代表组成，实行常任制，每届任期3年至5年，期满改选，可以连任，代表的产生按有关细则实施。

8. 职工代表大会接受医院工会的指导和帮助。

9. 职工代表大会的有关资料是职工当家做主的历史记录，由医院工会负责存档保存。

## 二、职工代表大会工作制度

1. 职工代表大会在院党委的领导下，遵照党的路线、方针、政策和国家法令以及工会工作条例行使职权。正确处理国家、医院、职工个人的三方利益。

2. 建立健全民主管理和监督制度，保障职工的主人翁地位和责任感，切实做好维权工作。

3. 医院职工代表大会每年至少召开一次，职工代表大会必须有2/3以上的职工代表出席。若遇重大事情，可临时召开职工代表大会。

4. 职工代表大会可设主席团主持会议。主席团成员由医院工会与职工代表大会各组协商提出候选人名单，经职工代表大会预备会议表决通过。

5. 职工代表大会选举和表决相关事项，必须按照少数服从多数的原则，经全体职工代表的过半数通过。对重要事项的表决，应当采用无记名投票的方式分项表决。

6. 会议准备工作由工会负责，通常在会前7天将会议内容通报各位职工代表。

7. 工会委员会是职工代表大会的工作机构，负责职工代表大会的日常工作。

8. 职工代表大会审议和通过的有关议案、产生的决议，应向全体职工传达和报告。

## 三、院务公开工作制度

1. 医院院务除涉及国家秘密、公共安全，依法受到保护的商业秘密和个人隐私以外，原则上应予公开，并做到政策依据公开、程序规则公开、工作过程公开、实施结果公开。

2. 向社会公开医院资质信息、医疗服务价格和收费信息、医疗服务规定与流程、行业作风建设、大型医用设备设置许可等情况，严禁发布虚假信息。

3. 建立医院发言人制度，设立领导接待日、院长信箱，并可根据公开事项的内涵不同采用多种形式进行公开。

4. 向医院职工公开医院发展建设规划、年度工作计划与工作总结、完成年度计划情况、重大决策、重要干部任免、重大项目安排及大额度资金使用、医院运营管理情况、人事管理情况。

5. 每年年初召开一次职工代表大会，落实院务公开中对职工公开的内容，充分发挥职工代表的民主权利。

6. 做到每半年对医院的综合目标、重大决策、设备采购、药品购销、改革方案、人事变动、财务状况、职工福利情况进行一次全面公开。

7. 对院务公开所涉及的项目及内容，根据省卫生厅院务公开实施意见要求，由院务公开办公室结合我院实际汇总，报院务公开领导小组审定，做到公开的内容真实、及时、全面。院务公开监督评议小组对公开内容项目监督，确保院务公开工作的正常进行。

8. 医院设有"院务公开领导小组"及运行程序与体制，制订的医院院务公开目录应符合卫生行政部门基本要求。

9. 院务公开程序

（1）院务公开程序坚持"提出、审查、公开、评议、整改"五个程序。

（2）职工代表大会是院务公开的基本形式。凡需提交职工代表大会研究讨论的事项和问题，都必须向职工代表大会报告，由职工代表大会审议、通过后于职工代表大会上公开。

（3）除提交职工代表大会审议、决定的事项外，需公开的事项由有关责任部门组织材料，经院务公开领导小组（或授权审查的小组）审查、院务公开办公室备案后公开。其中需要职工进行评议、提出建议的事项，由院务公开办公室收集意见，交责任部门进行整改。

（4）职工座谈会、民主对话会及公开后职工提出的意见建议等，由院务公开责任部门收集建议和意见，汇总后上报领导小组研究处理，院务公开办公室下发意见后交责任部门处理。

（5）公开事项需填写《医院院务公开审批表》进行备案，表格可到院务公开办公室领取。

## 四、工会管理制度

### 1. 工会工作制度

（1）认真学习马列主义、毛泽东思想、邓小平理论、"三个代表"重要思想、科学发展观以及习近平新时代中国特色社会主义思想和党的各项方针、政策，提高工会干部的理论、政策水平和实际工作能力。

（2）根据工作需要，召开工会小组、工会办公室人员和工会委员会议。每年至少召开一次职代会。每年年终进行工会工作总结，评比表彰先进。

（3）建立和完善会员会籍管理，及时办理会员转办工作，做到档案齐全，资料完备。

（4）器材物资有专人保管，定期清理、登记。

（5）开展"评先创优"活动，积极组织安排重要节日活动，定期开展劳动竞赛、读书活动、文体活动，活跃职工文化生活。

（6）每季度向医院党委汇报一次工作，重要工作及时汇报，做到工作有计划、有布置、有总结。

（7）建立、健全各种文件、资料登记归档制度，严格手续，明确责任，防止差错。

### 2. 工会固定资产管理制度

（1）凡属工会固定资产，要建账注册，做到账物符合。

（2）借用者，必须办理借用手续，并按时归还。贵重设备不外借。

（3）使用时，要有高度的责任感，爱惜和保养好每件物品，并妥善保管，不得损坏和丢失。

（4）借用物品，如有损坏，须按损坏程度赔偿。凡丢失物品者，一律按价赔偿。

### 3. 职工内、外部纠纷调解工作制度

（1）调解工作本着尊重事实，分析研究，坚持原则，耐心细致地做好调解工作。

（2）对职工之间发生的纠纷，要教育职工各自多做自我批评，提高思想认识水平，消除矛盾，团结协助，共同完成各项工作。

（3）对不听劝解的职工，执意挑起矛盾，影响正常工作者，均按医院奖惩制度处理。

（4）职工与家属出现纠纷，要对双方进行调解，教育双方互相尊重，互相谅解，互相帮助。若经双方单位进行反复调解无效，则可提交法律部门按照法规处理解决。

### 4．工会经费管理制度

（1）会员按工会章程规定交纳会费。

（2）行政根据工会法的规定拨交经费。

（3）经费使用必须为职工群众服务，为履行工会的职能服务。

（4）严格执行国家财经政策及医院工会制定的各项财务规章制度，严肃财经纪律。

（5）本着勤俭节约原则，少花钱，多办事。

（6）充分发扬财务民主，定期向工会委员公布账目，接受群众监督。

（7）经费开支范围是会员活动费、文艺活动费；体育、宣传活动费、工会组织建设费、工会行政费。

### 5．工会文体活动制度

（1）根据各大节日，纪念日，配合宣传部门组织多种形式的文体活动。

（2）凡医院工会组织的活动，各科室要积极响应，组织职工踊跃参加。各科室的文体骨干要带头发挥作用。

（3）每年利用节假日积极组织职工开展文体活动。

（4）院工会要丰富职工文体生活，努力开展各项文体活动。

（5）积极开展群众性体育活动，增强职工体质，更好地完成医教研各项任务。

## 五、医院职工代表大会暂行条例实施细则

### 第一章　总　则

**第一条**　为充分发挥医院职工在医疗、保健、科研、教学及行政后勤保障等工

作中的积极性和创造性，参与医院的发展事业，保障职工的民主权利，根据《中华人民共和国工会法》，参照《企业民主管理规定》，结合我院实际情况，建立医院职工代表大会制度。

第二条　职工代表大会是职工行使民主管理权力的机构，也是民主管理医院的重要形式和基本制度。

第三条　职工代表大会的任务是：在院党委的领导下，认真贯彻党的基本路线、方针、政策，坚持四项基本原则，遵照国家的法律、法规，正确处理国家、医院、职工个人三者利益关系，协调医院内部矛盾，积极为职工谋利益，调动广大职工的积极性和创造性，为医院的三个文明建设做贡献。

第四条　职工代表大会的组织原则是民主集中制。

## 第二章　职　　权

第五条　职工代表大会行使下列职权：

（一）听取和审议院长的工作报告，医院发展长远规划、年度目标任务及工作总结、财务决算，职工队伍建设以及医院管理工作中的其他重大问题，并提出意见和建议；

（二）讨论通过人事制度改革、绩效工资分配方案、职工奖惩办法以及其他重要规章制度和有关职工生活福利的重大事项；

（三）评议、监督医院各级领导干部，并可提出奖惩和任免的建议。

第六条　医院行政领导对职工代表大会在其职权范围内议定的问题有不同意见时，可以提请职工代表大会复议或协商解决，双方意见不能统一时，报告院党委决定。

第七条　职工代表大会对院长在其职权范围内决定的问题有意见时，可以建议院长考虑修改，双方意见不能统一时，仍按院长意见执行，同时报院党委。

第八条　职工代表大会要尊重和支持院长及行政系统行使领导权和指挥权，教育全院职工严格遵守各项规章制度，以主人翁的责任感努力完成各项工作任务。

第九条　职工代表大会不讨论医疗技术问题和学术问题。

## 第三章　组　织　制　度

第十条　职工代表大会由职工代表大会主席团和各职工代表组组成。职工代表大会开会期间的领导机构是职工代表大会主席团。

**第十一条**　职工代表大会主席团成员由医院各方面人员组成，包括党、政、工、团主要领导干部。主席团成员须经职工代表大会预备会充分酝酿后选举产生。

职工代表大会主席团的职责

（一）主持职工代表大会，领导大会期间的各项活动；

（二）听取和综合各职工代表组对各项议题审议的意见；

（三）研究职工代表大会议题中需要通过和决定的事项；

（四）主持职工代表大会选举；

（五）处理职工代表大会期间发生的问题。

**第十二条**　职工代表组分外科组、内科组、医技组、和行政后勤组 4 个组，各代表组选举产生组长（召集人）2 人。

（一）职工代表大会代表组在职工代表大会期间的主要任务

1. 组织本组职工代表参加职工代表大会；

2. 协助医院行政安排好职工代表出席会议期间的工作；

3. 组织好本组职工代表认真讨论和审议会议文件和各项议案，收集整理职工代表提出的意见和建议上报主席团；

4. 完成大会主席团交办的其他工作。

（二）职工代表大会代表组在职工代表大会闭会期间的主要任务

1. 及时向本组所在科室的职工传达职工代表大会精神，协助医院行政贯彻落实职工代表大会决议，检查、督促大会决议、提案和院务公开工作在组所在科室的落实；

2. 参加医院日常民主管理和民主监督活动；

3. 选派职工代表参加职工代表大会闭会期间医院重大决策问题的讨论；

4. 收集职工代表的提案和合理化建议，整理上报工会和提案审查小组。

**第十三条**　职工代表大会的基本组织制度和规则。

（一）职工代表大会每届任期 3～5 年，与医院工会会员代表大会和工会委员会任期相同。遇有特殊情况，经报请同级党组织和上级工会同意，可以提前或延期换届。

（二）职工代表大会每年至少召开一次。如因特殊原因不能如期召开会议，应向代表说明，取得多数代表的同意。如遇到重大事项，经院长、医院工会或 1/3 以上职工代表提议，报医院党委同意，可提前召开大会或召开临时会议。临时会议的届次与例行会议连续计算，会议程序亦与例会相同。

（三）职工代表大会须有全体职工代表 2/3 以上出席方可召开。

（四）职工代表大会表决一般可采用举手表决方式。但重大决策和涉及职工切身利益重要事项应采取无记名投票的方式。职工代表大会表决必须有全体代表半数以上通过方为有效。

**第十四条**　职工代表大会的议题，会前由医院工会委员会收集，并会同医院行政提出大会议题的建议，经大会主席团审议后，报医院党委批准。

**第十五条**　职工代表大会通过的决议、决定和方案，具有法律效力和广泛的约束力。如需修改，必须提请职工代表大会按程序重新审议表决。

## 第四章　职　工　代　表

**第十六条**　职工代表的条件

依照法律规定享有政治权利并与用人单位建立劳动关系的在职职工（包括建立劳动关系的各种用工形式、多种用工期限的职工），均可当选为该单位职工代表。

当选的职工代表应当具有正确行使职工代表权利、履行职工代表义务的素质和能力。

**第十七条**　职工代表的构成。职工代表以科室为单位，由职工直接选举产生，凡是本院职工均有选举权和被选举权。职工代表由管理人员、技术人员和工人代表构成，一般占全院职工总数的10%～15%。其中，专业技术人员应占代表总数的50%以上，中层以上领导干部不超过代表总数的25%，青年职工、女职工和民主党派职工应占适当比例。医院党、政、工、团主要负责人和医院工会委员会委员一般应为职工代表，但须按照规定的民主程序由职工选举产生。

**第十八条**　职工代表的产生

（一）职工代表大会换届，应制定职工代表选举方案或办法。

选举方案或办法应包括代表条件、代表人数、各类人员的比例、选举单位的划分和名额分配、选举方法和步骤等。

（二）选举方案或办法由工会提出，经本单位党委会议审议通过。

（三）职工代表一般以科室为基本选举单位，按分配的代表名额和比例结构，由职工直接选举产生。选举单位全体职工2/3以上参加选举，获得选举单位全体职工半数以上赞成票为当选职工代表。

（四）职工代表对选举单位职工负责。选举单位有权监督和按照规定程序撤换、补选本选举单位的职工代表。

第十九条 职工代表的资格审查

职工代表大会新建或换届，应成立职工代表资格审查小组（或委员会，下同）。

（一）职工代表资格审查小组人员组成。审查小组由本单位组织人事、党委和工会有关部门中的职工代表组成，其产生的程序与选举方案或办法的制定程序相同。

（二）职工代表资格审查小组的主要任务

1. 审查当选职工代表是否依法享有政治权利，是否与本单位建立了劳动关系，是否符合选举方案或办法所规定的条件；

2. 审查当选职工代表比例和结构是否符合选举方案或办法的规定；

3. 审查当选职工代表的产生是否符合民主程序；

4. 向职工代表大会预备会议报告审查结果。

（三）经职工代表资格审查小组审查通过的职工代表要张榜公布，并填写职工代表登记表，存档备案。

第二十条 职工代表实行常任制，可以连选连任。

第二十一条 实行职工代表大会与工会会员代表大会两会合一。职工代表如是工会会员，其在任期内即为工会会员代表。

第二十二条 职工代表的权利

（一）在职工代表大会上有选举权、被选举权和表决权；

（二）有权参加职工代表大会及其工作机构组织的各项活动，有权参加对行政领导的评议和质询；

（三）因参加职工代表大会及其工作机构组织的各项活动而占用的工作时间，有权按照正常出勤享受应得的待遇；

（四）有权按照规定程序，提出提案和议案，并对执行职工代表大会决议和提案落实情况进行检查。

第二十三条 职工代表的义务

（一）努力学习党的方针政策和国家的法律法规，不断提高综合素质和参与管理的能力；

（二）密切联系群众，正确地代表和维护职工合法权益，敢于和善于反映职工群众的意见和要求，认真执行职工代表大会的各项决议，做好职工代表大会交给的各项工作；

（三）遵守国家法律、法规和本单位的规章制度，做好本职工作；

（四）定期向选举单位职工通报参加职工代表大会活动和履行职责的情况，接受群众评议监督。

**第二十四条**　职工代表的资格管理

（一）根据工作需要可以增选职工代表。

（二）职工代表在任期内出现下列情况之一的，原选举单位有权按规定程序撤换（其缺额由原选举单位按规定补选）。

1. 因违法违纪受到处分的；

2. 经常无故不参加职工代表大会活动，严重失职的；

3. 因病假、事假、出国、脱产学习等离开医院一年以上，不能参加职工代表大会各项活动的；

4. 不能履行代表义务，失去原选举单位职工信任的；

5. 因其他原因不能履行职工代表义务的。

（三）职工代表调离本单位、退（离）休或解除劳动关系时，其代表资格自行终止，缺额由原选举单位按规定补选。

（四）职工代表在本单位内调动转岗，原则上其代表资格在届内有效。

**第二十五条**　职工代表增补或撤换程序

（一）增补或撤换职工代表，由原选举单位向工会提出申请；

（二）工会委员会进行讨论，必要时对有关问题进行调查，做出决定后通知原选举单位；

（三）原选举单位按照民主程序讨论表决（撤销职工代表时被撤销的职工代表可以出席会议并允许申辩），将撤销职工代表的决定或选举结果报工会审查；

（四）工会委员会审查同意后填写登记表备案，并向下次职工代表大会报告撤换和增补情况。

**第二十六条**　列席代表和特邀代表

（一）根据需要，由党政联席会议确定列席代表、特邀代表人选，邀请他们参加职工代表大会；

（二）特邀代表对象主要是医院有一定影响、有代表性的老领导、老专家、民主党派人士和离退休职工；

（三）列席代表对象主要是因名额限制等原因未能当选为职工代表的医院各科室、部门主要负责人和职工中的人大代表、政协委员；

（四）列席代表、特邀代表有发表意见和提出建议的权利，无表决权和选举权。

## 第五章　工　作　机　构

**第二十七条**　医院工会委员会是医院职工代表大会的工作机构，负责职工代表大会的日常工作。职工代表大会工作机构的职责是：

（一）做好职工代表大会的筹备工作，组织职工选举职工代表；

（二）主持职工代表大会会议的组织工作；

（三）征集职工代表大会议题和提案，提出大会方案和主席团人选建议名单，经院党委批准后，召开职工代表大会；

（四）大会闭幕期间，遇到重要问题，召开职工代表组组长会议或组织代表讨论，必要时可按规定和程序召集临时职工代表大会；

（五）大会闭幕期间，督促检查职工代表大会决议及提案的落实；

（六）处理职工代表大会交办的其他有关事项。

## 第六章　附　　则

**第二十八条**　本实施细则经党政联席会议讨论通过。

**第二十九条**　本实施细则的修改权属于医院职工代表大会，解释权在医院工会委员会。

## 六、医院职工代表大会提案工作规定

职工代表大会提案是职工群众行使民主权利的一种方式，也是职工关心医院，积极为医院建设献计献策的一种表现。为了认真严肃地搞好提案工作，提高提案质量，根据《医院职工代表大会暂行条例实施细则》的有关规定，结合实际，特制定本规定。

（一）提案的征集

提案的征集工作，一般在职工代表大会大会前和会议中间进行，由职工代表组或职工代表向职工群众征集。医院工会委员会负责提案征集的准备工作，并在职工代表大会召开前做好提案的汇总工作。

（二）提案的提出

1. 提案可以由职工代表提出，也可以由职工群众提出。每一项提案可以由 1 人提出，也可以由几名职工或代表联合提出。提案 1 人提出的，应有 2 名以上的附议人。

2. 提出的提案，要实事求是，以事实为依据、以法律、政策为准绳，按一事一案提出。

3. 提案用纸由医院工会委员会负责印发。书写提案需用钢笔书写，字迹要清楚。

4. 提出的提案，必须在规定的截止日期前交医院工会委员会，超过截止日期的不列为大会提案，另作处理。

（三）提案的范围

1. 凡属本院职权范围内处理的下述内容，可列为提案：

（1）有关本院贯彻执行党和国家的路线、方针、政策及贯彻上级有关规定的建议和议案；

（2）有关本院管理工作、改革措施和医疗事业发展方面的建议和议案；

（3）有关本院医疗、科研、教学、行政、后勤等方面工作和两个文明建设方面的建议和议案；

（4）有关职工生活福利方面的建议；

（5）其他比较重大问题的建议和议案。

2. 不属于本院职权范围内处理的下述问题，不列为提案：

（1）不符合党的政策、国家法律、法规、政策的问题；

（2）纯属党、团事务及人民团体、民主党派内部的问题；

（3）纯属有关职能部门和有关科室有权解决的问题；

（4）纯属个人的具体问题和对个别人的意见。

3. 凡是代表提出的不列为提案的问题，经职工代表大会主席团审阅后，认为有一定意义的可作为意见，由医院工会委员会转请有关职能部门和有关科室研究处理。

（四）提案的审查

1. 对征集到的提案先由职工代表组进行初审，属于本组科室职权范围内应该并能解决的问题，由职工代表组交科室负责处理。

2. 初审后，职工代表组组长负责将提案整理上报医院工会委员会。

3. 医院工会委员会对上交的提案进行整理归纳、分析审核、统计登记，然后送交职工代表大会主席团审定、立案。

（五）提案的处理

1. 经审查同意立案的，按提案的内容，分别交有关部门研究办理。对重大问题或涉及面广的问题由医院组织有关部门或人员集体讨论后责成有关部门办理。

2. 所有提案办理部门，都应认真负责地处理提案，抓紧办理提案，做到件件有着落，案案有交代。办理结束后，要将提案办理情况书面报告医院工会委员会。

3. 医院工会委员会以书面通知形式或与提案人见面形式告知提案的处理结果。提案办理结束后，对提案立卷归档。

## 七、医院院务公开工作实施细则

根据国家卫计委《关于全面推行医院院务公开的指导意见》《院务公开管理办法（试行）》《医疗机构院务公开监督考核办法（试行）》《医院院务公开工作实施方案》等文件要求，为提高全院工作透明度，切实保障患者、职工的知情权、参与权、监督权。结合我院实际，特修订医院院务公开工作实施细则如下：

（一）院务公开的指导思想、基本原则和工作目标

1. 指导思想  以党的十九大精神为指导，围绕三级医院等级评审评价目标任务、建立现代医院管理制度，探索建立院务公开的长效机制。通过实施院务公开工作，加强社会公众监督和医院内部职工监督，提高医疗服务质量，推动医院可持续发展。

2. 基本原则  以注重实效、简捷方便和客观全面为原则。

3. 工作目标  院务公开内容，落实社会公众和医院职工的知情权；规范院务公开程序，完善医院管理的基本制度；提高院务公开效率，畅通医院与社会、与患者、与医院职工之间的沟通渠道。

（二）院务公开目录

主要按：向外部社会和患者公开及向内部职工公开的内容目录。

（三）组织领导和分工负责

1. 医院院务公开领导小组负责组织指导和协调院务公开的各项工作，研究解决院务公开工作中的重要问题。

2. 院务公开工作监督领导小组，全面负责对院务公开工作的监督考核评议，负责组

织指导和协调院务公开监督的各项工作，研究解决院务公开监督考核工作中的重要问题。

3. 各职能科室负责各自职能范围内的院务公开工作，具体包括院务公开的内容的确定、报审、更新，并协助维护。

4. 院务公开、信息公开领导小组办公室负责院务公开、信息公开的具体工作，包括院务公开的形式确定，按照审批的内容和公开的范围组织实施公开，并负责公开内容的维护。

5. 监督小组办公室负责对医院院务公开工作进行不定期抽查；组织职工代表对医院院务公开的内容、时间、方式、程序、效果等情况进行民主评议，并将发现的问题归纳整理后，向院务公开办公室反馈；对院务公开工作提出意见和建议。

6. 建立院务公开专项工作小组

（1）医院工作计划、总结和重大管理事项公开文件起草小组，院办主任为责任人。

（2）医院财务预决算和业务费使用情况报告起草小组，财务部主任为责任人。

（3）职工继续教育和教育经费使用情况报告起草小组，人力资源部主任为责任人。

（4）医院改革方案和改革实施汇报文件起草小组，院办主任为责任人。

（5）医院重大基建情况公示文件起草小组，基建管理部主任为责任人。

（6）医院重大医疗仪器设备购置情况公示文件起草小组，采供部主任为责任人。

（7）医院重要药事工作公示文件起草小组，药剂科主任为责任人。

（8）领导干部廉洁自律和中层干部任免竞聘情况公示文件起草小组，党委办公室主任为责任人。

（9）医院人事、人才工作公示文件起草小组，人力资源部主任为责任人。

（10）医院安全生产、劳动卫生安全措施落实情况公示文件起草小组，院办公室主任为责任人。

（11）医院职工福利、困难职工补助和社保基金交纳情况公示文件起草小组，财务部主任为责任人。

（12）医院职代会各类报告，工会办公室主任为责任人。

（13）医院教学任务公示文件起草，科研教学部主任为责任人。

（四）院务公开的方式

本着便利、快捷、有效的原则，采取多种形式实行医院院务公开。

1. 对社会公众和患者公开的主要形式

（1）在门诊、病房以及对公众服务窗口等明显位置设立公开专栏、宣传橱窗、电子大屏幕公告栏、电子触摸屏等；

（2）编印、发放就医手册、宣传资料；

（3）通过院内局域网、医院院报或医院官方网站、传播媒体公开；

（4）设立院务公开意见信箱、公布咨询、投诉、举报电话；

（5）为门诊、住院患者提供收费"清单"，提供费用查询服务，患者出院时，医院应提供总费用清单。

2. 向职工公开的主要形式

（1）医院内部院务公开栏；

（2）行政周例会或科主任、护士长例会等；

（3）院务会、院周会、科务会等；

（4）职工座谈会；

（5）职工大会或职工代表大会；

（6）医院内局域网；

（7）文件、院报等。

（五）院务公开的时限

根据院务公开内容目录，公开时间应与公开内容相适应，做到经常性的工作定期公开，阶段性的工作逐段公开，临时性的工作随时公开，特别是对外公开动态性的内容要及时更新，做到准确及时、集中张贴（显示）、定时更换和方便醒目易懂，便于职工、患者和群众查阅了解。对于涉及群众利益的重要事项，每次公开后都要认真听取群众意见，及时做出回应。

（六）院务公开内容的审批和执行程序

1. 各责任部门根据院务公开的计划安排及实际工作需求填写《医院信息发布审批表》，在规定时间内，向信息公开工作领导小组办公室提交相关资料。

2. 信息公开工作领导小组办公室收集、整理、汇总各项院务公开内容，进行预审并提交院务公开领导小组审批后，对公开的时间、方式及承担部门进行具体安排。

3. 院务公开后，具体责任部门要及时收集职工的意见和建议，答复群众提出的疑问和要求。对大多数职工不满意的事项必须认真研究，妥善处理。该整改的要及时整改，并公布整改结果。

4. 每次公开的内容、职工提出的意见和建议、答复及处理结果等有关资料，应由具体责任部门整理存档，并复印一套交院务公开工作领导小组办公室备案。

（七）院务公开的管理监督和奖惩措施

1. 各职能部门根据工作需要及时将本部门需要公开的情况、公开内容及形式填表上报院务公开领导小组办公室。

2. 院工会要坚持每年在职工代表大会上对院务公开工作进行满意度测评。

3. 各责任部门执行院务公开的情况，纳入对各责任部门干部的考核指标体系中，将院务公开工作纳入医院行风建设管理，作为党委办公室每月一次的行风检查必查内容之一。

4. 院务公开工作检查监督小组从院务公开的内容、形式、渠道、环节和效果五个方面，对院务公开工作的落实情况进行检查和评估，将相关情况反馈院务公开领导小组办公室及各责任部门，并予以公布。

5. 院务公开定期考核每年进行一次。考核结果分为优秀、合格和不合格。结合日常监督情况对院务公开考核优秀的科室（部门）给予表彰奖励，对考核不合格的科室（部门）予以通报批评，并限期整改。

（八）医院信息公开领导小组办公室负责院务公开信息审核、更新、维护。

（九）本细则自发文之日起执行。院务公开领导小组办公室对本细则有最终解释权。

## 八、医院院务公开工作监督考核办法

### 第一章　总　　则

**第一条**　为了进一步推动和规范院务公开工作，促进医院民主科学管理，依法执业，提高医疗服务能力，构建和谐的医患关系，根据《中华人民共和国政府信息公开条例》《中共中央办公厅、国务院办公厅关于进一步推行政务公开的意见》《卫生部关于全面推行医疗机构院务公开的指导意见》等文件精神，制定本办法。

**第二条**　本办法适用于对全院各责任科室（部门）院务公开工作的监督和考核。

**第三条**　院务公开监督考核坚持客观公正、民主公开、注重实效的原则。

**第四条**　医院院务公开领导小组负责制订全院院务公开的监督和考核办法，并对全院各责任科室（部门）开展院务公开工作进行监督和指导。院务公开监督小组具体负责组织实施全院院务公开、信息公开的监督和考核工作。

第五条　医院把院务公开列为对责任科室（部门）评审评价、考核评优和党风廉政建设监督检查的重要内容，切实加强院务公开工作的监督和考核。

第六条　院务公开监督考核包括日常监督与定期考核；监督考核的重点是院务公开的组织实施、公开内容、公开时限、公开方式、公开范围、公开效果。

第七条　将院务公开纳入年度工作目标进行管理，并作为评定各责任科室（部门）工作成绩的重要依据。

## 第二章　院务公开的日常监督

第八条　院务公开日常监督是对医院日常院务公开执行情况进行的监督，包括外部监督和内部监督两种形式。

第九条　院务公开日常监督的主要内容是院务公开实施情况及其效果。

第十条　卫生行政部门、社会公众、服务对象、媒体、医疗机构监督员和有关单位对医院的院务公开进行外部监督。

第十一条　医院院务公开领导小组、院务信息公开领导小组和院务公开监督小组、相关责任科室以及职工对医院的院务公开进行内部监督。

第十二条　通过设立投诉举报电话、投诉举报信箱、电子邮箱，聘请社会监督员等多种方式，主动接受监督。

第十三条　接到日常监督反馈意见后，按照医院投诉管理规定，予以登记并及时进行调查核实和处理，实名的意见将处理结果及时反馈本人，积极采纳对有利于改进工作的建议。

第十四条　各责任科室与部门负责人应当充分发挥监督职责，督促本科室、部门对院务公开工作中存在的问题进行整改。

## 第三章　院务公开的定期考核

第十五条　定期考核项目任务分解由院务公开领导小组制订。院务公开监督小组按照定期考核项目任务分解对责任科室（部门）的院务公开情况进行检查评估和考核。院务公开定期考核每年进行一次。

第十六条　定期考核的主要内容

（一）组织实施

各责任科室（部门）对全院院务公开工作的支持和配合程度，对本科室或部门年度院务公开工作目标、计划和措施的制定和落实情况等。

（二）公开内容

1. 对社会公开情况，包括医院单位基本情况；服务信息（包括服务指南、服务流程、服务规范和服务承诺等）；行业作风建设情况、患者就医须知等。

2. 对服务对象公开情况，包括各种服务收费项目、标准等收费信息；医院的药品、仪器设备检查以及诊疗价格；医院投诉管理部门及其办公地点、联系方式；医疗纠纷处理的途径和程序，按照规定提供医疗文书等信息资料服务等。

3. 对内部职工公开情况，包括重大决策、重要人事任免、重大项目安排及大额度资金使用情况；职工权益保障；药品、设备等物资购置情况；领导干部廉洁自律等情况。

4. 市区以上卫生行政部门规定的其他公开内容。

（三）公开载体建设

院务公开载体的建设情况，包括公开场所、各类会议、报刊、电子媒介等。

（四）监督检查

院务公开的各项规定的执行情况，院务公开内容动态管理情况；服务对象、职工对院务公开的满意度等。

（五）工作创新

公开形式和内容的创新和拓展情况。

**第十七条**　院务公开采取量化考核办法，考核结果分为优秀、合格和不合格。

（一）优秀：积极开展和落实院务公开工作，重点突出，措施得力，成效显著，社会反映好；

（二）合格：认真执行院务公开的各项规定，按要求开展和落实院务公开工作，措施比较得力，取得一定成效；

（三）不合格：院务公开工作开展不全面，执行院务公开有关规定不力，工作落实不到位。

因未按规定开展和落实院务公开造成重大负面或社会影响的，考核结果定为不合格。

**第十八条**　定期考核采取实地考核、综合评议等多种方式，也可与其他检查和督导合并进行。定期考核中发现的问题应及时反馈给被考核科室（部门），并责令其改正。

## 第四章　院务公开奖惩

**第十九条**　结合日常监督情况对院务公开考核优秀的科室（部门）给予表彰奖励，对考核不合格的科室（部门）予以通报批评，并限期整改。

**第二十条**　违反院务公开有关规定的，造成较大负面影响的，由院务公开领导小组对主要负责人进行批评问责；情节严重的，予以一定处分。

## 第五章　附　　则

**第二十一条**　本办法由院务公开监督领导小组办公室负责解释。

**第二十二条**　本办法自印发之日起实行。

# 第七章 医院行政管理制度

**引言**

　　医院行政管理制度是指导和规范综合协调、上传下达、办公以及会议等的工作制度。行政管理制度能否有效执行影响着其他制度效能的发挥，因此，行政管理制度的高效执行可促进各项工作效率和效能的提升。

## 一、院领导专题会议制度

　　1. 专题会议由院长或分管院领导主持，议题所涉及的部门负责人及院领导指定人员参加，其他有关院领导必要时出席，根据工作需要不定期召开。

　　2. 主要研究、协调、落实、检查、解决在执行医院总体工作过程中的问题，议题由院长或分管院领导提出，并由相应的职能部门提前发给参会人员。

　　3. 专题会议所研究解决的事项与医院总体工作保持一致，会议主持人应当在会议举行前将专题会议的议题与院长沟通；会议结束后，会议主持人须将会议所形成的意见向院长汇报后，方可形成正式的会议纪要。

　　4. 专题会议的准备工作（包括确定时间、地点、通知到会人员、专题会议材料的发送等）、会议的记录工作和会议纪要的起草工作由相应的职能部门承担，专题会议纪要由主持会议的院领导签发，院长办公室审核、制发。

　　5. 专题会议所研究、协调和决定的事项必须执行。院长办公室安排人员出席院长专题会议，以便了解情况，对会议纪要进行督促、检查和落实，反馈信息。

## 二、院长行政查房制度

　　（一）行政查房一般由院长主持，各相关副院长、职能科室和部分临床医技科室负责人参加，每季度一次。院办围绕主题安排。

（二）行政查房程序

1. 科室主任、护士长围绕查房内容对科室主要工作进行汇报，提出需要医院协调解决的问题。

2. 听取科室员工的意见和建议。

3. 职能部门和主管院长对科室相关工作情况进行点评，并提出合理化建议及具体要求。

4. 院长现场办公决定职能部门落实办理工作，需要研究解决的事项，提交院长办公会讨论决定。

（三）院办做好行政查房记录，形成纪要下发相关科室，督办决定事项的限期整改，并将整改落实情况及时向院长汇报。

（四）主办科室应在规定时间内完成决定事项，不得以任何原因推诿或延误执行。未按要求完成相关工作，视情节追究相关部门和人员责任，并根据情况与科室绩效考核挂钩。

（五）各职能部门将办理结果及时向分管院领导汇报。

（六）参加行政查房的人员必须衣帽整齐，佩戴胸牌，中途不得擅自离开。因故不能参加查房者，应向院办主任请假，同时要安排科室副职或其他人员参加。

# 三、院周会制度

1. 由正、副院长主持，科主任（负责人）、护士长及行政各职能部门负责人参加。每2周一次，由院办负责召集并做好会议记录。

2. 传达上级有关文件、工作指示和院领导班子会议决定。

3. 通报医院近期工作，结合具体情况对工作中存在的问题进行讲评，提出整改要求（本周大事以及工作中存在的问题和要求）。

4. 安排布置下阶段（周）重点工作。

## 四、院长接待日制度

1. 每周六上午为院长接待日时间，接待地点设在各接待院长办公室。如遇特殊情况，由院办统一另行安排。

2. 正确贯彻执行政府有关办医方针、政策，严格遵守医院有关规定，分工负责，归口办理，做到事事有回音，件件有结果。

3. 院办负责做好院长接待日的各项准备工作，按照先后顺序依次安排来访者反映问题，并分别通知所涉及的职能部门负责人参加接待；同时要做好接待记录，对接待中决定的有关事项进行督促落实。

4. 对群众来访反映的问题，能够现场解决的予以解决，需要集体研究后解决的要先做好解释工作，研究后及时答复，属于职能科室处理的问题，批转或责成有关部门答复处理。

5. 对每次接待群众来访的内容和处理结果，都要认真填写《院级领导接待日记录表》，需要职能部门办理的事项应及时办理，并在规定时限内将处理结果答复给来访人，同时将登记表和答复内容以文字形式报院办，由院办向接待院长汇报处理结果并存档。

6. 对于因工作落实不力造成群众重复上访、越级上访或产生严重影响的，严格按照医院有关规定追究相关部门和人员的责任。

7. 接待院长和所有参加人员，尊重来访者的隐私权，为来访群众保守秘密，不得散布来访者所反映的任何问题，否则将按医院有关规定严肃处理。

## 五、院领导深入科室制度

1. 院领导深入科室，对分管工作开展调查研究，掌握情况，推动工作进展，督导工作落实。

2. 相关职能科室协助院领导做好深入科室工作。

3. 院领导经常深入科室，了解工作人员思想动态，掌握医院文件和会议精神贯彻落实情况。

4. 院领导深入科室督导医院年度重点工作开展，督促科主任、护士长抓好科室医疗、护理、科研、教学及医德医风等方面工作。

5. 院领导深入科室督导检查医疗法律、法规，医院各项规章制度和医疗操作规程的执行。

6. 院领导深入科室帮助科室发现工作中存在的薄弱环节，提出整改意见，指导制定解决办法。

7. 院领导深入科室调研医院在服务流程、医疗质量及医疗服务价格管理方面的突出问题，专题研究，督办整改。

8. 院领导深入科室征求科室及各类人员对医院管理工作的意见和建议，表扬好人好事，营造健康向上的工作氛围。

9. 有技术专长的院领导，要坚持参加医疗实践活动，定期出门诊，参加重大手术、危重患者抢救、疑难重症病例会诊及各种学术活动。

10. 院领导通过深入科室及时发现、分析与解决问题，并对每次深入科室工作做好必要的记录，定期汇总提交院领导班子会通报商议。

## 六、医院总值班制度

### （一）值班安排

1. 医院行政总值班工作由院办负责安排。

2. 每日行政总值班包括院领导带班和行政职能部门中层干部值班。总值班室设在住院部楼三楼南北连接通道处。

3. 值班时间周一至周五，每日12：00至14：00及17：00至次日8：00；周六，12：00至次日8：00；周日或法定节假日：当日8：00至次日8：00；带班院领导：周一至周日。

### （二）值班具体工作

1. 组织抢救　调动有关科室医护人员，协调科室间工作，积极组织进行患者抢救。

2. 处理投诉　分析原因，耐心说明，淡化矛盾，在不违反医疗原则的情况下，设法为患者解决问题。

3. 协调床位　如遇急诊患者需要收住入院，但临床科室床位紧张，总值班需积极协调有关科室，以确保患者得到及时、有效治疗和避免产生不必要的医疗纠纷。

4. 协调医疗设备　为急需科室协调呼吸机、监护仪等急需的抢救设备。

5. 开通绿色通道　急诊科和各科室收治各类急危重欠费患者，及时协调开通"急救绿色通道"。如遇急诊科收治生命垂危需抢救的"三无"患者，执行急救绿色通道制度和"三无"患者就诊流程制度。

6. 接到上级指令性任务、会议通知等，如需协调处理的紧急事宜，要及时请示带班领导，按领导指示办理。

7. 如遇媒体采访，要及时通知带班领导，按领导指示办理。

8. 解决临时性、突发性问题。

## （三）规范值班记录

1. 详细记录值班过程中，发生的每一件重要事情，一般包括以下要素：何时、何地、何人/单位、何事、何因、事态控制和发展情况、领导批示和处理意见、联系人姓名及职务、联系方式、处理结果。对于突发公共事件的处置，应按时间顺序（精确到分钟）详细记录处置过程。

2. 值班人员每日对值班记录进行提交，院长办公室审阅，了解值班期间医院运行情况，并进行汇总和汇报相关情况。

3. 总值班记录，作为对全院值班人员、各科室的管理考核的一项重要内容。

## （四）严格交接班

1. 接班人员必须按时接班，因公务无法按时接班，应请求交班者等待当面交接班，保证无缝交接，防止出现空档。

2. 交接班时要向接班人员交接值班记录及未处理的重要事项，同时将重要的相关信息反馈至院长办公室或者带班院领导。接班人员要认真逐项办理上一班次未处理之事项，并记录办理情况。

3. 值班物品交接内容：值班室钥匙、值班手机、总值班记录本及值班室物资和卫生等交、接班人必须在总值班记录上签字。

## （五）应急处置

1. 值班时，如遇突发事件及上级部门布置的紧急任务，要根据具体情况，及时采取措施，妥善处理，同时报告有关职能科室及带班院领导。

2. 如遇重大医疗事件（突发公共卫生事件、重大伤亡事故）时，应尽快调集人员、物资，做好紧急救治工作的同时，第一时间汇报带班院领导，按照领导的指示落实各项任务。

3. 及时调动医务部、护理部等部门协同处理，必要时上报分管院领导。

4. 根据时间和事态发展，通报院长，并做好向上级有关部门汇报的准备。

## （六）值班纪律和要求

1. 总值班人员要掌握基本的管理知识，熟悉紧急重大事件、重要疫情处理、急会诊有关程序及各种院级应急预案等。

2. 值班安排公布后，值班人员不得擅自调整值班时间，确因特殊原因需要调整，要自行联系调班人员（必须具有总值班资格人员），经带班院领导同意后，并提前1个工作日向院长办公室提出，经确认后方可变更。

3. 值班期间须主动了解当天全院住院患者情况，包括各科住院人数、新入院人数、手术人数、危重患者人数及病情状况，并认真填写值班记录，做好交班汇报。

4. 对于各科室请求亲临现场处理的事务，总值班人员必须在10分钟内赶到现场进行协调和处理，若因总值班不到场或延迟到场而造成的一切后果，由总值班本人负责，并且按照医院有关规定对其进行相应的行政和经济处罚。

## 七、医院应急管理制度

1. 建立、健全医院应急管理组织和应急指挥系统，不断完善医院应急管理机制。

2. 遵守国家法律法规，严格执行各级政府制定的应急预案。

3. 服从上级指挥，积极完成各类突发事件医疗救援任务和突发公共卫生事件防控工作。

4. 定期开展灾害脆弱性分析，明确医院应对的重点突发事件和应对策略。

5. 制订应对各类突发事件的总体预案和部门、科室预案，明确在应急状态下各部门的责任和各级各类人员职责、流程。

6. 明确医院总值班应急管理职责和流程，各科室有节假日及夜间应急相关工作预案，完善非正常上班时间应急工作措施。

7. 编制医院应急预案手册，提高各部门和各级各类人员知晓率。

8. 定期开展应急培训预案演练，加强考核，提高医院整体应急能力。

9. 规范应急物资和设备储备管理，确保应急物资和设备需求。

## 八、医院档案管理制度

1. 根据国家有关规定，编制本单位文件材料的归档范围和《文书档案保管期限表》，并报档案业务管理机关备案。

2. 档案管理人员严格遵守《档案法》和《档案管理条例》，按照国家档案局《机关文件材料归档范围和文书档案保管期限规定》整理好文件材料，按时归档。

3. 根据需要编制各种检索工具，利用计算机进行检索，开展档案编研工作，积极开展档案利用工作，提高利用效果。

4. 建立、健全档案借阅制度和档案室保密制度、档案立卷归档制度、档案鉴定销毁制度、档案库房管理制度。

5. 绝密档案、核心档案设专人专柜单独保管。任何个人不得保管本人和直系亲属的档案，严禁任何个人私自保存他人档案。

6. 档案的接收、移出、借阅和销毁，严格执行审批和履行登记，手续齐全，账目清楚，责任明确，严防丢失。

7. 档案库房应当做好"十防"工作，防盗、防火、防虫、防鼠、防潮、防尘、防高温、防光、防霉、防有害气体。定期检查档案保管状况，对破损或变质的档案及时修补、复制或作其他技术处理。

8. 档案保管人员调动工作时，应当在离职前办好交接手续。

## 九、医院印章管理制度

### （一）印章的刻制、启用、收回

1. 党委办公室、院长办公室负责医院党委和行政机构印章的刻制审批、启用、收回与销毁以及使用监督等管理工作。

2. 医院党委系统科室印章由党委办公室根据机构成立的公文统一刻发。医院行政各级印章由院长办公室根据机构成立的公文统一刻发。

3. 新刻制印章或持印科室更新印章，需提交刻制印章的书面申请，报党委办公室、院长办公室审批后，持党委办公室、院长办公室出具的印章刻制证明信函到公安机关指定的刻章单位办理印章刻制事宜，印模报院长办公室备案后启用。

4. 党委系统、行政系统机构更换名称、合并或撤销，原印章交回党委办公室、院长办公室销毁或封存。

### （二）印章使用

1. 医院党委、行政印章用于以医院党委、行政上报、下发、外送的文件、资料、报表等，须经党委副书记、主管院领导、党委书记、院长批准鉴定后，方可用印。

2. 科室机构印章仅限在院内使用，用于对本单位事务处理及各种公文函件等。

3. 经医院法定代表人授权的各类专用章、专业委员会印章、单位业务管理专用章等只能用于本单位专项业务。

4. "合同专用章"须经有关部门负责人按照医院《合同管理办法》《经济合同审核办法》审核签名盖章，报主管院领导、院长批准签字后，方可用印。

5. 外出学习、业务联系等开具介绍证明，须由主管职能部门负责人签字确认后，加用印章。

6. 其他特殊用印须经主管院领导或院长办公室主任批准签字后，方可用印。

7. 任何情况下不得在空白纸上使用印章，如因使用不当所引起的法律责任，由各部门负责人及监印人员自负。

## （三）相关事项

1. 印章保管人员要注意保养印章，保证用印的清晰度。

2. 发现印章有异常情况或丢失，应保护现场，报告主管院领导，查明情况，及时处理，必要时报告公安机关协助查处。

3. 凡私盖公章或利用公章舞弊者，一经发现，按照医院有关规定严厉惩处。

## 十、医院车辆使用管理制度

### （一）行政用车

1. 各部门公务用车，由部门负责人先向司机班申请，超出市区范围应填写车辆使用申请单，司机班负责人根据需要统筹安排派车。

2. 车辆使用按先上级、后下级；先急事、后一般事的原则安排。

3. 驾驶员未经派车不得私自出车，否则发生交通意外情况，由本人承担全部责任并赔偿经济损失。

4. 每次出车回院后，要及时告知司机班班长，以便掌握车辆情况，合理调配，如遇特殊情况不能按时返回，应说明原因。

### （二）急救用车

1. 救护车只做医疗救护使用，不得挪作他用。

2. 救护车司机实行 24 小时急诊值班制，接到通知后，应在 5 分钟内做好出车准备，及时出车。

3. 值班人员做好车辆警灯（车灯）、标识、轮胎气压和制动装置等车辆安全检查。

4. 救护车内的抢救设备和药品由急诊科定期检查，出诊后及时清理、补充急救物品并做好车辆消毒，预防交叉感染。

5. 患者转院使用救护车，按照医院《分级诊疗管理办法》相关要求，医务部（总值班）联系司机班派车并安排医护人员随车护送。

6. 需救护车转运的患者家属必须签订《医院救护车转送知情同意书》，并按照物价部门收费标准及医院规定办理交费手续，司机班收存缴费票据，做好救护车出车登记。

### （三）车辆维护及管理

1. 当班司机每天负责检查车况、车容，做好检修、保养，确保车辆正常运行。

2. 每部车辆确定专人负责定期检修、保养和年检，保证车辆安全行驶。

3. 行政车辆双休日和节假日不出车时，应将车辆停放在医院规定地点，并将钥匙统一交司机班班长保管（救护车钥匙由值班司机保管）。

4. 救护车应按规定停放在固定车位，车上的设备、附件不得私自拆卸，必须变动的，须经院领导批准后，由专业人员处理完成。

5. 驾驶员驾车时应严格遵守交通规则，证件佩戴齐全，不允许酒后驾车、疲劳驾车，凡因自身原因违章或证件不齐被处罚的，所有后果及费用由司机本人承担。

6. 医院所有车辆的年检及保险资料统一由院办专人保管，并负责安排一切费用的缴纳及车辆维修。

7. 车辆需要维修时，由司机班负责人写出书面申请，经院办主任核准后方能进行，重大检修项目须经院长审批同意。路途中遇特殊情况需就近维修时，事后要及时按照上述程序补办手续。

8. 车辆一般情况不予外借，上级部门或相关单位因工作原因，确需借用车辆时，必须经院长同意后方可借用，并派专职司机跟随。

## 十一、医院信息发布管理制度

为了更好地体现办院公益性，方便群就医和监督，促进健康发展，按照公立医院改革精神及相关规定，特制定医疗信息发布管理制度。

1. 医院各部门和科室凡利用各种形式向患者、社会群众发布的医疗服务信息，均适用本制度管理范围。

2. 发布信息的内容必须真实、健康、科学、准确。

3. 院内信息发布，由科室负责人拟定发布信息内容并填写《院内信息发布审批表》，经院办审核后发布，并做好及时更新和日常管理。

4. 医疗广告发布由宣传部组织发布材料，将有关事项、内容经院长办公会议审议后，按照《医疗广告管理办法》规定办理有关手续。

5. 医院重大医疗信息经新闻媒体向社会发布，须按照《医院新闻发言人制度》执行。

6. 医疗广告发布禁止出现：表示功效、安全性的断言或保证；说明治愈率或有效率；与其他药品、医疗器械的功效和安全性或其他医疗机构比较；利用广告代言人作推荐、证明；涉及医疗技术、诊疗方法、疾病名称、药物；利用患者、卫生技术人员、其他医学权威机构、人员及其他社会社团、组织的名义、形象做证明。

7. 注意事项

（1）各科室或个人未经审批不得利用医院的无形资产进行信息发布、广告宣传。

（2）违规发布信息、广告视情节轻重给予相应的处罚。情节较轻并没有造成后果的，应及时予以纠正，医院进行通报批评；造成恶劣影响和严重后果的，按照医院有关规定处理。

## 十二、医院公文办理制度

为进一步规范公文管理工作，提高公文办理质量和效率，根据相关规定并结合医院实际制定本制度。

（一）医院公文（包括内部明电），是职能部门在管理过程中形成的具有法定效力和规范体式的文书，是依法行政和进行公务活动的重要工具。

（二）公文办理通常指收文办理和发文办理。发文类型主要有上行文、平行文和下行文；收文类型主要有上级部门文件、相关业务主管部门文件（包括函件）等。

（三）收文办理

1. 文件登记后，及时送院办、党办主任审阅，按照签批意见，分送有关领导阅示。亟须向下传达贯彻的重要文件，要及时送交有关领导阅批。

2. "秘密"级以上的文件阅览一般不出办公室，对绝密文电，应严格保密措施，必须在指定的阅文室阅览；各级各类机要文件的阅读贯彻，严格按照文件所规定的范围，不得随意扩大范围。

3. 领导阅批文件后，应在传阅笺上签姓名、时间和"已阅"字样。领导批阅后的文件，根据领导批示，送有关人员传阅或送有关科室，并及时向有关领导汇报办理情况。

4. 承办部门应及时办理和答复，不得延误、推诿；有承办时限规定的公文，必须要催办限期完成。

（四）发文办理

1. 包括草拟、审稿、核稿、签发、登记（编号）、复核、缮印、用印、分发等程序。

2. 由主办部门根据工作需要提出并负责起草，分管院领导审稿。

3. 文稿送主管领导签发前，由院长办公室、党委办公室进行核稿。核稿的主要内容是程序是否符合规定；是否确需行文；内容是否符合党的路线、方针、政策和国家的法律、法规和现代汉语规范及公文格式要求，并同现行有关公文相衔接；涉及有关部门业务的事项是否经过协商并取得一致意见等。

4. 公文正式印制前，拟稿人应当认真校对，经复核需要对文稿进行实质性修改的，应按程序复审。

5. 公文分发由拟稿部门负责。重要的和有办理时限的院内发文必须签收。

（五）公文管理

1. 院长办公室、党委办公室是公文处理的综合管理机构，负责医院公文的正常运转并指导各职能部门的公文处理工作。

2. 公文由文秘人员或专职人员统一收发、审核、用印、归档和销毁。

3. 不具备归档和存查价值的公文，经过鉴别并经办公室负责人批准，可以销毁。

4. 销毁秘密公文应当到指定场所，由2人以上监销，保证不丢失、不错漏。

5. 工作人员调离工作岗位时，应当将本人暂存、借用的公文按照有关规定移交、清退。未完成移交、清退手续者，不得办理调离手续。

## 十三、医院标识制作管理办法

### （一）标识标牌制作

1. 根据医院环境、科室布局，统一规划，不随意乱设标识标牌。

2. 部门或科室向院办提出申请，填写《医院标识标牌制作申请表》并经科主任同意签字。

3. 联系制作单位根据国家惯例和医院品牌形象手册确定制作方案和费用。

4. 按照医院标识标牌制作流程完成制作和安装。

### （二）标识标牌管理与更新

1. 党委办公室负责党务类标识标牌。

2. 宣传部负责医院宣传及控烟工作标识标牌。

3. 医务部负责医疗工作标识标牌。

4. 护理部负责护理工作标识标牌。

5. 门诊部负责门诊区域及门诊工作标识标牌。

6. 感染控制部负责感染控制工作标识标牌。

7. 疾病预防控制科负责传染病预防控制及健康教育工作标识标牌。

8. 后勤保障部负责公共设施及后勤保障工作有关标识标牌。

9. 保卫部负责安全保卫、消防及危险品工作标识标牌。

10. 医保合作医疗管理部负责医保合作医疗管理工作标识标牌。

11. 财务部负责医疗服务价格工作标识标牌。

12. 临床医技科室负责本科室各类标识标牌。

### （三）相关事项

1. 标识标牌的语言文字符合国家语言文字规范要求。

2. 完善医院视觉形象识别系统，规范应用制作。

3. 各部门科室强化标识管理和维护，发现标识污染、破损或已失去标识意义，应及时申请更新、补充或直接撤销。

4. 标识标牌管理维护纳入科室月度绩效考核。

# 第八章 医院人力资源管理制度

**引 言**

为规范人力资源管理，全面推行以聘用制和岗位管理制度为重点的人事管理制度，逐步完善岗位结构比例，实现各类人员由身份管理到岗位管理的转变。规范选人、用人办法，坚持正确的人才导向，强化执业准入，使医院人力资源配备、使用合法、合理并满足医院工作需要，着力构建符合医院发展规律和人才成长规律的人才建设体系。加强内部管理，提高工作效率特制定以下制度。

## 一、卫生技术人力资源管理制度

1. 建立适合于本院的卫生专业技术人员的聘用制度、评价程序，具有活力的运行机制，使人力资源得到不断的更新，注重卫生技术人员实际为患者提供诊疗服务的工作能力。

2. 聘用具备资质的卫生专业技术人员是保障医疗质量与患者安全的基本准则。

3. 配置的卫生技术人员应符合《执业医师法》《护士条例》规定的要求。

（1）各级各类卫生技术人员的配比应当与医院功能任务相适应，与工作量相匹配，卫生技术人员的梯队结构合理。

（2）医师的梯队结构与实际技能符合三级查房的要求；护理人员的数量与梯队（含年龄和学历层次）结构合理，满足分级护理的质量保证需要。

（3）当床位使用率大于97%时应当有人员的配比调整的机制与人员储备机制。

（4）主要临床、医技科室均配有高级卫生技术人员。

4. 建立实行全院岗位职务聘用的体制与程序，设置试用期，做到公开、公平、公正；对每一种职种岗位的职责、资质、实际能力有明确的要求。

5. 在院执业的卫生技术人员全部具备相应岗位的任职资格和实际服务能力，并按照法规要求具有执业资格和在本院注册的、接受过不同等级的复苏技术培训的合格者。

6. 建立卫生技术人员能力定期评价的机制，要对医师的资质（包括技术能力、服务品质、职业道德）至少每 3 年重新审核评估一次，以确保他们具有能够在医院继续为患者服务的资质。

7. 建立院、科二级人员紧急替代的制度与程序，以确保患者获得连贯诊疗，尤其对急诊、夜间与节假日。

8. 有保护医务人员职业安全的规范与措施。

## 二、员工招聘、返聘制度

1. 根据医院岗位设置和工作需要招聘员工。各科室因缺少编制影响正常工作开展可提出书面申请，报主管职能部门、人力资源部编制招聘计划，经院长办公会研究同意后，可雇请外聘人员或返聘离退休职工上岗工作。

2. 根据有关文件规定，因病离休或退休的职工一般不得聘用。

3. 编制已满额的科室，既不能雇请外聘人员，也不能返聘离退休职工。

4. 医院聘用人员，须具有良好的政治素质和职业道德，身体健康，体检合格，证件齐全，通过录用考试，择优录取。试用期一般为 3 个月，试用期满考核合格者与人事部门签订劳动合同书，试用期不合格者不予录用。

5. 聘用人员每次与医院签订劳动合同期限为 1～6 年。合同的续签需根据医院的具体情况、本人表现以及用人科室对其个人年度等考核情况而定，考核不合格者停止续签合同，合同到期即解除合同。

6. 应聘者一经录用，由人力资源部派往所需科室，但要避免将科室职工的亲属或朋友安排到本科室。用人科室负责聘用人员工作安排、培训、质量考核和考勤。

7. 未经人事部门批准擅自聘请人员的，医院将追究用人科室负责人的责任。

8. 聘用人员的工资标准、绩效工资及其他待遇均按医院有关规定执行。

9. 返聘的离退休职工，必须服从所在科室的工作安排及管理，如在返聘期内不服从管理或不能胜任工作的，科室可以提前提出解聘。

10. 未办完离退休手续的职工不予返聘。

## 三、卫生技术人员执业准入制度

1. 卫生技术人员的执业准入严格按照《中华人民共和国医疗机构管理条例》《中华人民共和国执业医师法》《中华人民共和国护士条例》等法律、法规的要求，凡上岗者必须持有国家机构颁发的执业资格证书（国家没有建立执业资格证书制度的专业，必须持有国家机构颁发的专业技术职务资格证书）。

2. 凡国家规定需要大型医疗设备上岗操作证等要求专项技术准入的，医技、护理专业必须在取得上岗证以后才能够独立执业。

3. 凡引进的专业技术人员必须具有相应的执业资格证书才能办理调入后的聘用手续。在调入后 3 个月内，医务部、人力资源部要为其办理执业地点变更手续。

4. 医务部、护理部要严格审核资质，未取得医师（护士）执业资格及未经执业注册者，不得独立从事医疗、护理工作；取得医师执业资格者，医务部审核授予处方权。

5. 严格遵守执业范围，严禁超范围执业和越级开展手术。

6. 新进入的毕业生在国家规定的见习期内未考取执业资格证书的，医院将再给予 1 年的宽限期，1 年后仍未取得的，调离医疗、护理技术岗位或予以解聘。

7. 医院建立卫生技术人员考核制度，对考核不合格者将暂停执业资格或按医院有关规定调离专业技术岗位或解聘。

## 四、卫生技术人员执业资格审核制度

1. 新员工开展医疗服务前，人力资源部对其资质证书进行收集、审核，并根据其资历确定相应的临床工作。

（1）新员工报到时，人力资源部审核、查验其身份、学历、学位证书，通过人事档案对具有工作经历人员的信息进行核实，审核、查验其执业证书、资格证书、聘用证书，收集证书复印件建立技术档案。

（2）医师执业：医务部审核、查验新进临床医师的执业证书、资格证书、聘用证书等资料，人力资源部逐级上报审核通过后给予注册、变更执业地点，医务部、人力资源部备案。

（3）护士执业：护理部审核、查验新进临床护士的执业证书、资格证书、聘用证书等资料，人力资源部逐级上报审核通过后给予注册、变更执业地点，护理部、人力资源部备案。

（4）试用期结束，根据其执业资格及科室意见、考核情况，医务部、护理部确定其医疗、护理权限范围。

2. 资质更新审核

（1）全院员工在职学历更新后，须将学历、学位证书及学籍档案交至人力资源部，人力资源部及时完成其真实性查验并更新记录。

（2）新取得医师、护士执业证书、资格证书，由人力资源部逐级上报审核通过后给予注册，医务部、护理部、人力资源部备案，医务部、护理部确定其医疗、护理权限范围。

（3）医师、护士执业证书、资格证书根据相关法律规定注册后长期有效（护士执业证书为5年），若在院医务人员违反相关法律规定，医院将按照上级卫生行政部门指示给予暂停其执业活动等处理。

（4）专项执业资格由医务部、护理部审核、查验，确定其医疗、护理权限范围，报人力资源部备案。

3. 医院每隔3年（一个聘用周期）对卫生专业技术人员资质（包括业务水平、工作成绩和职业道德）进行重新审核评估，确定其能继续提供医疗护理服务及其医疗权限范围。

4. 卫生技术人员资质审核结果及医疗、护理权限范围变更情况需及时告知所在科室及员工本人，员工如有异议可提交书面报告至医务部、护理部申诉。


## 五、请销假管理制度

1. 职工因病、事、婚、产、丧、探亲等必须请假者，必须由本人呈递请假申请（病假需指定预防保健医生开具证明），说明请假理由，逐级审批。

2. 请假3天以下者，需科主任或护士长签字同意后，主管职能部门审批，在科室考勤,上报人力资源部备案,方可休假。

3. 请假3天以上者,需科主任或护士长、主管职能部门、主管院长、院长分别签署意见后,到人力资源部办理相关请假手续、备案,方可休假。

4. 请假人接到准假通知后,必须将工作交代妥当,方能离开工作岗位。假期满后必须按期返院,到科室销假。对不按规定请假即自行休假、超假或未销假者,均按无故旷工论处。

5. 各科主任、护士长要及时登记请假人离院、返院时间,月终报人力资源部。

6. 各类休假(工休假除外)均包括双休日、节假日。

7. 各类休假规定

(1)探亲假:工作满一年的正式职工(指3月底前转正的)与配偶、父母不住在同地可享受探亲假。

1)与配偶不住在同地,可享受探望配偶待遇,异地探望配偶每2年一次,假期30天,本市境内不享受探亲假探望配偶。

2)异地探望父母(不包括岳父、岳母、公婆)假期,每次20天。未婚及丧偶职工探望父母的,每年享受探亲假一次,假期为20天,已婚职工探望父母亲,每4年给假一次,假期为20天。

3)职工配偶是军队干部的,军队干部一方如果已经利用年休假探亲,职工一方因特殊情况需要再到部队探亲时,经医院批准,可给假一次,假期最多不超过30天。假期工资照发,往返路费本人自理;军队干部一方因工作需要当年不能利用年休假到职工一方团聚的,职工一方可按探亲规定享受休假。

4)当年已享受探望父母假的,不能再享受探望配偶假。

5)病、事假超过探亲假期者,当年不能再享受任何探亲假。

(2)病假

1)职工因病不能上班者,必须持本院保健医生的诊断证明,经所在科室同意按程序办理请假手续方可休息。非保健医生开的病假条一律无效。

2)职工因急诊来不及请假的,须事后及时将急诊证明和交费发票提交医院人力资源部按程序补办请假手续。

3)大、中专毕业生见习期间、试工期间请病、事假,相应延长见习期。

4)凡探亲、事假、工休等在外地因急病就诊的职工,应持当地医院出示的证明、病历、化验单、收费票据到本院保健科换取病假条并办理手续,否则一律按旷工对待，不予报销医药费。

5）职工病愈后工作，需经副主任医师以上专家出具证明并经医务部审批后方可上班。复工后不足 15 天，不能胜任工作又请病假，则应将其复工前后的病假时间连续计算。

（3）事假

1）职工个人事情尽量利用公休假和节假日处理，一般不准请事假。因事必须请假者，首先办理请假手续，严格执行审批权限，3 天以下由科主任批准，分别报医教部、护理部同意，人力资源部备案，3 天以上由主管领导审批。事假期间的待遇按国家相关规定执行。

2）一年内病、事假累计超过 6 个月、旷工累计超过 15 天的，不发放年终一次性奖励，待遇按国家相关规定执行。

（4）产假、婚假、节育手术假

产假、婚假、节育手术假均按国家《计划生育条例》政策执行，由预防保健部同意，逐级审批后，报人力资源部备查。

（5）丧假

职工父母（不包括岳父母、公婆）、配偶、子女死亡，给丧假 3 天，超过 3 天按事假对待。父母、配偶、子女在外地死亡，路程所需时间不计在丧假之内。

（6）工伤职工因工负伤，应根据劳动部门专家组讨论鉴定后确认为工伤的，写出书面材料，按有关工伤规定享受假期工资和福利待遇。

（7）放射假

从事放射工作满一年以上人员可享受放射假每年 30 天。

8. 考勤规定

（1）各科主任、护士长及考勤员必须掌握并检查科室每日出勤情况，做好考勤记录工作。

（2）考勤要坚持原则，必须熟悉医院有关规章制度，履行职责，不得弄虚作假。考勤要及时、准确，对本科室工作人员的出勤、缺勤等情况，必须一丝不苟地在考勤簿上进行登记，逐项填写清楚（如外出学习、进修、借调、年休假、产假、事假、病假等），注明科室。对请病、事假者要将诊断证明或事假准假单交人力资源部备查。

（3）上报职工考勤等各项报表，必须经本科室主任审核签字后生效。在每月末到下月的 5 日前将本科室考勤情况上报人力资源部，年终将全年考勤簿保管好备查。

（4）人力资源部负责全院职工考勤，并要进行经常检查，核实各科室的考勤情况，年终奖考勤情况记入工作人员档案，供今后对职工培养、使用、晋级、提职等参考。

（5）院内因工作需要临时借出人员，由借用科室负责考勤，每月将出勤情况转给借出科室。

（6）院内职工调动，原科室必须在考勤月报表上填写调出时间，被转入的科室填写调入时间。

（7）职工不得迟到、早退和无故旷工。迟到超过1小时或早退超过半小时，均按缺勤处理。

（8）各种休假应与考勤表一同交至人力资源部，由人力资源部统计。

9. 请假程序

（1）院长请假需报医院主管部门批准。

（2）副院长请假报院长批准，并告知院办公室。

（3）科主任、护士长请假需经主管职能科室、分管院长、院长批准，以便安排工作。医院中层干部（包括业务、行政和后勤）外出，离开本地区，必须事先报告院办公室，并同时报告给院长，待院长批准后方可离开。

（4）职工请假按管理权限及请假长短分别报科主任、主管职能部门、人力资源部、院长批准。

（5）请假需提前办理相应手续。


# 六、人力资源调配制度

1. 员工招录、调入　凡招录、调入人员必须服从医院分配，能够胜任相应的工作。

2. 员工辞职、调出　要求辞职、调出人员，经医院同意后，人力资源部根据有关要求办理辞职、调出手续。辞职、调出人员需到人力资源部领取"职工辞职、调离通知单"，分别到有关科室交接有关物品和工作，然后持有关科室签字后的通知单到人力资源部办理完相关手续，方可离院。

3. 员工院内调配　员工在本院范围内调配时，一般由医院根据需要进行调整，院人力资源部通知主管职能部门及调入、调出科室负责人通知到本人，本人接到通知后必须在规定时间内到新科室报到。

4. 医院工作人员必须自觉遵守组织纪律与劳动纪律，服从分配，顾全大局、坚守岗位、尽职尽责。对确属不能胜任工作的可提出申请，按组织程序进行调配，不得擅离职守，不得消极怠工，否则将按有关规定严肃处理。

# 七、员工年度考核制度

1. 考核要坚持客观公正、民主公开、注重实绩的原则。

2. 考核内容包括德、能、勤、绩四个方面，重点考核工作成绩。德，主要考核政治、思想表现和职业道德表现；能，主要考核业务技术水平、管理能力的运用和发挥，知识更新情况；勤，主要考核工作态度、勤奋敬业精神和遵守劳动纪律情况；绩，主要考核履行职责情况，完成工作任务的数量、质量、效率，取得成果的水平以及社会效益和经济效益。

3. 考核标准以岗位职责及年度工作任务为依据，考核结果分为优秀、合格、不合格三个等次，各等级基本标准为：

（1）优秀：正确贯彻执行党和国家的路线、方针、政策，自觉遵守国家的法律、法规和各项规章制度，廉洁奉公，精通业务，工作勤奋，有改革创新精神，在医疗、教学、科研等业务技术工作中成绩突出。

（2）合格：正确贯彻执行党和国家的路线、方针、政策，自觉遵守国家法律、法规和各项规章制度，廉洁自律，熟悉业务，工作积极，认真履行岗位职责，努力完成工作任务，无责任事故。

（3）不合格：政治、业务素质较低，组织纪律较差，难以适应工作要求，或工作责任心不强，履行岗位职责能力差，不能完成工作任务，或在工作中造成严重失误、责任事故。

4. 年度考核的基本程序为：

（1）被考核个人总结、述职。

（2）科室领导、主管职能部门在听取群众意见的基础上，根据平时绩效考核和个人总结写出评语，提出考核等级意见。

（3）院年度考核委员会在科室对每个职工提出考核意见的基础上，进行严肃认真、实事求是的年度考核。

（4）院长办公会议讨论确定考核等级，人力资源部负责将考核结果通知被考核人，并将考核结果存入本人档案。

5. 考核结果使用

（1）工作人员在年度考核中确定为合格以上等级的，按照下列规定办理：

1）按照有关规定晋升薪级档次。

2）按照有关规定具有续聘的资格。

3）连续3年考核被确定为合格以上等级的，具有晋升职务的资格；连续2年以上被确定为优秀等级的，具有优先晋升职务的资格。

（2）年度考核被确定为不合格等级的，按照下列规定办理：

1）当年考核被确定为不合格等级的，不发年终奖金，并予以批评教育、培训或待岗、重新安排工作。

2）连续2年考核被确定为不合格等级的，连续2年考核被确定为不合格等级的，可予以解聘。

## 八、全员聘用和岗位管理制度

1. 根据岗位设置、岗位聘用方案，按照公开竞争、择优聘用、平等自愿、协商一致的原则对管理人员、专业技术人员、工勤人员实行全员聘用。

（1）院领导的聘任：按照《公立医院院长选拔任用及管理考核办法》规定程序进行。

（2）中层聘任：按照《医院中层干部管理条例》规定程序进行。

（3）管理人员聘任：实行竞争上岗，由科室聘任。重点部门、重点岗位二年实行轮岗制，最长不超过四年。

（4）专业技术人员聘任：实行专业技术职务聘任制。考取或评审获得的任职资格仅作为岗位聘任的主要条件之一，根据岗位设置，按照岗位空缺，通过考核、竞争、择优聘任，由医院聘任的专业技术人员按所聘任的职称与薪酬待遇挂钩。

（5）工勤人员聘任：实行按需设岗。考取岗位技术等级作为岗位聘任的主要条件之一，根据岗位设置，按照岗位空缺，通过考核、竞争、择优聘任，由医院聘任的工勤人员按所聘任的技术等级与薪酬待遇挂钩。

2. 各级各类人员上岗后应严格履行岗位职责并接受考评。对各级各类人员按照德、能、勤、绩、廉全面进行考核，并把考核结果作为续聘、解聘、辞聘、晋级、晋升的主要依据。

（1）中层干部一年考核一次，对考核成绩排名最后三名予以诫勉谈话，连续两次考核不合格的予以解聘。

（2）专业技术人员一年考核一次，一年考核不合格者不晋升薪级工资，不予晋升晋级。连续二年考核不合格者解聘。

（3）管理及工勤人员一年考核一次，一年考核不合格者不晋升薪级工资，不予晋升晋级，连续二年考核不合格者解聘。

## 九、人力资源部工作制度

1. 做好全员聘用管理、岗位管理、职称管理、执业医师管理、护理人员管理、收入分配管理工作。

2. 根据医院的编制规定，结合实际情况，合理编配各科室工作人员，要定机构、定编制、定人员、定工作任务，确保医疗和各项业务工作的正常进行。

3. 认真学习人力资源工作业务知识，忠于职守，坚持原则，秉公办事，不徇私情，不谋私利，遵守保密制度，严守机密，工作谨慎。

4. 经常深入科室，调查研究、了解并分析有关情况，做到反映准确、解决问题及时。

5. 定期召开科务会议，研究有关问题，认真开展批评与自我批评，加强团结、互助协作。

6. 严格按照国家相关政策做好岗位设置，做好各级各类人员职称评定、申报、审核、聘任，做好各级各类人员试用期满、合同签订、晋升晋级及年度述职考核。

7. 按时完成人力资源统计、工资薪酬、养老保险等社会保险工作。协助工会做好职工生活福利工作。

8. 做好各种统计报表工作，统计要准确，上报要及时，定期分析统计数据，及时向院领导反馈信息，建立积累保管各种原始统计资料。

9. 依法依规做好劳动合同签订，处理好各类劳动争议。

10. 加强干部、工人人事档案管理，做好档案资料的整理归档工作。

11. 建立、健全考勤制度，抓好经常性的纪律教育，并按照国家规定办理职工的奖惩工作。

## 十、人力资源配置管理办法

（一）目的：为科学、合理、有效地配置人力资源，实现人力资源最佳配置和人、才、物的最优组合，切实提高医疗、教学、科研和管理水平，为患者提供优质服务，根据《事业单位岗位设置管理实施细则》《综合医院组织编制原则》等文件精神，结合医院实际情况制定本管理办法。

（二）适用范围：本办法适用于医院组织机构设置及人员配制的宏观调控与管理。

（三）职责分工

1. 医院党委会议负责对医院机构设置与调整、人力资源配置与岗位设置方案的批准。

2. 人力资源部是医院岗位设置与人力资源配置管理的主管部门。依据国家有关规定，结合医院实际情况，会同相关职能部门适时对岗位设置与人力资源配置提出调控议案，报经院党委会议批准后组织实施。

3. 各相关部门如需要调整岗位设置，须书面申请报人力资源部，由人力资源部会同相关职能部门论证并提出议案，报经院党委会议审批后组织实施。

4. 各部门必须执行医院机构设置与岗位设置的各项规定。

（四）配置原则

1. 坚持计划性和法制性原则。人力资源配置与调整，严格遵循岗位用人资质与条件，严格执行配置制度与调整程序，减少随机性，避免随意性，严防不正之风。

2. 实行职数宏观控制。按照实际工作需要，依据岗位职责、任职条件与核定结构比例，严格在相应职类系列职数内选聘所需人才。

3. 实行在编职工与聘用职工相结合的用人制度。以岗位目标和责任为中心，推行全员岗位聘用制度，以聘用职工方式弥补在编职工的不足，确保医、教、研等各项任务的完成。

4. 坚持德才兼备的用人标准和量才适用的调配方针。在岗位有空缺的条件下，按照公开、平等、竞争、择优的原则，依据岗位所需资格条件，采取考试与考核相结合的方法，面向院内和社会招聘。

（五）编制与岗位设置

1. 医院机构编制、岗位总量、结构比例保持相对稳定，并实行动态管理。

2. 机构设置以符合医疗事业单位特点的运行机制为准则。专业机构的设置视专业需要与学科发展适时增设与调整；职能机构设置尽量精简机构与管理层次，严格控制领导职数和岗位划分。

3. 用人编制总额参考《综合医院组织编制原则（试行草案）》中床位与职工比例1∶1.6规定，合理设置与确定。

4. 岗位设置分为专业技术、管理和工勤三种类别。

专业技术岗位指从事专业技术工作，具有相应的专业技术水平和能力要求的工作岗位。专业技术岗位的设置要符合医疗工作和人才的规律和特点，适应医院事业发展与专业水平提高的需要。医院专业技术岗位的设置，以医、药、护、技等卫生专业技术岗位为主体，并根据工作需要适当设置非卫生专业技术岗位。

管理岗位指担任领导职责或管理任务的工作岗位。管理岗位的设置要适应增强单位运转效能，提高工作效率、提升管理水平的需要。

工勤技能岗位指承担技能操作和维护、后勤保障、服务等职责的工作岗位。工勤技能岗位设置要适应提高操作维护技能，提升服务水平的要求，满足医疗、教学与科研工作的实际需要。

5. 依据社会功能、职责任务、工作性质和人员结构特点等因素，综合确定医院三类岗位总量的机构比例。

保证专业技术岗位占主体，专业技术岗位数量原则上不低于岗位总量的85%，其中卫生专业技术岗位数量不低于岗位总量的80%，护理岗位数量不低于卫生专业技术岗位的50%。

保持管理、工勤岗位相对合理的机构比例，管理岗位占总量的比例控制在8%以内；工勤技能岗位占总量的比例控制在10%以内。

6. 参照卫生事业单位岗位设置指导意见，合理确定高级、中级、初级岗位之间的结构比例。

专业技术岗位高级、中级、初级之间的比例为15∶40∶45。

工勤岗位中二、三级不超过总量的 25%，其中二级控制在 5% 以内。

（六）分类岗位配置

1. 医师配置

医师岗位数占全院卫生技术岗位的总体比例控制在 30% 左右。具体配置标准按开放床位数计算，床位与临床医师的比例（床医比）控制在 1：4 左右，各级医师配备的结构比例为三线医师：二线医师：一线医师＝1：2：4。

特殊学科与专业的医师岗位配置比例可适当增加。重症监护室按 1：0.8 的床医比配置；新生儿科按 1：0.3 的床医比配置。

2. 护理人员及助产士的配备

护理人员岗位数占全院卫生技术岗位的总体比例控制在 50% 左右。具体配置标准按开放床位计算，床位与病房护士的比例（床护比）不低于 1：0.4。

特殊学科与专业的护理人员配置比例可适当增加。重症监护室按 1：2.5～3 的床护比配置；冠心病重症监护室按 1：1.5～1.8 的床护比配置。

手术室护理人员配置以手术台为参照标准，当手术台使用率＜50% 时，按 2：1 的台护比配置；当手术台使用率＞80% 时，按 3：1 的台护比配置。

新生儿科按 1：0.6 的床护比配置。

供应室护理人员按与病床之比为 2～2.5：100 配置；助产士按分娩床：助产士 ≥1：3，待产床：助产士 ≥1：0.5 配置。

护理人员配备实行动态调整原则，当病床使用率持续 3 个月超过 120% 时，可申请增加岗位设置。

3. 医技人员配置

（1）病理科：床位数与病理医生比 100：1，技术人员和辅助人员按照与医师 1：1 的比例配置。

（2）检验输血科室：检验师与病床之比为 1：100～200，其他检验人员与病床之比为 1：30～40。输血人员与病床之比为 1：120～150，输血科最低配置不少于 6 人，床位大于 500 张的，每增加 150 张再增加 1 人。

（3）药剂科：药剂师与病床之比为 1：80～100，其他药剂人员与病床之比为 1：15～18。

（4）影像放射部门：医师与病床之比为 1：50～60，技术人员与机器台数之比为 1.3～1.5：1。

（5）营养科室：营养专业人员与病床之比为 1∶200。

（6）麻醉科室：麻醉人员与手术台之比为 1～1.5∶1。

4. 其他专业技术人员配置：包括工程技术人员、信息管理人员及经济管理人员等。根据工作实际与临床发展需要，依据工作量逐职种职类进行核定。

5. 管理和工勤岗位人员配置：实行岗位总量控制。管理人员配置原则为根据工作实际与临床发展需要，按照工作量定额逐科室进行核定。工勤岗位按照社会化原则，已经实行社会化服务的一般性劳务工作，不再设置相应的工勤技能岗位，逐渐减少工勤技能岗位数量。

（七）调配与补充程序

按照岗位设置与配置标准，每年度集中对人力资源配置调整与补充 1 次，必要时视具体情况适当增加。

1. 根据科室发展需求和人力配备现状，每年度 10 月份人力资源部发布下年度人力调整与补充原则和具体计划安排；

2. 各科室按照人力配置原则制定出下年度人员补充与调配计划，并说明调配理由、职数、岗位职责与要求等，报送人力资源部；

3. 人力资源部根据科室申报的人员调整计划和岗位设置说明，结合医院发展实际，制定出年度人员补充与调整计划，报请院长办公会审议；

4. 经院长办公会批准后，人员补充与调整计划上网公布，并启动院内调整和社会招聘程序。

# 十一、人员紧急替代办法

凡遇以下紧急情况，如同时接受批量患者入院；门急诊同时接受批量患者；住院患者发生紧急意外情况，工作人员不能满足值班要求时；其他原因引起工作繁忙而人员紧缺时，需依照本办法，实行人员替代，保持患者获得连贯诊疗，确保医疗工作正常运行。

## （一）医疗业务部门及岗位

1. 根据岗位责任制度，各科室医师、护士必须服从排班安排，按时交接班，不得自行调换班次及自行找人替班，如有特殊情况，换班或替班必须经科室主任、护士长许可。

2. 在岗人员必须履行岗位职责，完成各项工作任务，上班期间不允许离岗、串岗，如有特殊情况，必须科主任、护士长许可，并安排同类人员替代，方可离开。

3. 紧急情况下，根据患者病情，值班医师可直接请相关专业专家会诊及参与抢救，被请人员必须及时赶到，不得因其他原因耽误时间。

4. 紧急情况下，科主任、护士长有权直接调配不在岗的科内任何医疗、护理专业人员来院，参与医疗护理工作。

5. 如科室替代不能满足需求，应由科室负责人向医务部、护理部提出院内替代，医务部、护理部有权依据具体情况调配院内任何科室的医护人员完成替代任务；或者依据紧急情形启动相应的应急预案，直接调配院内相关科室的医护人员完成替代任务。

6. 夜间及节假日期间，各科室除安排正常值班外，还需安排备班与带班。因急诊、会诊等出现人员不足，或当班人员因故不能坚持完成工作时，由当班人员负责联系本科室备班人员接替，并报告科主任；如有必要可报告院总值班，予以协调解决。

7. 院科两级所调配人员应具备一定的工作能力，能完成替代科室或岗位的各项工作任务，保证医疗护理质量。

8. 各类值班、备班以及科室负责人信息必须保持通畅。联络方式除科室保存外，节假日期间值班人员和科室负责人联络方式必须在相应职能部门和总值班处备案。

## （二）管理、后勤保障部门及岗位

1. 根据各部门岗位分工要求，由部门负责人对每位员工进行岗位替代分工。

2. 部门员工因特殊情况确需短时间离开岗位或因开会、出差、请假或其他原因1天以内（含1天）无法到岗的，经科室负责人同意，事先与同岗位替代人员沟通，避免本岗位工作无人受理，防止出现工作停滞、拖延或中断现象。

3. 员工因开会、出差、请假或其他原因1天以上无法到岗的，应在离岗前向科室负责人汇报正在办理和代办的事项，科室负责人及时指定人员代行其职责，并做工作交接。

4. 替代人员接手工作前要充分了解、熟悉替代岗位职责，关键岗位的替代人要经过培训合格后方能上岗。

5. 替代人员应认真履行替代岗位职责，办理情况应及时与原岗位人员交接清楚。

6. 对于必须由本岗位员工办理的事项，岗位替代人应告知原岗位员工的具体上班时间。

7. 岗位替代对应人员特殊情况亦不在岗时，部门负责人应临时指定人员替代。

8. 未按本规定进行岗位替代，造成工作失误的，应追究相应部门领导的责任；替代人员不履行职责，造成工作失误的，应追究替代人员的责任。

## （三）院内人员动态调配

医院建立专业技术人员轮岗储备和助理配备机制，分别由医务部、护理部负责实施与管理，针对科室工作繁忙而人员紧缺的情况，可以进行紧急调配，实施人员动态管理。

1. 在短期内科室病员突增、人员离岗较多（如辞职、产假等）的情况下，人员紧缺科室科内调整不能满足需求时，科室负责人向医务科、护理部提出院内替代，医务部、护理部依据具体科室人员情形，直接调配轮岗储备的人员完成替代任务。

2. 医务科、护理部依据科室情形调配轮岗储备的医护人员仍然不能完成替代任务时，由人力资源部负责启动助理配备机制，通过一定的招聘程序及时聘用具有相应专业资质的人员，在医务部、护理部以及用人科室的监管下完成相应的替代任务。

## 十二、专业技术职务聘任管理办法

**第一条**　为规范医院专业技术职务聘任管理工作，建立适合专业技术人员分类管理、专业技术职务能上能下、待遇能高能低的管理制度，根据《事业单位岗位设置管理实施细则（试行）的通知》和《事业单位专业技术职务聘任管理试行办法》，结合我院实际，制定本办法。

**第二条**　本办法适用于医院范围内实行专业技术职务评聘管理的各类（正式、招聘）专业技术人员。

第三条　专业技术职务聘任是指医院按照核定的专业技术职务岗位和规定的程序对符合任职条件的专业技术人员实行职务聘任，明确双方责任、权利、义务等的职务管理制度。聘任的专业技术职务在本单位有效，并享受相应的待遇。

第四条　专业技术职务聘任管理工作以完善聘任制度、健全竞争机制、加强队伍建设为目标，坚持"公开、平等、竞争、择优"的原则和德才兼备的用人标准。

第五条　专业技术职务实行结构比例管理，医院在设置专业技术岗位、聘任专业技术人员时不得突破核定的专业技术职务结构比例数额。

第六条　聘任专业技术职务的条件

（一）遵守国家法律、法规，具有良好的职业道德和行为规范，聘期内无医德医风投诉；

（二）符合报考国家、省、市规定的相应专业技术任职资格的条件并取得相应专业技术任职资格或职业资格；对实行职（执）业资格制度管理的岗位，要符合国家对职（执）业资格的要求；

（三）能认真贯彻执行各项医疗法规政策要求，熟悉各项医疗操作常规及工作流程，履行本岗位工作职责，遵守本单位各项规章制度。聘期内无事故及严重差错发生；

（四）身体健康，能坚持正常工作，聘期内能自觉遵守劳动纪律无经常迟到、早退、旷工现象，每年休病、事假累计不超过 3 个月；

（五）医院有相应岗位，本人所从事工作与所聘岗位专业一致，现职现聘，专业技术人员从事行政岗位工作者退休前 3 年可按其所取得的专业技术资格聘任；

（六）年度考核被确定为"合格"及以上等次者；

（七）每年接受继续教育符合要求，外语、计算机符合要求；

（八）具备申报岗位所需的专业能力和技能条件。

1. 正高级职称

具备正高级岗位所需的解决疑难、危、急问题的专业能力和技能条件，能够担负正高级岗位所承担的专业技术、科研、教学及管理工作，主持开展新技术、新业务。

2. 副高级职称

具备副高级岗位所需的解决疑难、危、急问题的专业能力和技能条件，能够担负副高级岗位所承担的专业技术、科研、教学及管理工作，主持开展新技术新业务。

晋升副主任医师职称前必须到县级医疗卫生机构累计服务 1 年。

3．中级职称

具备中级岗位所需的专业能力和技能条件，能够担负中级岗位所承担的专业技术、教学及管理工作，参与解决疑难、危、急问题，参与新技术新业务及科研工作的开展。

聘任医疗专业中级前必须达到医务部要求的内部培训及考核要求，临床专业中级须到基层医疗卫生单位服务时间累计不少于1年（230个工作日）。2019年之后聘任前还须在急诊科工作不少于3个月。

护理中级须按照护理部轮训计划完成重症医学科等重点科室1个月轮训。

4．初级职称

具备初级岗位所需的专业能力和技能条件，能够担负初级岗位所承担的专业技术及管理工作。

医疗初级完成医务部要求的培训和轮训。

护理初级须按照护理部轮训计划完成重症医学科等重点科室一个月轮训。

**第七条** 专业技术职务聘任要坚持公开、公平、公正的原则，以考核为依据，注重实绩，择优聘任。按以下程序进行：

（一）成立由医院领导、职能部门负责人、专家、职工代表组成的专业技术职务聘任领导小组。负责高级专业技术职务聘任的设岗论证、组织审查、评议推荐及中初级专业技术职务聘任工作。

（二）专业技术职务聘任工作按年度组织与实施。

（三）高级专业技术职务聘任遵循以下程序：

1．发布聘任通知并公布岗位设置方案；

2．本人应聘并资格审查；

3．竞聘演讲及群众评议；科室及职能部门业绩考核；

4．专业技术职务聘任领导小组评议推荐；

5．单位领导班子集体讨论确定拟聘人员，并将名单在本单位进行公示，公示时间不少于5天；

6．对公示无异议的拟聘人员，由单位法定代表人与受聘人员签订聘任协约，报区人社（职改）部门备案后办理聘用手续。

（四）中、初级专业技术职务聘任遵循以下程序：

1．发布聘任通知；

2．本人应聘并资格审查；

　　3. 科室及职能部门业绩考核；

　　4. 专业技术职务聘任领导小组评议推荐；

　　5. 单位领导班子集体讨论确定拟聘人员；

　　6. 由单位法定代表人与受聘人员签订聘任协约，报区人力资源和社会保障（职改）部门备案后办理聘用手续。

　　**第八条**　专业技术职务聘任期限一般为 1 年至 3 年，聘期满医院应及时办理续聘、解聘等手续。

　　**第九条**　在聘任过程中，对虽已取得相应专业技术资格，但基本条件或专业技术水平不符合聘用岗位要求的，可以高职低聘、延聘或缓聘。

　　**第十条**　考核管理：加强对专业技术岗位职务聘任后的目标考核管理。以岗位职责、聘约规定为依据，坚持领导与群众相结合、平时与定期相结合、定量与定性相结合的年度和聘期考核办法。考核结果作为专业技术人员续聘、高聘、低聘、解聘、奖惩、晋升等依据。聘任期内或聘任期满考核为"合格"及以上等次者可以续聘；考核为"基本合格"者实行低聘，对低聘者要提出整改要求，限期改进；考核为"不合格"者必须低聘或予以解聘；不参加考核的专业技术人员下年度不得聘任专业技术职务。

　　**第十一条**　专业技术人员实行按岗定酬，岗变薪变，工资变动从聘任之下月起执行。

　　**第十二条**　本办法自下发之日起施行。

　　**第十三条**　本办法由人力资源部负责解释。

## 十三、职员职位与技术保障职位聘任办法

　　**第一条**　根据《关于事业单位岗位设置管理实施细则的通知》，结合我院实际情况，特制定我院职员职位与技术保障职位（岗位）聘任暂行办法。

　　**第二条**　职员职位与技术保障职位（岗位）设置

　　在职能管理与技术、保障部门（含管理与专业技术职能并存的科室）设置职员职位与技术保障职位，主要反映职能管理或技术保障工作的层次以及职位职责任务的重要程度，体现管理协调、业务指导与问责关系。医院职员职位与技术保障职位

设置为六个等级，共九个职位：正院、副院、正主任、副主任、护士长级、管理保障高管、管理保障主管、管理保障干事和管理保障见习干事。职员职位与职员职级相结合构成职能管理岗位，技术保障职位与专业技术职务等级相结合构成技术保障岗位。职员职级、专业技术职务等级主要反映职员从事管理工作、技术保障人员从事技术工作的经历、业绩水平、工作效率、专业素质和能力。职能管理或技术保障岗位反映职员和技术保障人员的工作职责（含基本职责和具体职责）和任职的具体要求（包括专业技术职级和职员职级要求）。

**第三条**　正主任及以下岗位基本职责及任职条件

（一）科主任

基本职责

1. 对主管院长负责；

2. 全面负责本科室各项工作，组织实施和落实医院相关工作任务；

3. 组织拟定本科室工作范围内的重要规划、规章、方案、报告等；

4. 组织开展调查研究，为医院相关决策提供依据；

5. 代表本部门参加院内外重要活动；

6. 做好内外部相关的沟通、协调工作；

7. 负责本科室队伍、学科建设，建立、健全内部规章制度。

任职基本条件

1. 贯彻执行党的路线、方针和政策，政治素质较高，具有强烈的事业心和高度的责任感，全力投入管理工作，勇于开拓创新，具有奉献精神、服务意识和民主作风，全局意识强。

2. 熟悉医院相关工作，系统掌握履行岗位职责所需政策、理论知识和技能方法，具有较丰富的行政管理工作经验、较强的组织协调能力以及较强的表达能力。

3. 依法行政，规范管理，公道正派，诚信廉洁。

竞聘后聘任为科主任。

（二）副主任

基本职责

1. 对科主任负责；

2. 协助主任，负责本部门各项工作的具体落实。包括部门工作的安排、协调及落实；

3. 组织起草和审定本科室重要的报告、方案、规章及公文等；

4. 组织开展调查研究、分析；

5. 组织安排本部门负责的重要会议、接待等工作；

6. 代表本部门参加有关活动；

7. 负责本科室内部建设，指导本部门主管和干事开展工作；

8. 主任不在时，主持本科室工作。

任职基本条件

1. 具有强烈的事业心和高度的责任感，全力投入管理工作，有奉献精神、服务意识和民主作风。具有良好的职业素养，具有较高的政策理论水平、较丰富的行政管理工作经验和较强的沟通、协调能力；

2. 熟悉相关的政策、规章和工作程序，具有较强的文字表达能力；

3. 依法行政，规范管理，公道正派，诚信廉洁。

竞聘后聘任为副主任。

（三）护士长级

基本职责

1. 接受科主任的直接领导，负责本部门面向全院、相对独立的某一方面重要的管理或技术工作，包括若干任务艰巨、责任重大的专项工作的研究和实施，拟定本科室相关工作实施方案、计划；

2. 制定工作流程，规范工作程序；

3. 组织实施并协调处理与本职工作相关的各种事务；起草完成重要的公文、报告；

4. 指导、安排本部门主管和干事的工作；

5. 代表本部门参加院内外有关活动。

任职基本条件

1. 具有高度的工作责任心、良好的职业素养和服务意识，全力投入管理工作；

2. 熟练掌握履行岗位职责所需的理论知识和技能方法，具有较强的业务研究和组织、协调、管理能力，能够独立解决工作中的疑难问题，有较好的文字表达、综合分析能力，胜任较高水平工作报告和相关公文材料的撰写工作等。

3. 具有较高的政策理论水平等。坚持原则、依法行政，规范管理，公道正派，诚信廉洁。

竞聘后聘任为护士长级。

（四）管理保障高管

基本职责

1. 接受科主任的直接领导，负责本部门相对独立的某一方面重要的管理或技术工作，包括任务艰巨、责任重大的专项工作的研究和实施，拟定本科室相关工作实施方案、计划；

2. 制定工作流程，规范工作程序；

3. 组织实施并协调处理与本职工作相关的各种事务；起草完成重要的公文、报告；

4. 指导本部门管理保障主管、干事及见习干事开展工作；

5. 按照领导的授权，代表本部门参加院内外有关活动。

任职基本条件

1. 具有高度的工作责任心、良好的职业素养和服务意识，全力投入管理工作；

2. 熟练掌握履行岗位职责所需的理论知识和技能方法，具有较强的业务研究和组织、协调、管理能力，能够独立解决工作中的疑难问题，有较好的文字表达、综合分析能力，胜任较高水平工作报告和相关公文材料的撰写工作等。

3. 具有较高的政策理论水平。坚持原则、依法行政，规范管理，公道正派，诚信廉洁。

具有大学本科及以上学历且具备以下条件之一者：①具有科室副主任以上管理岗位工作经历；②聘任为行政九级职员职级满 15 年；③聘任为副高级专业技术职务；④聘任为高级技师职务；⑤获得大学本科及以上学历后从事管理工作 15 年以上。

（五）管理保障主管

基本职责

1. 对科主任负责；

2. 在科主任和副主任的领导下，负责本部门若干专项工作的研究和实施；

3. 起草拟定相关业务计划、实施方案，制定工作流程和程序；

4. 完成重要的公文或业务材料；

5. 组织安排重要的管理及保障工作；

6. 指导本部门管理保障干事和管理保障见习干事开展工作。

任职基本条件

1. 具有高度的工作责任心和良好的服务意识；

2. 熟练掌握履行岗位职责所需的理论知识和技能方法，具有较强的业务研究和组织能力，具备独立解决复杂问题的能力；

3. 有较好的文字表达能力，能够撰写一定水平的工作报告、公文或业务材料；

4. 公道正派，诚信廉洁。

具有大学专科及以上学历（工龄超过 20 年者可适当放宽）且具备以下条件之一者：①具有护士长以上管理岗位工作经历；②聘任为行政十级及以上职员职级满 10 年；③中级及以上专业技术职务或聘任为初级师专业技术职务满 8 年；④技师职务或聘任为高级工职务满 6 年；⑤大学本科及以上学历，从事管理工作 10 年以上。

（六）管理保障干事

基本职责

1. 在科主任和副主任的领导下，具体承办岗位规定的业务工作；

2. 负责业务过程中各种文档材料的起草、收发与管理；

3. 负责部门相关业务的信息化工作；

4. 负责日常的管理、保障等工作；

5. 完成部门领导布置的其他业务工作。

任职基本条件

1. 具备岗位所需要的能力和水平，有良好的服务意识和高度的工作责任心，能熟练掌握履行岗位职责所需理论知识和技能方法，具备独立解决问题的能力；

2. 了解相关工作制度和工作程序，有较高的办公自动化水平和一定的文字表达能力、沟通协调能力；

3. 能够撰写职责范围内的公文、报告等业务材料；

4. 公道正派，诚信廉洁。

具有硕士及以上学历学位，大学本科学历从事管理保障工作满一年，大学专科学历从事管理保障工作满二年，中专及以下学历从事管理保障工作满三年，聘任为十级及以上职员职级或十三级及以上专业技术职务或普工及以上职级。

（七）管理保障见习干事

基本职责

1. 在管理保障主管或管理保障干事的具体指导下，学习与熟悉相关岗位规定的业务工作；

2. 了解与掌握相关工作流程；

3. 承担一定范围的日常管理保障业务工作。

任职基本条件

符合以下条件者直接定为管理保障见习干事：新聘人员大学本科学历工作不满一年，大学专科学历工作不满 2 年，中专及以下学历工作不满 3 年。

（八）因工作原因由临床专业技术岗位变动或调整至管理保障岗位的工作人员，按照本人任职条件所对应的职位低聘一级，一年后考核合格聘至原职位。

**第四条** 行政职能科室职员职位与技术保障职位设置方案

在全院范围内，管理保障高管及以上、管理保障主管、管理保障干事等职员职位设置比例原则上按 3：3：4 控制。

科主任、副主任、护士长级职位按照干部管理权限设置。管理保障高管级职位由医院聘任领导小组提出设置方案，各部门要依据高管岗位基本职责制定和完善其具体职责和工作内容；管理保障主管和管理保障干事职位由各部门提出设置方案，明确岗位具体职责和工作内容，经医院聘任领导小组审批。

管理保障高管职位是部门内独立承担某一方面全局性管理工作的岗位，职位设置坚持按需设岗的原则。根据部门工作的必要性和重要程度，确定是否应设立相应的管理保障高管岗位。凡管理保障主管级能够胜任的工作，一般不设置管理保障高管岗位。管理保障高管岗位也是医院培养青年干部，建立专职骨干后备队伍的重要方式。

职员职位与技术保障职位设置方案每三年审定一次。年度调整由各部门提出，报医院聘任领导小组审批。

**第五条** 行政职能科室职员职位与技术保障职位聘任办法及程序

（一）行政职能科室职员职位与技术保障职位按照管理权限实行分级聘任、分层管理，正副院级由区委组织部等批准任命，正副科主任和护士长级由医院批准聘任。

（二）医院成立聘任领导小组，在医院院务会领导下开展工作。聘任领导小组由院长书记任组长，成员包括院领导及职员代表；聘任领导小组下设办公室，办公室设在人力资源部，负责职员职位与技术保障职位聘任的日常工作。

（三）各职能管理与技术保障部门聘任工作小组由本科室主管院领导担任组长，科室主任为副组长，职员代表为成员组成。

（四）聘任程序

1. 医院聘任办公室公布职员职位与技术保障职位设置方案、岗位职责及任职条件。

2. 科主任、副主任、护士长级职位按照干部管理程序，由院务委员会讨论决定。

管理保障高管职位由医院聘任领导小组批准与聘任。管理保障主管、干事、见习干事职位由各部门聘任小组讨论提出聘任意见（特殊情况科室可申请高聘或低聘，返聘人员最高可聘至管理保障主管），报医院聘任办公室审核、备案。

3. 医院聘任办公室公示管理保障高管职位聘任结果，各部门公示管理保障主管及以下职位聘任结果。

4. 聘为管理保障高管职位的人员由医院聘任领导小组组长聘任；其他岗位人员由组长授权各部门负责人聘任。

**第六条**　职员职位与技术保障职位相关待遇

职员职位与技术保障职位奖励性绩效工资按照相应职位系数与标准执行。

**第七条**　聘任工作要求

（一）明确岗位职责。职员职位与技术保障职位的基本职责已经明确规定，各行政后勤部门要在坚持基本职责的前提下，结合本部门实际情况确定、明晰、调整和完善具体岗位职责和工作内容。

（二）严格聘用条件。岗位任职条件包括本办法所确定的职位基本条件和各部门所确定的具体要求，在聘任过程中必须按照岗位任职条件，坚持公开、公平、公正、竞争、择优的原则。

（三）坚持以人为本，做好相关工作。各部门要做好深入细致的宣传动员和思想政治工作。要树立岗位意识，明确岗位职责，落实岗位责任，要通过有效地岗位管理，推进工作效率和绩效管理能力的提升。

## 十四、薪酬管理办法

### 第一章　总　　则

**第一条**　为进一步完善以岗位聘用为核心的用人制度和以体现岗位绩效为核心的分配制度，充分调动全院职工的积极性、主动性和创造性，提高用人效率，不断增强队伍活力和医院核心竞争力，根据《事业单位工作人员收入分配制度改革实施办法》结合医院实际情况，特制定本管理办法。

**第二条**　本办法适用范围为医院全体在编职工包含专业技术、管理及工勤技能人员的薪酬发放与管理。

**第三条**　医院以不同序列、不同岗位人员的分类管理为基础，实行岗位绩效工资制度。

**第四条**　岗位绩效工资由岗位工资、薪级工资、绩效工资和津补贴四部分组成。岗位工资主要体现职工所聘岗位的职责与要求；薪级工资主要体现职工的工作表现和资历；绩效工资主要体现职工的实绩和贡献程度，国家对绩效工资实行总量调控和政策指导；津补贴主要体现特殊岗位津贴。岗位工资和薪级工资为基本工资，执行国家统一的政策规定和发放标准。

## 第二章　岗　位　工　资

**第五条**　医院岗位分为专业技术、管理和工勤技能岗位。专业技术岗位设置13个等级，管理岗位设置4个等级，工勤技能岗位分为技术工岗位和普通工岗位，技术工岗位设置5个等级。不同等级岗位对应不同的工资标准，按所聘岗位执行相应的岗位工资标准。

**第六条**　专业技术人员按本人现聘专业技术岗位，执行相应的岗位工资标准。

聘用在正高级专业技术岗位的人员，执行一至四级岗位工资标准；

聘用在副高级专业技术岗位的人员，执行五至七级岗位工资标准；

聘用在中级专业技术岗位的人员，执行八至十级岗位工资标准；

聘用在助理级专业技术岗位的人员，执行十一至十二级岗位工资标准；

聘用在员级专业技术岗位的人员，执行十三级岗位工资标准。

**第七条**　管理人员按本人现聘用岗位（任命的职务）执行相应的岗位工资标准。

科级正职执行七级职员岗位工资标准；

科级副职执行八级职员岗位工资标准；

科员执行九级职员岗位工资标准；

办事员执行十级职员岗位工资标准。

**第八条**　工勤人员按本人现聘岗位（技术等级或职务）执行相应的岗位工资标准。

技师执行技术工二级岗位工资标准；

高级工执行技术工三级岗位工资标准；

中级工执行技术工四级岗位工资标准；

初级工执行技术工五级岗位工资标准；

普通工执行技术工六级岗位工资标准。

## 第三章 薪 级 工 资

**第九条** 对专业技术人员和管理人员设置 65 个薪级，对工人设置 40 个薪级，每个薪级对应一个工资标准，对不同岗位规定不同的薪资起点标准。

**第十条** 工作人员按照本人套改年限、任职年限和所聘岗位，结合工作表现，套改相应的薪级工资。

## 第四章 津 贴 补 贴

**第十一条** 按照国家有关规定，医院执行保留津贴及医疗保健津贴、护龄津贴等特殊岗位津贴补贴制度。

## 第五章 绩 效 工 资

**第十二条** 绩效工资分配以实绩和贡献为基础，以综合绩效考核为依据，合理拉开差距，突出服务质量、数量、强化定岗、突出业绩，向优秀人才及高科技含量、高风险和关键岗位倾斜。

**第十三条** 绩效工资由基础性绩效工资和奖励性绩效工资组成。基础性绩效工资主要体现地区经济发展水平、物价水平、岗位职责等因素，医院按国家政策逐月发放；奖励性绩效工资按照工作质量、工作效率、工作数量、技术难度、职业道德等综合考核的结果发放。

## 第六章 工资调整办法

**第十四条** 岗变薪变，薪酬随着岗位变化。医院职工岗位与职称变动后，从聘用的下月起执行新聘岗位或职称的工资标准。

**第十五条** 正常增加薪级工资。年度考核结果为合格及以上等次的医院职工，每年增加一级薪级工资，并从第二年的元月起执行。不能正常增加薪级工资的新参加工作的人员，见习期满的当年可作为考核年度。新调入本单位工作的人员，其正常增加薪级工资与本单位同类人员同步进行。截至当年 12 月 31 日按规定到达退休年龄的人员，次年不再正常增加薪级工资。

**第十六条**　津贴补贴标准的调整按国家相关规定执行。

## 第七章　高层次人才分配激励

**第十七条**　高层次人才分配激励措施

对有突出贡献的专家、学者和技术人员，继续执行政府特殊津贴。

对承担国家重大科研项目、获得重要研究成果的优秀人才，给予不同程度的一次性奖励。

对部分紧缺或者急需引进的短期高层次人才，经批准可实行协议工资。

## 第八章　新入职员工工资待遇

**第十八条**　新参加工作的专科、本科生，实行一年见习期，按政策执行见习期工资标准；硕士学位和博士学位毕业生在明确岗位前执行初期工资。

**第十九条**　在明确岗位后，按所聘专业技术、管理或工勤岗位执行相应的岗位工资标准。薪级工资按以下标准执行：高中、中专毕业生执行 2 级，专科毕业生执行 5 级，本科毕业生执行 7 级，获得双学士学位毕业生、未获得硕士学位研究生执行 9 级、获得硕士学位研究生执行 11 级，获得博士学位研究生执行 14 级。

## 第九章　离退休职工工资待遇

**第二十条**　离退休职工工资待遇按照国家相关政策规定执行。

## 第十章　薪　酬　管　理

**第二十一条**　薪酬管理由医院人力资源部负责规划和维护，医院核算部门负责奖励性绩效工资的分配和管理，医院财务部门负责薪酬发放。

**第二十二条**　按照财政部《关于印发〈行政事业单位工资和津贴补贴有关会计核算办法〉的通知》（财库［2006］48 号）规定，设立专门账簿进行工资核算管理，将发放给职工的收入一律纳入专门账簿核算，不得账外列支；同时建立职工个人工资银行账户，工资支付应以银行卡的形式发放，原则上不得发放现金。

**第二十三条**　给职工发放的奖励、酬金、补贴等各种收入，必须报薪酬主管部门与相关领导审核后，方可由财务部门发放。

## 第十一章　附则

**第二十四条**　本办法由人力资源部负责解释。

**第二十五条**　本办法自颁布之日起执行。

# 十五、人事制度改革实施方案

根据省、市、区各级政府《关于深化医药卫生体制改革的实施意见》及《深化卫生事业单位人事制度改革意见》精神，为进一步优化医院人力资源配置，加强人才队伍建设，规范管理措施，拓宽服务功能，夯实发展后劲，结合医院实际，制定《医院人事制度改革方案》如下：

（一）指导思想

坚持公立医院社会公益性，坚持德才兼备的用人标准，适应事业单位人事制度改革要求，为优化医疗卫生资源配置，提高医疗卫生服务质量奠定基础。通过引入竞争机制，建立政事职责分开、单位自主用人、人员自主择业、政府依法管理，配套措施完善的分类管理体制，为推动卫生改革和医院发展提供强有力的组织保证和人才支持。

（二）改革目标

建立符合医院可持续发展和工作特点的岗位管理聘用制度，全面推行以聘用制和岗位管理制度为重点的人事管理制度，形成人员能进能出，职务能上能下，待遇能高能低，人才结构合理，优胜劣汰，有利于优秀人才脱颖而出，充满生机和活力的用人机制和重实绩、重贡献的分配机制。

（三）改革原则

1. 坚持党管干部的原则；

2. 尊重知识，尊重人才的原则；

3. 公开、公平、公正、择优的原则；

4. 按需设岗，以岗择人，竞争上岗，按岗聘用，实行全员聘用的原则；

5. 考试与考核相结合的原则；

6. 以岗定薪，按岗取酬，岗变薪变的原则。

（四）改革范围

1. 改革的人员范围

正式在编在册的管理人员、专业技术人员和工勤人员。

2. 成立医院人事制度改革领导小组

组长：院长

副组长：党委书记、副院长、工会主席

成员：相关职能部门主任

领导小组下设办公室，办公室设在人力资源部，负责办理日常事务。

（五）改革的工作任务

1. 科学合理进行岗位设置

按照"总量控制，结构调整、精简高效"的原则，根据我院现有编制以及医院长足发展需求，人才结构和人才培养等多种因素，科学、合理设置部门、科室，按学科发展势头合理划分专业，根据科室承担的责任、风险、负荷等因素进行定岗定编，合理配置人员。

2. 实行全员聘用制度和岗位管理制度

根据岗位设置、岗位聘用方案，按照公开竞争、择优聘用、平等自愿、协商一致的原则，医院与管理人员、专业技术人员、工勤人员签订《聘任书》和《聘用合同》，明确双方的责、权、利，保证双方的合法权益。打破行政职务、专业技术职务终身制，由身份管理转向岗位管理。对管理人员、专业技术人员、工勤人员的聘期同步，聘期3年，期满后根据考核情况和相关程序择优重新聘用。

（1）院领导的聘任

按照《公立医院管理委员会章程》及《公立医院院长选拔任用及管理考核办法》规定的程序进行。

（2）中层聘任

1）医院行政职能部门、临床医技科室的中层干部及护士长采取在全院范围内逐步推行公开竞聘产生。按照本人申请、面试演讲、民主测评、组织考察、择优聘用的程序进行。实行2年一聘，竞争上岗实行中层干部任期目标责任制，院长和中层干部签定任期目标责任书，聘任期满根据考核结果决定解聘或续聘。

2）财务、采购、人事等重点部门的中层干部原则上连任不得超过4年。

（3）管理人员聘任

职能部门的一般管理人员实行竞争上岗，由科室聘任。重点部门重点岗位2年实行轮换岗位制度。

（4）专业技术人员聘任

专业技术人员实行专业技术职务聘任制。实行评聘分开，竞争上岗、择优聘用、定期考核。考取或评审获得的任职资格仅作为岗位聘任的条件之一，不与个人报酬待遇挂钩。医院根据业务发展和学科建设情况，确定各类专业技术职称的人员编制，并制定严格的专业技术职务聘任考核办法，通过考核和竞争确定最终聘任人选。由医院聘任的专业技术人员按所聘任的职称与薪酬待遇挂钩。

（5）工勤人员实行岗位聘任制

医院工勤岗位按需设岗，对工勤人员根据专业工种、岗位等级，实际能力等条件，实行竞争上岗、择优聘用、定期考核。工勤人员取得岗位技术等级，可作为岗位聘任的主要条件之一，不与个人报酬待遇挂钩。医院根据工作需要确定工勤人员编制，由医院聘任的工勤人员按所聘任的技术等级与薪酬待遇挂钩。

3．新进人员实行公开招聘制度

根据《事业单位公开招聘工作人员办法》，在编制空缺和岗位空缺的基础上，内部人员无法增补的，拟定公开招聘计划，上报人事部门，按照规定程序向社会公开招聘。

4．优秀人才及实用人才引进

根据医院的岗位需求建立优秀人才及实用人才引进管理办法，制定引进条件，落实优惠政策，积极引进学科带头人、高学历人才、实用性人才。以提高医院整体医疗质量技术水平。对于引进的优秀人才，经过评估并签订任期目标责任书，可以实行协议工资制。

5．聘后管理

（1）建立、健全完善的绩效考核制度。依据《医院绩效考核实施方案》《医院绩效薪酬分配方案》对管理人员、专业技术人员和工勤人员按照德、能、勤、绩、廉全面进行考核，并把考核结果作为续聘、辞聘、解聘、晋级、晋升、评先、评优、分配、奖励的主要依据。

1）中层干部原则上一年考核一次，对考核成绩排名最后3名予以诫勉谈话，连续2次考核不合格的予以解聘。

2）专业技术人员一年考核一次，一年考核不合格者不晋升薪级工资，不予晋升晋级。连续2年考核不合格者解聘。

3）管理及工勤人员一年考核一次，一年考核不合格者不晋升薪级工资，不予晋升晋级，连续 2 年考核不合格者解聘。

（2）落聘管理。根据《医院落聘、待岗及分流方案》中层管理干部落聘不再享受原岗位待遇。

1）专业技术人员落聘。高、中级职称人员落聘享受低一级职称的工资待遇（高职低聘），初级人员落聘待岗培训学习三个月，其间只发给基本工资，三个月后只发给基本工资的 70%，均不享受绩效工资；待岗学习期满（包括临床实践）由科主任提名可继续按程序聘用，期满仍不能聘用者，医院按照实际情况重新调整工作岗位。

2）管理人员、工勤人员落聘按照《医院落聘、待岗及分流方案》执行。

6. 建立解聘、辞退制度

（1）根据《事业单位人事管理条例》《全民所有制事业单位辞退专业技术人员和管理人员暂行规定》等文件精神，单位可以按照规定的程序解聘职工，职工也可以按照聘用合同辞聘。对不能完全履行聘任合同，又暂不够解聘条件的人员，可实行诫勉、转岗，限期改正，逾期不改的予以解聘。

（2）受聘人员在试用期内被证明不符合本岗位要求；连续旷工超过 15 个工作日，或者 1 年内累计旷工超过 30 个工作日的；违反工作规定或操作规程，发生责任事故，或者失职、渎职，造成严重后果的；严重扰乱工作秩序，致使医院、科室工作不能正常进行的；被判处拘役、有期徒刑、缓刑以及有期徒刑以上刑法收监执行，或者被劳动教养的，严重违反法律、法规和规章制度的其他情形。受聘人员有以上情形之一者，医院将随时与受聘人员解除合同。

（3）年度考核不合格且不同意调整工作岗位，或者连续 2 年年度考核不合格的；损害医院经济权益，造成严重后果以及严重违背职业道德，给医院造成极坏影响的；无理取闹、打架斗殴、恐吓威胁单位领导，严重影响工作秩序和社会秩序的；犯有其他严重错误的专业技术人员和管理人员可以辞退。

（4）中层干部解聘条件。全院所有受聘中层干部在聘期内不能履行工作职责，完成任期目标；组织能力、协调能力、管理水平差，导致科室管理混乱；不能正确处理医院、科室和个人利益之间的关系，无正当理由不服从工作安排，或因管理不善造成工作失误的；严重违反法律、法规和规章制度以及职业道德和医学伦理道德的情形。受聘中层有以上情形之一者，医院将随时与受聘中层解除聘用合同。

（5）专业技术人员和工勤人员解聘条件，科室受聘的专业技术人员及工勤人员在聘期内不能履行所聘岗位职责，经过培训或调整工作岗位，仍不能胜任的；缺乏大局意识，无协作精神，工作质量不高，常有差错过失发生，患者及工作人员投诉较多；劳动纪律涣散，不能完成本职工作。受聘人员有以上情形之一者，医院可随时与受聘者解除劳动合同。

7. 人员分流和未聘人员的安置工作

根据《医院落聘、待岗及分流方案》执行。

（六）工作要求

1. 统一思想，提高认识，强化领导。要讲政治，顾大局，求稳定，医院人事制度改革工作涉及面广、政策性强。关系到每个人切身利益，各科室要高度重视改革对医院建设和发展的重要性和必要性，积极参与，协调好各方关系，确保该项工作顺利进行。

2. 密切配合、分工协作、稳步推进。医院人事制度改革是一项较为复杂的系统工作，在实际操作中将会出现一些问题和矛盾，为此全院上下要相互配合，形成合力，加强沟通，共同解决难题，处理好改革、发展、稳定三者的关系，引导职工树立正确的工作理念，确保人事制度改革稳步推进。

3. 严肃纪律、加强监督。人事制度改革要以党纪、政纪做保证，切实增强职工的政治意识、责任意识、大局意识。严格执行国家政策，严守改革纪律，严格执行议事规则，圆满完成改革任务。

4. 本方案职代会通过后实施，未尽事宜，在以后的工作中予以补充完善。

# 第九章

# 医院绩效考核与分配管理制度

## 引 言

　　绩效管理是医院内部运营管理和战略管理的一个非常重要的组成部分。为深入剖析新形势下医院发展面临的挑战，了解改革趋势、围绕"提质增效"，加强绩效考核，充分调动员工积极性，促进医院发展可持续性。医院积极探索强化"医院内部管理"模式，充分运用现代管理的思想、方法和手段，抓住瓶颈问题，解决突出矛盾，实现转型持续发展，是医院管理者迫切需要解决的问题。医院实行成本核算，及时进行全面绩效改革及重新设计薪酬体系，提出了"实行以服务质量及岗位工作量为主的综合绩效考核和岗位奖励性绩效工资制度"，抓住医院内部管理的关键——综合绩效评价，实施绩效管理体系变革。绩效管理体系作为医院内部管理体系的一个重要组成部分，在对提升医院的核心竞争力方面的作用也越来越大，因此，不断优化医院的绩效管理制度成为当今医院亟待解决的主要问题之一。

## 一、奖励性绩效工资分配管理制度

　　（一）为加快推进医院薪酬制度改革试点工作，建立公平合理的绩效考核机制和分配体系，落实医院人才评价机制，推动建立多劳多得、优绩优酬的激励机制，充分发挥奖励性绩效工资的激励导向和杠杆作用，着力构建符合医院发展规律和人才成长规律体系，构建导向明确、公平公正、公开透明、体系完善的奖励性绩效工资考核分配体系，调动医务人员积极性和主动性。根据省市区《关于印发薪酬制度改革试点工作实施方案的通知》文件要求，结合医院特点，制定相应合理的奖励性绩效工资分配与管理制度，不准将医疗卫生人员个人收入与药品和医学检验收入挂钩。

　　（二）设立医院薪酬制度改革领导小组，人力资源部组织实施全院绩效考核工作；核算办负责全院奖励性绩效工资分配管理工作，并有相关程序与制度。

（三）奖励性绩效工资分配原则

1. 实行"成本核算，效益优先，质量考核，动态管理"的原则。

2. 与公立医院薪酬制度改革政策、法律法规等保持一致，与医院的管理及成本核算、绩效考核、分配管理办法相衔接原则。

3. 逐步健全和规范医院绩效管理制度，突出医疗质量、技术水平、医疗服务在医院绩效考核中的权重。绩效分配的导向，凸显公益性，突出业绩贡献原则。

4. 本着向临床一线，向高技术、高难度和高风险的技术岗位倾斜原则，体现多劳多得，优劳优酬。

5. 总额预算，以收定支。积极推动落实"两个允许"（允许医疗卫生机构突破现行事业单位工资调控水平，允许医疗服务收入扣除成本并按规定提取各项基金后主要用于人员奖励）。

6. 个人收入不与业务收入直接挂钩。

（四）奖励性绩效工资总量核定和激励的导向作用

结合医院经营预算，奖励性绩效工资总量按医院医务性收入（不含药品和材料收入）的一定比例预算核定，参照定岗定编、近几年医院奖励性绩效发放情况以及行业情况，核定奖励性绩效工资总额，按照医、护、技、药、管分类核算。

1. 奖励性绩效工资分配，激励的导向要向工作量、工作质量和效率挂钩。医务人员奖励性绩效的多少与收治患者的多少、收治病种的疑难程度、技术风险程度相关，同时与资源的消耗、效率相关。

2. 奖励性绩效工资分配方案充分体现医、护、技、药、管等不同岗位差异，兼顾不同学科之间的平衡，应向临床一线、业务骨干、关键岗位和高风险高强度岗位的医务人员倾斜，体现知识、技术、劳务、管理等生产要素参与分配的价值，避免"大锅饭"。

3. 医务人员的工作业绩和劳动过程中的效率、质量，包括服务的满意度和资源的消耗情况，应用平衡计分卡管理工具，督导绩效指标和考评标准，解决医院不同类别的考核对象，在完成绩效工作量过程当中综合评价医疗质量与安全、效益，患者满意度以及医疗效率、费用控制，包括资源消耗、成本控制等情况。

（五）各类别人员奖励性绩效工资的核算办法

1. 临床医生的奖励性绩效工资，根据其预算总额切分为三部分，即工作量绩效工资 50%、风险责任绩效工资 20% 和成本控制、效率绩效工资 30%。

单项考核奖惩：次均费用、药品占比、耗材占比、平均住院日按医院相关规定指标考核；病历质量点评、残疾鉴定以及新技术新项目临床应用等项目，按病案科和医务部等职能科室考核兑现。

临床医生奖励性绩效工资按照科室二级分配方案执行，由科室绩效考核小组考核，主任签字后发放。

2. 护理人员奖励性绩效工资核算办法

护理人员绩效工资根据其预算总额切分为三部分，即工作量绩效工资50%、综合风险责任绩效工资20%和成本控制、效率绩效工资30%。

单项奖惩：护理质控安全、新技术新项目、临床应用等奖励，按护理部等职能科室考核兑现。

临床科室护理人员奖励性绩效工资按照二级分配方案执行，由科室绩效考核小组考核，主任、护士长签字后发放。

3. 医技人员奖励性绩效工资核算办法

医技人员奖励性绩效工资根据其预算总额切分为两部分，即70%工作量积点标化法绩效工资和30%收入成本费率绩效工资。

单项奖惩：新技术、新项目、临床应用等奖励，按医务部等职能科室考核兑现。

医技科室人员奖励性绩效工资按照二级分配方案执行，由科室绩效考核小组考核，主任签字后发放。

4. 药剂科奖励性绩效工资核算办法：按照门诊处方量和住院患者医嘱等关键指标，通过与处方点评量等确定绩效工资的发放额度。按照二级分配方案执行，由科室绩效考核小组考核，主任签字后发放。

5. 行政后勤人员（包含中层管理人员）奖励性绩效工资核算办法

行政后勤人员通过明确任职资格和岗位职责，确定保障职位的岗位系数。按照其绩效工资总额占比和所有职能科室岗位系数总和，算出岗位系数与工作职责履行情况、任务目标完成情况、关键指标考核结果等挂钩，确定每个岗位实际所得的奖励性绩效工资额。

（六）科室的二级分配

1. 医院制定下发科室二级分配指导原则和意见。

2. 科室按照医院下发指导原则和意见，结合本科室的实际情况制定二级分配方案，并上报核算办备案。医院在指导科室二级分配的过程中，本着"科室自主、医院引导、方案报备、过程监控"的原则，进行督查核实，确保各科室按照预先制定的二级分配方案发放绩效工资。

3. 科室二级分配的原则是：以各项工作量、质量考核为核心指标，结合技术难度、风险程度、成本控制、满意度等进行二级分配。

## 二、绩效考核办法

结合医院实际情况，制定本绩效考核办法。

### （一）绩效考核的目的

1. 促进医院综合改革各项政策措施的落实，建立以公益性为核心，以结果性指标为导向，涵盖社会效益、医疗服务、综合管理、可持续发展等维度的综合考核体系。使全院干部职工进一步明确医院的战略目标任务和各项工作的要求，并按绩效衡量标准开展工作和履行职责。

2. 使医院全局和科室局部以及员工个人岗位目标达成共识，通过目标逐级分解和考核，促进医院整体综合目标的实现。

3. 对员工的业绩贡献进行比较科学、合理的评估，为薪酬发放、晋升晋级、成长平台的创造等提供重要依据，从而提高员工的积极性和创造性。

4. 促进上下级沟通和各科室间的相互协作，提高医院整体的运营效率。

5. 寻找医院管理中的短板，优化工作流程，提高医院整体的管理水平。

6. 医院通过评价员工的工作绩效、态度、能力和素质等，帮助员工提升自身工作水平和综合素质水平，从而有效提升医院的整体绩效。

### （二）绩效考核的原则

1. 坚持公益导向原则　突出公立医院公益性，着眼公众健康，将维护群众健康权益和履行公共服务职能作为绩效考核的主要内容。

2. 坚持科学公正原则　医院制定的考核办法和考核标准要能真正贯彻落实，能够充分适用于医院当前的实际。坚持实事求是，用事实说话，用数据说话。要将考核方法、考核责任、考核结果的应用在考核实施前向员工公开，建立结果公开、多方参与的监督机制，强化信息技术支撑，确保考评结果的公信度。

3. 坚持分类分级原则　按照管理层级和科室类型，分级分类实施医院绩效考核。对不同岗位和不同级别的人员，绩效考核在内容和方法上都应有所差别。

4. 坚持激励约束原则　将考核结果作为薪酬发放、晋升晋级、成长发展的重要依据，奖优罚劣，拉开差距，促进绩效考核持续改进。

## （三）绩效考核的范围

本绩效考核办法适用于医院各部门、各科室和各岗位员工。

## （四）绩效考核的实施

### 1. 建立完善绩效考核体系

（1）成立薪酬绩效工作领导小组

组长：院长

成员：党委书记、副院长、工会主席及主要职能部门主任

职责：

1）全面领导医院薪酬、绩效管理工作。

2）负责绩效考核效果评价与薪酬分配的协调工作。

3）对薪酬、绩效管理中发现的问题进行决策。

4）监督薪酬、绩效的执行落实。

薪酬绩效工作领导小组下设办公室，办公室设在人力资源部，全面负责医院薪酬、绩效管理日常工作的组织实施及协调。

（2）成立医院绩效考核委员会

主　任：院长

副主任：党委书记、副院长、工会主席

成　员：职能部门主任、部分临床医技科室主任

绩效考核委员会下设绩效考核办公室，办公室设在人力资源部，全面负责医院绩效考核工作的组织实施及监管。

主要职责：

1）组织制定和完善绩效考核相关办法、标准，收集考评过程中出现的问题，总结分析绩效考核结果，为持续改进绩效考核提出新的意见和办法。

2）组织进行绩效考核的培训，针对某些部门或某些专题，进行咨询和辅导。

3）组织实施绩效考核，检查、监督绩效考核工作执行情况。

4）负责收集、整理、汇总各部门绩效考核结果，为科室绩效分配提供依据，并及时形成绩效考核通报反馈给各受检部门。

5）定期（每季度）召开绩效考核反馈会议，对考核中存在的问题进行点评，指导、督促持续改进。

6）接受、处理科室、员工有关绩效考核的投诉。

（3）建立 4 个考核组，全面负责对全院临床、医技（含药剂）、护理、行政后勤科室的考核、考核成绩的汇总上报。

（4）各科室建立由科主任为组长、护士长及其他工作人员任组员的科室绩效考核小组，负责科室绩效考核办法制定、每月对科室员工的考核及绩效分配。

## 2．工作要求

（1）人力资源部负责组织修订绩效考核办法，并组织对各部门主任进行绩效考核的培训。

（2）逐级分解医院工作目标至科室、员工，形成科室及员工绩效考核指标。

（3）人力资源部组织 4 个考核组按照绩效考核办法及标准对所有科室进行考核，各科室考核小组对员工进行考核。

（4）人力资源部负责收集、汇总所有科室考核结果，编制绩效考核通报，报医院考核委员会。

（5）绩效考核委员会审核考核结果，必要时可听取有关部门的专题汇报，对重点结果进行讨论和平衡，纠正考核的偏差、确定最后的评价结果，交核算办公室核算科室绩效工资。

### 3．绩效考核的方法及内容

（1）绩效考核方法

1）年度考核

科室综合目标考核，由院长办公室负责，与年度科室评先评优挂钩。

医德医风考核，由党委办公室负责，用于医德医风评价，与晋职晋升评先评优挂钩。

中层干部述职考核由党委办公室负责，与干部管理绩效挂钩，并作为评先评优的依据之一。

专业技术人员年度述职及全院员工年度考核由人力资源部组织逐级进行，为晋职晋升、评先评优、聘任、劳动合同签订的依据。

质量安全考核由医务部负责，用于专项绩效奖励。

继续医学教育由医务科、护理部负责，与晋职晋升、聘任、评先评优挂钩。

科研教学工作由科教部负责，用于专项奖励。

不良事件上报由医院质量安全管理办公室负责，与年度科室评先评优挂钩。

2）季度考核

职能部门绩效考核，由院长办公室负责，与职能科室绩效挂钩，并作为评先评优的依据之一。

3）月考核

临床医疗、临床护理、医技、药剂科室的绩效考核由四个考核组负责，按照医、护、技、药4个序列与月绩效工资挂钩。

（2）绩效考核内容

1）科室绩效考核按照医、护、技、药、管分为临床医疗、临床护理、医技科室（含药剂）、行政职能部门的考核。

A．临床医疗考核：核心指标按医院规定标准完成，超出部分按比例直接从绩效中扣罚，当月扣罚不超过绩效总额的20%，每半年核算一次，进行返还。临床医疗质量绩效考核由医疗组（内科组、外科组）组长负责，医务部牵头各考核部门及专家成员参加（管理、院感单独进行），每月集中进行一次考核，考核结果由各考核部门报人力资源部汇总。

**临床医疗核心指标（KPI）考核标准**

| 考核项目 | 考核部门 |
|---|---|
| 平均住院日≤标准要求 | 医务部 |
| 住院药品比例≤标准要求 | 药剂科 |
| 门诊药品比例≤标准要求 | 药剂科 |
| 住院次均费用增幅≤标准要求 | 医保合疗部、财务部、信息管理部 |
| 门诊次均费用增幅≤标准要求 | 医保合疗部、财务部、信息管理部 |

**临床医疗质量绩效考核标准**

| 考核项目 | 考核内容及方法 | 分值 | 考核部门 |
|---|---|---|---|
| 患者满意度 | 以"住院患者满意度测评量表"调查 | 6分 | 党办 |
| 服务、医德医风 | 科室服务质量、医德医风、投诉管理、廉洁行医考核标准 | 6分 | 党办等 |
| 医疗质量及安全 | 临床医疗质量绩效考核标准 | 42分 | 医务部 |
| 病案质量 | 临床科室病历质量考核标准 | 10分 | 病案科 |
| 院感质量 | 临床科室医院感染管理质量检查考核标准 | 10分 | 感控部 |
| 科室综合管理 | 科室综合管理考核标准 | 5分 | 院办等 |
| 医保农合管理 | 临床科室基本医疗保险工作考核标准 | 8分 | 医保合疗部 |
| 门诊综合管理 | 门诊综合管理考核标准 | 5分 | 门诊部 |
| 培训及技能考核 | 临床医疗质量绩效考核标准 | 3分 | 医务部 |
| 教学活动 | 临床教学考核标准 | 5分 | 科教科 |
| 合计 | | 100 | |

B. 临床护理考核，满分为 100% 与总绩效挂钩。由护理院感组组长负责，护理部、感染控制部、药剂科及专家成员参加（管理单独进行，医保合疗随医疗组进行）每月集中进行一次考核，考核结果由各考核部门报人力资源部汇总。

**临床护理绩效考核标准**

| 考核项目 | 考核内容及方法 | 分值 | 考核部门 |
|---|---|---|---|
| 患者满意度 | 以"住院患者满意度测评量表"调查 | 6分 | 党办 |
| 服务、医德医风 | 科室服务质量、医德医风、投诉管理、廉洁行医考核标准 | 6分 | 党办等 |
| 护理质量 | 临床护理质量绩效考核标准 | 44分 | 护理部 |
| 院感质量 | 临床科室医院感染管理质量检查考核标准 | 10分 | 感控部 |
| 科室综合管理 | 科室综合管理考核标准 | 6分 | 院办等 |
| 医保农合管理 | 临床科室基本医疗保险工作考核标准 | 8分 | 医保合疗部 |
| 药品管理 | 病区药品管理绩效考核标准 | 10分 | 药剂科 |
| 培训及技能考核 | 临床护理质量绩效考核标准 | 5分 | 护理部 |
| 教学科研活动 | 临床护理质量绩效考核标准 | 5分 | 护理部 |
| 合计 | | 100 | |

C. 医技科室（含药剂）的考核，满分为100%与总绩效挂钩。由医技组组长负责，医务部、科教部及专家成员参加（管理单独进行），每月集中进行一次考核，考核结果由各考核部门报人力资源部汇总。

医技（含药剂）科室绩效考核标准

| 考核项目 | 考核内容及方法 | 分值 | 考核部门 |
|---|---|---|---|
| 患者满意度 | 以"门诊医技科室患者满意度测评量表"调查 | 8分 | 门诊部 |
| 服务、医德医风 | 科室服务质量、医德医风、投诉管理、廉洁行医考核标准 | 7分 | 党办等 |
| 医疗质量及安全 | 医技科室质量绩效考核标准 | 48分 | 医务部 |
| 院感质量 | 医技科室医院感染管理质量检查考核标准 | 14分 | 感控部 |
| 科室综合管理 | 科室综合管理考核标准 | 13分 | 院办等 |
| 培训及技能考核 | 医技科室质量绩效考核标准 | 5分 | 医务部 |
| 教学活动 | 临床教学考核标准 | 5分 | 科教科 |
| 合计 | | 100 | |

D. 行政职能部门考核，由院长负责，院长办公室、质量安全管理办公室每季度组织实施一次，考核结果由院长办公室汇总后报医院绩效考核委员会审定，由核算办核算科室绩效工资。

考核从岗位履职、工作质量及工作任务完成情况进行评价。其中岗位履职、工作质量考核占50%，工作任务（包括月度工作目标完成、指令性工作完成、各类会议决议落实）完成情况考核占50%。

岗位履职、工作质量考核按《院领导对行政职能部门管理与服务评价》及《临床医技科室对行政职能部门管理与服务评价》结果评定打分，其中院领导评价占20%，临床医技科室评价占30%。

工作任务完成情况考核为各职能部门年工作计划分解的月度工作目标任务、指令性工作任务、各类会议决议落实，由院领导根据工作计划完成情况给予综合评定打分。

2）科室主任（含副主任、护士长）的绩效，以本科室每月总考核分数作为考核分，100%由核算办核算本人绩效。

3）科室员工考核

A. 科室员工绩效考核根据不同系列可分为医疗、护理、医技（含药剂）及行政管理人员的绩效考核。

B. 科室员工绩效考核主要以岗位职责和月度工作目标任务为依据，其考核的重点是以履行岗位职责情况，工作量、工作中所表现出来的技术水平、服务能力、工作质量和服务对象的满意度以及创造的实际绩效等为依据。考核办法由科室根据本科室专业特点和年度工作计划制订，方案交医院人力资源部备案。

C. 各科室员工考核每月系统地进行一次。由各科主任、护士长负责，科室绩效考核小组成员参加，人力资源部协调、督导，考核结果与科室 2 级分配直接挂钩。

## （五）绩效考核结果的应用

1. 绩效考核结果用于核算单元绩效工资的分配（实得绩效工资＝核算绩效工资总额×考核分数 %±单项奖罚金额），并用于科室年终评选先进及奖励的依据。

2. 科室员工绩效考核成绩作为员工绩效工资发放、聘任、评选先进、职称晋升、晋级、合同签订等的重要依据。

## （六）绩效考核要求

1. 开展绩效考核是深化人事制度改革，进一步实现突出岗位绩效激励功能的要求，做好这项工作直接关系到医院改革、发展、全局稳定。为此，各部门及科室要高度重视绩效考核工作，要进一步制定和完善科室的绩效考核办法，并报人力资源部备案。

2. 绩效考核要本着科学严谨、认真负责的态度，严格按照标准进行公正、公平、公开的考核。要及时研究考核中的新情况、新问题，对考核中拿不准、吃不透的问题及时报人力资源部。

3. 各负责绩效考核部门要在考核后 5 个工作日内，将本部门所负责的绩效考核记录和考核结果报送人力资源部，人力资源部对各种考核结果进行汇总，报医院绩效考核委员会对考核结果进行审定。

## 三、成本核算管理制度

1. 为加强医院的内部管理，完善成本核算管理机制，降低医疗运行成本，提高医院资产的利用率，根据《医院财务管理制度》的有关要求，结合医院绩效管理和评审评价工作实际，特制定本制度。

2. 医院成本核算管理的目的是通过建立健全医院成本核算管理组织体系、工作制度和规范标准，增强全院人员的成本控制意识和经济管理责任，合理改进成本核算工作流程，完善成本核算手段与方法，正确核算分析医疗服务成本，从而客观地反映医疗经费预算需求，合理计划与分配医疗服务收益，保证服务质量，减少消耗，提高效益，使医院更加适应新经济条件下的可持续发展需要。成本管理的基本任务是：通过成本预测、成本计划、成本控制、成本核算、成本分析和成本考核，反映医院的经营成果，挖掘降低成本的潜力，努力降低医疗运行成本。

3. 医院成本核算的原则

（1）医院成本核算应遵循真实性、准确性、及时性、合法性、可靠性、相关性、分期核算、按实际成本计价、收支配比、一致性、重要性等原则。

（2）医院成本核算执行制造成本法，实行权责发生制。

4. 医院成本核算管理的职责：在院长领导下，按分工职责实行成本管理责任制。

（1）院长对成本管理的主要责任：

1）贯彻执行国家以及医院有关成本核算管理的制度，直接领导医院的成本管理工作。

2）组织建立成立管理责任制，将成本费用指标分解下达到各职能部门和有关科室、班组，实行归口管理。

3）组织与领导各职能部门，提高服务质量，降低成本，完成各自成本计划。

4）定期组织经济活动分析会，检查成本计划执行情况，针对管理中存在的问题，采取措施，改进经营管理。

（2）总会计师对成本管理的主要职责：

1）协助院长组织领导医院的成本核算管理工作，组织编制、执行成本计划、控制成本开支、健全成本核算制度、开展成本预测、分析工作。

2）宣传国家和医院有关成本管理政策和制度，严格执行财经法纪，参与重大经济合同和经济协议研究和审查。

3）定期检查成本计划和执行情况，及时提出医药经营中需解决的问题，并向院长报告，协调解决。

4）协助院长协调各业务部门之间的关系，解决成本核算中的交叉对口问题。

（3）核算办作为成本核算的责任部门，其管理职责是：

1）制定医院的成本核算管理办法。

2）监督和指导科室（部门）成本核算。

3）核定、考核科室成本计划执行情况。

4）汇总编制各部门的收入成本明细表。

5）进行成本的预测、控制、分析工作。

（4）医疗医技科室的管理职责：

1）以降低成本、增加效益为成本核算管理的重点。

2）加强科室内部事务管理，各种仪器设备、医用消耗材料、药品、试剂、卫生被服等实物要有专人负责登记、保管，交接班时清点数量；科室内物品定期盘点、报损、核销，并于规定时间向有关部门报送报表。

3）严格遵循计算网络操作规程。及时、准确登录或统计医疗信息，保证各项医疗基础数据的完整、准确。

（5）物资供应科室的管理职责：

1）各项实物支出必须符合医院有关规定，严格按计划采购。

2）建立、健全实物管理制度。

3）健全物资和固定资产实物账，并按有关规定进行核算。

4）限期报送上月各单位实物消耗成本核算报表。

（6）行政后勤管理科室的管理职责：

1）根据上年度成本费用开支情况，制定本年度的费用预算，经批准后进行全程控制。

2）严格控制各项行政管理费用，按审批权限开支。

3）厉行节约，努力提高资金使用效益。

4）按规定对医院投入的人员经费，水电气，洗涤、消毒供应以及固定资产折旧等成本进行核算，制定院内服务价格，对所有服务项目均实行有偿服务。

5）按规定期限向各主管部门和领导报送成本核算各类报表及有关分析报告。

5. 医院成本核算的内容

（1）医疗收入核算，分为门诊收入和住院收入

门诊收入：挂号收入、诊察收入、检查收入、治疗收入、手术收入、化验收入、其他收入。

住院收入：床位收入、诊察收入、检查收入、治疗收入、手术收入、化验收入、护理收入、其他收入。

（2）医疗支出核算，分为基本支出和项目支出

基本支出：人工成本、日常公用支出和对个人和家庭的补助支出。

人工成本：基本工资、津贴、绩效工资、薪金福利等以及各种社会保险费。

日常公用支出：专用资料购置费、维修费等。

对个人和家庭的补助支出：职工福利费、退休费。

项目支出：更新改造费、购置费、修缮费。

（3）医疗收支结余医疗收支结余＝医疗收入－医疗支出

6. 科室层面的成本核算，实行院科两级核算。

科室成本核算是指将医院在医疗服务过程中所发生的各种耗费，以科室为核算对象进行归集和分配，计算出科室成本的过程。科室区分为以下类别：临床服务类、医疗技术类、医疗辅助类和行政后勤类等。

（1）科室收入：一般包括直接收入和间接收入两部分。直接收入是指由一个核算中心利用本科室人员和设备，独立完成医疗工作所取得的收入，没有交叉性或交叉性不明显。间接收入是指由两个或两个以上的科室协作完成医疗工作，并由开单科室与执行科室之间按一定比例分配，有明显的交叉性。

1）科室直接收入：全额计入科室收入，主要包括床位费、治疗费、材料费、护理费、特护费、仪器费、陪人费等。

2）科室间接收入：按一定比例计入科室收入（开单科室）；药品不进入科室核算，同时制定药品控制比例。

3）门急诊科室、临床科室门诊直接收入：包括挂号费、诊察费、各项处置费、检查费、手术费、医材费、监护费、急诊床位费、注射费等本科室各项收入，按100%计入。

4）门急诊科室、临床科室门诊间接收入：按一定比例计入科室的收入（开单科室）。

5）医技科室的收入是总收入减去临床科室提取后的收入。

6）CT、大C臂机引导下的介入穿刺手术费、治疗费（不含穿刺材料费）按比例在患者所在临床科室与CT室、介入室之间分配。

7）患者欠费，按相应的欠费项目，不作为临床和医技科室的收入。欠费收回后作为相应科室的收入。

（2）科室成本：在间接成本暂不分摊的情况下，包括固定成本和变动成本。

固定成本，主要包括：人工成本、设备仪器折旧、大修费用、房屋折旧等固定成本中人员费用按实际发生额计入成本，其他固定成本以折旧方式计入成本。

1）人工成本：包括人员工资、医疗保险、社会保险费（包括养老、失业保险）、公积金、基础性绩效工资、午餐费、福利费、合同工工资、返聘人员工资等。

2）房屋占用费：旧楼按1元/平方米，新建楼按2元/平方米。

3）设备折旧：按常规年限法折旧。包括医疗设备、其他设备、总务设备、网络设备、微机设备等。

变动成本，主要包括：低值易耗品、办公用品、水电气、维修费用、洗涤费用、试剂、交通费、电话费、加班费、差旅费、临时工费、医疗事故补偿费等，除医院特殊规定的外，全部按实际发生额计入科室。

（3）手术室、介入室、CCU和重症监护室的收入、成本核算。

手术室、介入室、CCU和重症监护室的收入全部分计到相对应的科室，其房屋折旧、人工成本、公用器械根据给各科室核定的手术量和床日数按配比原则分摊到各科室。专科器械根据给各科室核定的手术量按配比原则分摊到使用科室。超过核定量的手术按配比原则分摊到相关科室。

（4）对行政、后勤科室的变动成本实行定额管理方法。成本定额包括复印费、办公用品、洗涤用品、杂品、医用表格、卫生材料等。

7．其他特殊情况

（1）由于新购设备、设备维修等原因造成支出较大时，可以申请成本分期扣款，递延待摊。

（2）凡是因器械、材料等非固定成本请领过多造成收不抵支，成本可以延续到以后分期扣除，但要到核算办办理登账递延的手续。

（3）对于科室学科建设购进大型设备或新建科室，第一年不承担设备折旧，特殊大型设备根据情况在成本分摊比例上可给予政策倾斜。

（4）院领导和行政科室干部参加专家门诊等医疗行为，其收入、支出和一次性医疗用品消耗及其处置收入归所在诊疗科室。

（5）各核算责任部门和职能部门应在规定时间内保送各种核算报表。

（6）核算办每月15日左右向科室下发上月收支明细表，各科室给予三个工作日核对，在核对无误后由科室主任签字认可，进行科室奖励性绩效工资核算。

（7）本办法由核算办解释。原管理办法自发布之日起废除。

# 第十章 医院人才培养培训管理制度

**引 言**

　　为规范在岗职工培训，使在岗职工在整个职业生涯中，保持高尚的职业道德，不断提高专业工作能力和业务水平，提高服务质量，制定以下制度。

## 一、员工岗前培训制度

　　1. 每年对新到岗的职工实行岗前教育，岗前集中培训的时间不得少于一周。

　　2. 岗前职业教育主要内容有：法律法规与理念教育，医疗卫生事业的方针政策教育，医学伦理与职业道德教育，医院文化、医院工作制度、操作常规、医疗安全管理措施及各类人员岗位职责，医学文件（病历）书写的基本规范与质量标准，心肺复苏的基本技能，当地医疗卫生工作概况及所在医院情况，现代医院管理和发展以及消防安全知识及技能培训等有关内容。

　　3. 新上岗的职工，要依照本制度认真自学，岗前教育要经院方考核合格者方可上岗。

　　4. 岗前教育集中培训应与试用期教育结合起来。新上岗的医务人员在试用期内，除进行专业技术培训外，还须坚持岗位教育培训，并在试用期结束前作出评价。

## 二、在岗职工规范化培训制度

　　1. 根据国家继续医学教育的有关规定，医院必须实行在岗职工终身培训教育，抓好人才培训工作，从严要求，进行正规训练。

　　2. 医院在岗职工继续教育工作规范化培训包括：专科培训、亚专科培训及终身继续教育三阶段；设专人管理，在主管院长领导下，负责计划、组织和考核工作，建立技术档案。

3. 医院和科室应当制订出在职职工继续教育规范化培训计划，以及保证计划完成的具体措施。

4. 对所有职工的培训，都要强调从基本理论、基本知识和基本技能入手，可采用岗位实践、脱产进修、建立导师制等多种途径，不断提高和深化专业理论、实践能力以及外语水平。

5. 医院定期检查培训计划执行情况，至少一年一次。对培训人才成绩突出的科室，应予奖励。

## 三、卫生专业技术人员轮岗、转岗的岗前培训制度

1. 各科室要对轮岗、转岗的职工实行上岗前培训。岗前培训的时间不得少于一周，特殊、重点科室（如手术室、重症医学科等）岗前培训的时间不得少于三个月。

2. 各科室根据轮岗、转岗专业技术人员的岗位性质及已具备的专业基础，计划岗前培训的内容、时间与培训方式，并组织实施。

3. 岗前培训的内容需涵盖以下几方面：

（1）所在部门服务宗旨、基本情况、组织结构与成员介绍；

（2）所在部门提供的服务范围以及与提供服务相关的制度和程序；

（3）所在岗位的职责及工作流程；

（4）所在岗位必备的专业知识和工作技能；

（5）职业安全与职业卫生。

4. 培训方式由所在部门根据培训内容和人数等因素自行确定。

5. 岗前培训结束经科室考核合格者方可上岗。

## 四、卫生技术人员继续医学教育实施办法

### 第一章　总　　则

**第一条**　为实施医院发展战略，强化人才队伍建设，促进医院继续医学教育发

展，适应医学科学技术进步和社会卫生事业需要，根据卫生部《继续医学教育规定（试行）》《专业技术人员继续教育条例》，结合我院实际，制定本实施办法。

**第二条**　继续医学教育是继毕业后医学教育之后，以学习新理论、新技术、新方法为主的一种终生教育。旨在使卫生技术人员在整个职业生涯中，保持高尚的职业道德，不断更新、补充、提高、完善知识结构，提高专业工作能力和业务水平，提高服务质量，以适应医学科学技术和卫生事业的发展。

**第三条**　以完成毕业后医学教育培训为基础，医院实施卫生技术人员全员继续教育制度。参加继续医学教育是卫生技术人员应享有的权利和应履行的义务。

**第四条**　接受继续医学教育的卫生技术人员应根据本人的实际情况和工作需要，选择参加与本人专业和岗位工作相关的继续医学教育活动。

## 第二章　组　织　管　理

**第五条**　医院成立继续医学教育领导小组。

组　长：院长

副组长：各分管院领导

成　员：人力资源部、医务部、科教部、护理部及各临床、医技科室主任、护士长。

领导小组职责

1. 负责制定医院继续医学教育实施办法，组织实施；

2. 审查与批准各部门继续医学教育计划；

3. 对全院继续医学教育工作进行指导、监督、协调、检查、评价、总结，持续改进继续医学教育工作。

领导小组下设办公室，办公室设在人力资源部，由人力资源部主任兼任办公室主任，负责日常工作。

**第六条**　医务部、护理部具体负责医疗（含医技）、护理专业继续医学教育计划的制定、实施与督导检查，建立继续医学教育信息库，定期统计、评价、考核。

**第七条**　继续医学教育工作实行全院统一管理，负责的职能部门和科室要定期组织和公布继续医学教育活动，并且为卫生技术人员参加继续医学教育提供必要的条件；各临床、医技科室要充分利用院内外医学教育资源，开展与推进本科室人员继续医学教育工作；卫生技术人员要积极主动参加继续医学教育活动，服从安排，接受考核。

## 第三章 内容与形式

**第八条** 继续医学教育的内容，应以现代医学科学技术发展中的新理论、新知识、新技术和新方法为重点，注意先进性、针对性和实用性，重视卫生技术人员创造力的开发和创造性思维的培养。同时加强政治思想、职业道德和医学伦理学等有关内容的教育。

**第九条** 继续医学教育坚持理论联系实际，按需施教，讲求实效的原则，根据对象、条件、内容等具体情况的不同，采用培训班、进修班、研修班、学术讲座、学术会议、网络培训、业务考察和有计划、有组织、有考核的自学以及开展科学研究、撰写学术论文等多种形式组织实施。

**第十条** 各部门和科室应根据不同内容和条件，采取灵活多样的形式和办法，开展以短期和远程、业余学习为主的继续医学教育活动。开展科学研究活动和有计划的自学是继续医学教育的重要组成部分。

**第十一条** 各职能部门与科室应积极申报国家级、省级、市级继续医学教育项目。相关职能部门应将认可与拟安排的继续医学教育项目与活动定期提前公布，供卫生技术人员选择参加。

## 第四章 考核、登记、评估

**第十二条** 继续医学教育实行学分制。继续医学教育对象每年都应参加与本专业相关的继续医学教育活动，学分数不低于25学分。学分的授予和登记应严格执行继续医学教育学分授予的有关规定。

**第十三条** 继续医学教育实行登记制度。建立科室及全院医务人员继续医学教育档案（医疗医技人员由医务部，护理人员由护理部），对本科室、本辖区卫生技术人员每年参加各种继续医学教育活动和获得的学分进行登记、审核、统计、评价、考核、存档，并建立个人、科室、辖区继续教育信息库。

**第十四条** 科室及职能部门要对卫生技术人员每年参加继续医学教育活动进行考核，考核结果分为合格、不合格。

**第十五条** 卫生技术人员接受继续医学教育的基本情况作为科室及个人考核的重要内容。继续医学教育合格作为卫生技术人员聘任、技术职务晋升和执业再注册的必备条件之一。

### 第五章　附　　则

**第十六条**　继续医学教育所需的经费，采取医院、个人等多渠道筹集的办法解决。医院应将继续医学教育经费列入预算，保障继续医学教育的资金投入和完善的设备设施。

**第十七条**　本实施办法未尽事宜，按照国家卫生健康委员会、人力资源和社会保障部相关规定执行。

**第十八条**　本实施办法解释权属人力资源部。

**第十九条**　本实施办法自公布之日起执行。

## 五、培训及继续教育规定

为使员工在职业生涯中保持高尚的职业道德，不断更新、增长、提高、完善知识结构，提升创新能力、专业技术水平和管理能力，适应医学科学技术及卫生事业发展，制定医院培训及继续教育规定。

### 第一章　继续医学教育

医疗、护理、医技系列专业技术人员，在任现职期间必须完成医院规定的继续医学教育学分，实施方法见《医院继续医学教育实施办法》。

### 第二章　职　工　培　训

**第一条**　岗前培训

每年来院的各类人员，须进行一周以上的岗前培训。使其了解医院的历史、现状和发展目标，熟悉医院文化、医院精神、各项法律法规、规章制度和职责，进行医务人员价值观、业务规范化培训及行业礼仪培训等。

**第二条**　公需科目培训

专业技术人员必须参加由市、区人社部门组织的每年一次的公需科目培训，完成规定学时的培训考核，作为职称评审、年度考核评优、聘任专业技术职务的必备条件。

**第三条**　临床、医技规范化培训及技能培训

临床医学硕士、本科毕业后从事临床工作的住院医师，从外院调入的住院医师，必须参加医院住院医师规范化培训。

临床、医技技能培训分个人、科室、院级三个层面由医务部制订计划、组织实施。

**第四条**　临床护理规范化培训及技能培训

被医院聘任的临床护理岗位工作的护理人员，必须参加护理规范化培训和相应护理职务的临床护理技能培训，培训方法见《护理人员继续教育与培训考评制度》。

**第五条**　管理人员培训

为适应现代化医院管理要求，改变管理理念，提高管理理论水平，增强管理执行力和操作能力，医院将定期组织管理人员培训学习，部分优秀管理人员经科室申请、医院同意，可送院外培训学习。

**第六条**　工勤人员培训

科室应对工勤人员进行有计划的理论及专业技能培训。拟参加等级培训的人员，需经科室同意方可报人力资源部。

**第七条**　上岗证培训

需持证上岗的各类人员必须完成上岗证培训。

## 第三章　进修学习、在职学习、学术活动及论文发表

**第八条**　进修培训

1. 选派原则及目的

（1）以本科室专业发展趋向和发展规划为依据，遵照急用先学、学后必用的原则，有计划地培养人才，发展学科、增强人才梯队建设，保持医院的核心竞争力和可持续发展。

（2）每年从医疗、护理、医技等专业技术人员中选拔一批立足本职、有培养前途，切实能为医院学科发展发挥作用的人员，不搞轮训，不论资排辈。根据业务技术发展实际需要，有计划地逐步安排。

（3）中级或中级职称以下的人员，原则上在本省内进修学习；副高级及以上职称者根据业务需要，可联系省外进修学习。

2．选派条件

（1）努力学习，积极钻研技术，全心全意为人民服务。

（2）团结同志，工作勤恳，任劳任怨，不谋私利。

（3）身体健康，爱岗敬业，有事业心、有良好的职业道德和乐于奉献的精神。

（4）近3年内无医疗事故或严重差错，年度考核、业务考核均为称职以上者。

（5）具有国家认可的执业资格证，本科毕业4年以上，专科5年以上。有突出贡献或重点学科专业的优秀人才可破格选派。

3．进修学习选派程序

（1）凡符合进修条件者，个人写出书面申请。

（2）每年10月底前，科室根据学科发展规划、新业务的开展、本科人员情况，由个人申请，群众评议、科室鉴定，科室主任签署意见，将初定人选申请报主管职能部门审查。

（3）主管职能部门汇总全院进修人员名单，拟订年度全院进修人员计划，签署意见后上报主管副院长。

（4）经院长办公会研究同意后，进修人员名单在人力资源部备案，由主管职能部门根据院长办公会研究意见，再与省内或省外协作医院联系进修事宜。

（5）接进修通知书后，由主管职能部门通知科室或本人，进修人员持录取通知书须经科主任、主管职能部门、主管院长签字，在主管职能部门签定"进修学习协议书"并备案，在人力资源部登记后，按规定时间外出学习。

（6）进修结束后持"结业证"及时到人力资源部、主管职能部门报到，若不及时到人力资源部及主管职能部门报到者按旷工对待。

4．进修学习经费开支

（1）外出进修人员的进修费用由医院先借支50%，个人垫资50%，待进修结束后予以核销。外出进修期间不得擅自延长时间或改变进修单位及进修专业，中途停学接收单位不退学费者，进修学习费用自理。

（2）外出进修后8年内个人不得提出调、离本院或改变专业，自行调、离或改变专业者，由本人退还进修学习期间工资及所报销的进修学习费用。

（3）外出进修人员的旅差费按财政规定标准，报销往返车费和途中补助，往返时自行增加停留点或进修期间自行外出参观、参加学术活动者，一切开支自负。

（4）外出进修人员的住宿由接收单位安排者，住宿费按有关规定报销，不再报销其他任何费用。

（5）外出进修期间不享受 30% 绩效奖、周六出勤补贴（大于 3 个月）和各种休假，其他工资待遇不变。

**第九条　脱产或在职学习**

（一）脱产学习

1. 医院除业务发展需要安排脱产理论学习外，原则上不安排脱产学习。

2. 医院根据业务发展需要同意脱产研究生学习者，发放基本工资、津贴及 70% 绩效工资，不享受各类休假。学习期间学费医院全额支付，学习期满取得毕业证书及学位证后按发票结算，学习期满不回院报到或毕业后在本单位工作不满 15 年要求离院者，需加倍退还学习期间的全部费用和工资。未取得毕业证书及学位证者不予报销学费。

3. 本人自行脱产就读本科或研究生者，医院只保留工职，不保留岗位，不报销学费并停发工资及待遇。

4. 脱产学习工龄计算执行国家相关政策规定。

（二）在职学习

1. 医院积极支持专业人员在职学习，但在职学习或提升学历须经医院批准。

2. 科室、个人提交书面申请并注明所学专业及学校名称。须经科主任、主管职能部门、主管院长审核同意备案后，方可报考学习。

3. 在职学习不得影响日常工作，专业必须对口；临床、医技科室人员由医务部审核、护理人员由护理部审核，并由主管院领导和院长批准；行政职能部门人员由科室主任同意报院办公室审查，由主管领导和院长批准。

4. 在职本科毕业后持毕业证原件、复印件及发票经主管职能部门、人力资源部登记审核，院长签字后医院报销学费的 60%。毕业后在本单位工作不满 8 年要求离院者，需退还所报销学费。

5. 在职研究生学习毕业后持毕业证原件、复印件及发票经主管职能部门、人力资源部登记审核，院长签字后医院报销学费的 100%。毕业后在本单位工作不满 15 年要求调、离者，需退还所报销学费。

**第十条　短期培训及学术活动**

1. 短期培训（3 个月内）、学术活动，必须根据专业需要，由科室提出申请，报主管职能部门审查，经主管院长和院长批准后，科室方可安排参加，科室或个人不得自行联系。参加学习者返院后要进行学术内容传达贯彻和开展工作。

2. 在职高级技术人员每年可参加 1~2 次省内、外学术活动，进行学术交流或知识更新；高年资中级技术人员及科主任每年可参加 1 次省内、外学术活动；低年资中级技术人员及初级技术人员原则上不得外出参加学术活动，若被选中在中华类杂志及各级学会组织的学术会议上宣读论文者，视情况可参加。

3. 外出参加学术活动，短期学习班，各科室严格控制，合理使用有限的经费。医院不预借各种费用，外出差旅费回院后按财政规定标准核销。

**第十一条　发表论文**

1. 论文选送须按程序审批：个人所写论文需经科主任修改审阅后报科教科登记备案，业务院长签字审定后，科教科开出论文发表介绍信，方可送出。未经登记、审批者不得擅自发表。

2. 申报名医录或名医辞典等必须经业务院长审定方可报出，但费用自理。

3. 个人著作出版，所有费用医院不予报销。

4. 专业人员发表在本专业国家级、省级核心期刊上的论文，持期刊原件、论文复印件经科教科初审，主管院长审批签字后，版面费由医院负责报销 50%，论文复印件存档。未经登记、审批许可者所有费用由本人自行承担。

5. 各级各类专业人员撰写的论文，由科教科每年底或下年初举办一次年度论文评比，对所发表的论文按国家级 200 元、省部级 100 元两个等级进行奖励表彰。

## 第四章　其　　他

**第十二条　**本实施办法解释权属人力资源部。

**第十三条　**本实施办法自公布之日起执行。

# 第十一章　医院财务资产管理制度

## 引言

　　根据《中华人民共和国会计法》《中华人民共和国预算法》《政府会计准则》等法律、法规，不断完善和健全财务管理体系、规范医院财务行为，切实加强财务管理和监督，提高资金使用效益，进一步规范医院会计核算，保证会计信息的真实、完整，特制定各项医院财务管理制度。

## 一、会计核算制度

　　1. 根据《会计法》规定，规范会计核算、加强会计监督，确保会计凭证、账簿及其他会计资料真实合法。

　　2. 会计核算以人民币为记账本位币，在会计年度内，根据医院实际发生的各项经济业务进行会计核算，填制会计凭证，登记会计账簿，编制财务会计报告。

　　3. 财务软件及其生成的会计凭证、会计账簿、财务会计报告和其他会计资料，必须符合国家统一的《政府会计制度》规定。

　　4. 不得伪造、变造会计凭证、会计账簿及其他会计资料，不得提供虚假的财务会计报告，不得以虚假的经济业务事项或者资料进行会计核算。

　　5. 会计核算必须按会计制度相关规定对原始凭证进行审核，对不真实、不合法的原始凭证有权不予接受，并向单位负责人报告。

　　6. 对记载不准确、不完整的原始凭证予以退回，并要求按照会计制度规定对其进行更正、补充。

　　7. 不得涂改原始凭证记载的各项内容；原始凭证有错误的，应当由出具单位重开或者更正，更正处应当加盖出具单位印章。原始凭证金额有错误的，应当由出具单位重开，不得在原始凭证上更正。

　　8. 记账凭证应当根据经过审核的原始凭证及有关资料编制，财务会计报告需根据经过审核后的会计账簿记录和有关会计资料进行编制。

9. 总账、明细账、日记账和其他辅助性账簿的登记，必须以经过审核的会计凭证为依据，并符合国家有关法律和医院会计制度规定。

10. 定期将会计账簿记录与实物、款项及有关资料相互核对，保证账实相符、账证相符、账账相符。

11. 会计处理方法一经确定，前后各期应保持一致，不得随意变更。

12. 对外报出的财务会计报告应当由单位负责人和主管会计工作的负责人、会计机构负责人（会计主管人员）签名并盖章；单位负责人应当保证财务会计报告真实、完整。

13. 对会计凭证、会计账簿、财务会计报告和其他会计资料应当建立档案，妥善保管。会计档案的保管期限和销毁办法，按照财政部门相关规定执行。

## 二、现金及支票管理制度

按照《政府会计制度》规定，加强医院货币资金管理和监督，确保医院资金安全。

1. 遵守国家现金管理办法规定，加强现金管理，按银行核定限额留存现金。

2. 每天收入的现金需当日送存银行，不得坐支。

3. 严格遵守现金开支范围和现金支付限额规定。

4. 医院到外地采购物资，一律通过银行转账结算，不得携带大量现金。

5. 出纳人员要逐日盘库，做到日清月结；严禁挪用公款，严禁用白条抵库，严禁私人借款。

6. 相关人员借用的备用金，每年年终决算前归还，下年初再办续借手续。

7. 确保现金安全，库存现金必须逐日盘点核对后按规定保管，违者承担相应的经济责任。

8. 现金、银行支票实行专人管理，严格按医院财务制度和银行支票管理相关规定加强管理。

9. 专业采购人员借用支票原则上不能超过 1 张，实行前账不清，后账不借的原则，需在月底财务结账前，全部结算清楚，确有特殊困难者，应向财务部及本部门负责人说明情况。

10. 所有签发支票，按规定要求必须注明日期、用途、金额及限额，不得签发空白支票。

11. 作废的支票要严格按财务管理规定加盖作废章妥善保管和登记备查。

12. 非采购人员确因工作需要借用支票，须经相关科室负责人签字，主管院长、院长批准后方能借取。

## 三、财务（经费）开支审批制度

1. 按照《政府会计制度》规定，严格执行经费开支审批。凡对外发生的一切经济活动必须取得真实、合法的原始凭证，要求原始凭证记载完整，数量、单价、金额的计算正确，金额的大小写一致。收款收据、白条不能作为支出报销依据。

2. 所有报销的原始凭证要有经手人签字并写明原由，经部门负责人、财务负责人、分管院长及院长签字后，方可报销。

万元以上的医疗设备、其他设备、基建工程、大型维修等项目的预付款，由各职能科室根据预算计划，按规定手续经审核及领导签字后，附合同送交财务部办理付款手续。

3. 列支的发票

（1）设备类：其发票必须按规定流程办理手续，经审核及领导签字后，连同入库单送交财务部报销。

（2）基建维修类：必须附工程结算清单，对金额较大的基建维修支出，由审计部审核后，按规定程序送交财务部报销。

（3）药品、卫生材料、其他材料：购入卫生材料、低值易耗品、其他材料以及药品及固定资产须填制入库单，入库单需由采购人员、库房管理员共同签字，连同发票一并附在"付款审批表"后。付款审批表需由物资采供部主任（或药剂科主任）、分管院长、院长以及财务部主任签字后方可报销。"付款审批表"上的实际付款金额必须与入库单及发票所开金额一致。

（4）超预算的费用开支：万元以下由院长批准，3万元以上、30万元以下的由院长办公会讨论决定，30万元以上需经预算管理委员会讨论通过，书面通知财务部执行。

（5）由各种经费（教学、科研、专款补助等）列支的各项费用，根据专款专用的原则，除按规定办理各项手续外，需经经费项目管理部门负责人签字认可，否则不予报销。

4. 人员费用

（1）岗位及薪级工资、绩效工资、年终目标责任奖励、招聘人员工资、福利费、防暑降温及取暖费、卫生保健津贴、津补贴、职工培训费、遗属生活费、其他津贴、补贴的增减变化、享受范围、开支标准，均由人力资源部按政策规定，制表并加盖红章，经主管院长、院长审批后，书面通知财务部执行发放。

（2）医生、护士夜班费等分别由医教部、护理部及相关部门审核、主管领导签字后，送财务部统一报院长审批后发放。

（3）每月绩效工资发放，经审计部审核，财务部与核算办核对准确后，方可办理银行转发工作。

（4）独生子女费（幼托费）的开支，根据国家相关政策规定标准，疾病控制科上报主管院长批准后送交财务部执行。

（5）离休人员费用的使用，由人力资源部按文件规定，报主管院长批准后送交财务部执行。

5. 宣传费的报销，由主管院长审核把关、院长审批后送财务部按合同规定办理。

6. 职工出差、培训学习，外出前经办人应按医院相关规定，先办理出差审批手续。经科室负责人及业务管理部门同意、分管院长、院长批准，方可外出。出差、学习结束后按规定及时办理差旅费报销，填制"差旅费报销单"，经财务部负责人审核、院长签字后方可报销。

7. 招待费开支，由经办人填写公务接待申请单，按规定确定人数、接待地点、预算标准，经主管院长、院长批准，经财务部审核，在预算开支范围内报销。超标准、超预算拒付。

8. 职工参加自学考试学费，由人力资源部审核毕业证、学籍档案，证明确已取得毕业证后，凭发票（附学历复印件）按医院规定比例报销。

9. 职工论文发表等相关费用，由科教部认定相关期刊的合规性、审签后报主管院长、院长批准同意，凭发票（附论文期刊复印件）按医院规定比例审核报销。

10. 职工养老保险及职业年金、医疗保险、工伤及失业保险、住房公积金按上级部门文件执行扣缴。

11. 职工应交个人所得税，按照国家税法规定比例，实行代扣代缴。

12. 其他支出

（1）医疗纠纷的处置原则上报医调委解决。特殊纠纷的处置由医务部与当事人签订协议，经院长签字同意，附相关协议及证件到财务部办理。

（2）特殊情况的医疗费用减免经院领导同意，由医教部写书面通知，院长审批，财务部专人负责办理有关财务手续。

## 四、医院流动资产管理制度

**第一条**　医院流动资产指可以在一年内（含一年）变现或耗用的资产。包括现金、银行存款等货币资金、应收医疗款、预付账款、存货等。

**第二条**　医院应严格遵守国家有关规定，建立、健全货币资金管理制度。

**第三条**　对应收医疗款、预付账款等加强管理，定期分析、及时清理。

年度终了，医院可采用余额百分比法、计提坏账准备。累计计提的坏账准备不应超过年末应收医疗款和其他应收款科目余额的 2%～4%。

对账龄超过 3 年，确认无法收回的应收医疗款和其他应收款可作为坏账损失处理。坏账损失经过清查，按照国有资产管理的有关规定报批后，在坏账准备中冲销。收回已经核销的坏账，增加坏账准备。

**第四条**　购入卫生材料、低值易耗品、药品、其他材料等物资，根据实际采购价格计价，按照"计划采购、定额定量供应"的办法进行管理。年终需进行全面盘点清查，保证账实相符。对于盘盈、盘亏、变质、毁损等情况，应当及时查明原因，根据管理权限报经批准后及时进行处理。

## 五、医院固定资产管理制度

**第一条**　为了规范医院固定资产的确认、计量和相关信息的披露，根据《政府会计准则——基本准则》，制定本制度。

**第二条**　医院固定资产指单位价值在 1000 元及以上（其中专业设备单位价值在 1500 元及以上），使用年限在一年以上（不含一年），并在使用过程中基本保持原有物质形态的资产。单位价值虽未达到规定标准，但耐用时间在一年以上（不含一年）的大批同类物资，如图书、家具、用具、装具等，应作为固定资产管理。

固定资产分为：房屋及建筑物、专业设备、一般设备、通用设备、其他固定资产，固定资产按会计制度规定以实际成本计量。

**第三条**　固定资产同时满足下列条件的，应当予以确认

（一）与该固定资产相关的服务潜力很可能实现或者经济利益很可能流入医院；

（二）该固定资产的成本或者价值能够可靠地计量。

**第四条**　医院购入、换入、接受捐赠、无偿调入不需安装的固定资产，在固定资产验收合格时确认；购入、换入、接受捐赠、无偿调入需要安装的固定资产，在固定资产安装完成交付使用时确认；自行建造、改建、扩建的固定资产，在建造完成交付使用时确认。

**第五条**　确认固定资产时，应当考虑以下情况：

（一）固定资产的各组成部分具有不同使用年限或者以不同方式为医院实现服务潜力或提供经济利益，适用不同折旧率或折旧方法且可以分别确定各自原价的，应当分别将各组成部分确认为单项固定资产。

（二）应用软件构成相关硬件不可缺少的组成部分的，应当将该软件的价值包括在所属的硬件价值中，一并确认为固定资产；不构成相关硬件不可缺少的组成部分的，应当将该软件确认为无形资产。

（三）购建房屋及构筑物时，不能分清购建成本中的房屋及构筑物部分与土地使用权部分的，应当全部确认为固定资产；能够分清购建成本中的房屋及构筑物部分与土地使用权部分的，应当将其中的房屋及构筑物部分确认为固定资产，将其中的土地使用权部分确认为无形资产。

**第六条**　固定资产在使用过程中发生的后续支出，符合规定的确认条件的，应当计入固定资产成本；不符合确认条件的，应当在发生时计入当期费用或者相关资产成本。将发生的固定资产后续支出计入固定资产成本的，应当同时从固定资产账面价值中扣除被替换部分的账面价值。

**第七条**　固定资产在取得时应当按照成本进行初始计量。

**第八条**　医院外购的固定资产，其成本包括购买价款、相关税费以及固定资产交付使用前所发生的可归属于该项资产的运输费、装卸费、安装费和专业人员服务费等。

**第九条** 医院自行建造的固定资产,其成本包括该项资产至交付使用前所发生的全部必要支出。在原有固定资产基础上进行改建、扩建、修缮后的固定资产,其成本按照原固定资产账面价值加上改建、扩建、修缮发生的支出,再扣除固定资产被替换部分的账面价值后的金额确定。为建造固定资产借入的专门借款的利息,属于建设期间发生的,计入在建工程成本;不属于建设期间发生的,计入当期费用。已交付使用但尚未办理竣工决算手续的固定资产,应当按照估计价值入账,待办理竣工决算后再按实际成本调整原来的暂估价值。

**第十条** 医院接受捐赠的固定资产,其成本按照有关凭据注明的金额加上相关税费、运输费等确定;没有相关凭据可供取得,但按规定经过资产评估的,其成本按照评估价值加上相关税费、运输费等确定;没有相关凭据可供取得也未经资产评估的,其成本比照同类或类似资产的市场价格加上相关税费、运输费等确定;没有相关凭据且未经资产评估、同类或类似资产的市场价格也无法可靠取得的,按照名义金额入账,相关税费、运输费等计入当期费用。如受赠的是旧的固定资产,在确定其初始入账成本时应当考虑该项资产的新旧程度。

**第十一条** 医院接受无偿调入的固定资产,其成本按照调出方账面价值加上相关税费、运输费等确定。

**第十二条** 医院盘盈的固定资产,按规定经过资产评估的,其成本按照评估价值确定;未经资产评估的,其成本按照重置成本确定。

**第十三条** 医院融资租赁取得的固定资产,其成本按照其他相关政府会计准则确定。

**第十四条** 医院应当对固定资产计提折旧,但本准则第十五条规定的固定资产除外。折旧,是指在固定资产的预计使用年限内,按照确定的方法对应计的折旧额进行系统分摊。固定资产应计的折旧额为其成本,计提固定资产折旧时不考虑预计净残值。医院应当对暂估入账的固定资产计提折旧,实际成本确定后不需调整原已计提的折旧额。

**第十五条** 下列各项固定资产不计提折旧

(一)文物和陈列品;

(二)动植物;

(三)图书、档案;

(四)单独计价入账的土地;

（五）以名义金额计量的固定资产。

**第十六条**  医院应当根据相关规定以及固定资产的性质和使用情况，合理确定固定资产的使用年限和折旧方法。固定资产的使用年限和折旧方法一经确定，不得随意变更。

**第十七条**  固定资产应当按月计提折旧，并根据用途计入当期费用或者相关资产成本。

**第十八条**  固定资产提足折旧后，无论能否继续使用，均不再计提折旧；提前报废的固定资产，也不再补提折旧。已提足折旧的固定资产，可以继续使用的，应当继续使用，规范实物管理。

**第十九条**  医院按规定报经批准出售、转让固定资产或固定资产报废、毁损的，应当将固定资产账面价值转销计入当期费用，并将处置收入扣除相关处置税费后的差额按规定作应缴款项处理（差额为净收益时）或计入当期费用（差额为净损失时）。

**第二十条**  医院按规定报经批准对外捐赠、无偿调出固定资产的，应当将固定资产的账面价值予以转销，对外捐赠、无偿调出中发生的归属于捐出方、调出方的相关费用应当计入当期费用。

**第二十一条**  固定资产盘亏造成的损失，按规定报经批准后应当计入当期费用。

## 六、医院无形资产管理制度

**第一条**  为了规范无形资产的确认、计量和相关信息的披露，根据《政府会计准则——基本准则》，制定本制度。

**第二条**  医院无形资产，是医院控制的没有实物形态的可辨认非货币性资产，如专利权、商标权、著作权、土地使用权、非专利技术等。

**第三条**  无形资产同时满足下列条件的，应当予以确认：

（一）与该无形资产相关的服务潜力很可能实现或者经济利益很可能流入医院；

（二）该无形资产的成本或者价值能够可靠地计量。医院在判断无形资产的服务潜力或经济利益是否很可能实现或流入时，应当对无形资产在预计使用年限内可能存在的各种社会、经济、科技因素做出合理估计，并且应当有确凿的证据支持。

**第四条**　不构成相关硬件不可缺少组成部分的软件，应当确认为无形资产。

**第五条**　与无形资产有关的后续支出，符合本准则第三条规定的确认条件的，应当计入无形资产成本；不符合本准则第三条规定的确认条件的，应当在发生时计入当期费用或者相关资产成本。

**第六条**　无形资产在取得时应当按照成本进行初始计量。

**第七条**　医院外购的无形资产，其成本包括购买价款、相关税费以及可归属于该项资产达到预定用途前所发生的其他支出。医院委托软件公司开发的软件，视同外购无形资产确定其成本。

**第八条**　医院接受捐赠的无形资产，其成本按照有关凭据注明的金额加上相关税费确定；没有相关凭据可供取得，但按规定经过资产评估的，其成本按照评估价值加上相关税费确定；没有相关凭据可供取得也未经资产评估的，其成本比照同类或类似资产的市场价格加上相关税费确定；没有相关凭据且未经资产评估、同类或类似资产的市场价格也无法可靠取得的，按照名义金额入账，相关税费计入当期费用。

**第九条**　医院无偿调入的无形资产，其成本按照调出方账面价值加上相关税费确定。

**第十条**　医院应当对使用年限有限的无形资产进行摊销，但已摊销完毕仍继续使用的无形资产和以名义金额计量的无形资产除外。摊销是指在无形资产使用年限内，按照确定的方法对应摊销金额进行系统分摊。

**第十一条**　对于使用年限有限的无形资产，医院应当按照以下原则确定无形资产的摊销年限：

（一）法律规定了有效年限的，按照法律规定的有效年限作为摊销年限；

（二）法律没有规定有效年限的，按照相关合同或单位申请书中的受益年限作为摊销年限；

（三）法律没有规定有效年限、相关合同或单位申请书也没有规定受益年限的，应当根据无形资产为医院带来服务潜力或经济利益的实际情况，预计其使用年限；

（四）非大批量购入、单价小于 1000 元的无形资产，可以于购买的当期将其成本一次性全部转销。

**第十二条**　医院应当采用年限平均法或者工作量法按月对使用年限有限的无形资产进行摊销，并根据用途计入当期费用或者相关资产成本。不考虑预计残值。

第十三条　因发生后续支出而增加无形资产成本的，对于使用年限有限的无形资产，应当按照重新确定的无形资产成本以及重新确定的摊销年限计算摊销额。

第十四条　使用年限不确定的无形资产不应摊销。

第十五条　医院按规定报经批准对外捐赠、无偿调出无形资产的，应当将无形资产的账面价值予以转销，对外捐赠、无偿调出中发生的归属于捐出方、调出方的相关费用应当计入当期费用。

第十六条　无形资产预期不能为医院带来服务潜力或者经济利益的，应当在报经批准后将该无形资产的账面价值予以转销。

## 七、负债管理制度

第一条　加强对流动负债和非流动负债的管理。包括对短期借款、应付票据、应付账款、预收医疗款、预提费用、应付职工薪酬和应付社会保障费、长期借款、长期应付款等的管理。

第二条　加强患者预交金管理。预交金额度应根据患者病情和治疗的需要合理确定。

第三条　对不同性质的负债分别管理，及时清理并按照规定办理结算，保证各项负债在规定期限内归还。因债权人特殊原因确实无法偿还的负债，按规定计入其他收入。

第四条　医院原则上不得借入非流动负债，确需借入或融资租赁的，应按规定报主管部门（或举办单位）会同有关部门审批，并原则上由政府负责偿还。

## 八、净资产管理制度

第一条　净资产是指医院资产扣除负债后的净额。

第二条　净资产金额取决于资产和负债的计量。

第三条　净资产项目应当列入资产负债表。

第四条　加强对净资产的管理。净资产包括累计盈余、专用基金、本期盈余、本年盈余分配、无偿调拨净资产等。

第五条　加强对累计盈余的管理，统筹安排，合理使用。

**第六条** 加强对专用基金的管理和使用，专用基金主要包括职工福利基金、科技成果转换基金等。各项基金的提取比例和管理办法，按国家和主管部门会同同级财政部门统一规定确定。专用基金要专款专用，不得擅自改变用途。

## 九、收费管理制度

**第一条** 医院收费统一由财务部、住院结算处、门诊收费处等医院规定的部门办理，其他科室一律不得自行收取现金。

**第二条** 收费必须实行明码标价，遵守物价管理规定，不得任意多收或少收，更不得漏收。有差错者，按医院有关规定处理。

**第三条** 收费项目要准确，药费填在"药费"一栏，治疗费填在"治疗费"一栏，不得自行将其互换。如不按实际费用对应填写的，一经查出，将严肃处理。

**第四条** 当日门诊收费处和住院收费处的现金收入，交财务部及时送存银行。

**第五条** 收款收据的填写要求字迹清晰、工整、无涂改，大小写金额相符，有日期、有签名。

**第六条** 门诊和住院患者的退费要求单据齐备、签字手续完整，否则可拒绝办理。

**第七条** 危重抢救患者因特殊情况暂无现金交纳治疗费时，由医院总值班或医教部负责人签字暂行在 24 小时内治疗，同时，需由病员所在科室催其尽快筹集款项，经催款 24 小时后，仍无力交纳治疗费者，由病员所在科室通知医教部，由医教部会同财务部讨论决定并报请主管副院长决定。

**第八条** 住院收费处按患者病情及医保规定的预交款标准收取预交医疗款，在计算机网络中录入患者预交金额，并向患者提交计算机打印的"住院患者预交金收据"，告知患者应保管好"住院患者预交金收据"以备出院结算时使用。

**第九条** 根据患者的住院费用记账使用情况，加强催费工作，减少患者欠费。

## 十、财产清查管理制度

**第一条** 全面清查。在年终进行，以保证年度财务决算的完整性和准确性。包括医院的各项财产物资、货币资金、债权债务的清查盘点。

**第二条**　定期清查。根据清查计划在月末、季末结账时进行。

**第三条**　不定期清查。根据医院实际情况需要进行的针对个别资产的清查盘点。

**第四条**　货币资金的清查。包括现金、有价证券和银行存款的清查。收费处收费员的现金由财务部负责实施清查，每月不定期由医院出纳、监盘人进行盘查。医院出纳的现金由审计部盘查。现金及有价证券盘点结束后，填制"现金及有价证券盘点表"；银行存款盘点，由会计每月将银行存款日记账与银行对账单核对盘查，每月核对完毕后须编制"银行存款余额调节表"。货币资金的清查结果应有出纳及监盘人签字，以明确责任。

**第五条**　债权债务清查。包括应收账款、应付账款、其他应收款、其他应付款的清查。

**第六条**　固定资产的清查。由审计部和财务部牵头，资产归口管理部门、使用部门共同参与，每年11月清查一次。

**第七条**　各类库存物资每半年盘点一次，药房药品每季度盘点一次，药库药品每半年盘点一次。

**第八条**　各项财产物资清查工作均由两人以上完成，清查记录由使用部门与职能监管部门双方共同签字。对盘盈盘亏的资产，要附书面说明材料。清查结束后，盘点表及清查报告应及时上报财务部。

**第九条**　各科室财产管理人员若遇工作调动，必须进行财产移交后，方可办理调离手续。移交后双方责任人签字，报财产管理部门登记备案。

**第十条**　年终资产的清查截止时间为11月30日，盘点时以此时间的账面数为准进行实物盘点，编制年度决算报表时，只需调整12月份的资产发生额即可计算出年末的清查盘点数字。

**第十一条**　医院资产的清查由财务部牵头进行，负责组织协调医院的资产清查工作。财务部根据分工，派人员参加各种财产物资清查的全过程，医院各物资保管部门、资产使用部门共同配合完成清查工作。

**第十二条**　账务处理：当年发生的报废、损失、丢失以及盘盈的财产物资，要先汇总上报院领导，经院长办公会审议通过后，按规定报上级有关部门审批。经财政部门批准同意，财务部与物资部门方可据此同时做账务处理，减少或冲加资产账面价值。

第十三条 固定资产、低值易耗品管理部门的财产管理员，要不定期地与各资产使用部门台账进行财产账簿核对，以保证科室的资产明细记录与管理部门的账簿内容一致。

第十四条 医院的药品、卫生材料、其他材料、低值易耗品等存货，应根据历史用量多少按品种制定出合理的库存定额，以防止积压浪费，使流动资金的占用比例趋于合理。

## 十一、禁止设立账外账、小金库管理制度

第一条 医院的一切财务收支、核算工作必须纳入财务部统一管理。其他任何部门，科室不得设立"账外账、小金库"。

第二条 严格执行医疗服务价格管理制度、严禁科室和个人私自收费。

第三条 以科室为单位从医院财务部领发的各项职工福利等费，必须及时、足额发放给科室人员。分发时，由科室经办人员制作领款花名册，经领人签名，作为领款依据的附件，以便督查。

第四条 各科室的固定资产报废残值和废品变价收入，应及时、全额上缴医院财务，不得留存科室使用。

第五条 财务部定期进行"账外账、小金库"检查。如发现问题按规定及时上报院级领导。

第六条 发现科室私设"账外账、小金库"，经调查核实后，将酌情追究当事人的行政和经济责任，情节严重的移交司法部门追究刑事责任。

## 十二、财务档案立卷、归档、借阅、销毁制度

第一条 会计档案是指会计凭证、会计账簿和会计报表等会计核算专业资料，它是记录和反映经济业务的重要历史资料和证据。医院必须加强对会计档案的管理，建立和健全会计档案的立卷、归档、保管、调阅和销毁等管理制度，切实地把会计档案保管好。

**第二条**　会计档案是国家档案的重要组成部分，也是各单位的重要档案之一。医院每年形成的会计档案，都要由财务会计部门按照归档的规定和要求，由专人负责整理立卷，编制目录，装订成册，妥善保管。

**第三条**　当年会计档案，在会计年度终了后，可暂由财务会计部门保管一年。期满之后，原则上应由财务部编造清册移交医院的档案部门保管。

**第四条**　档案部门接收保管的会计档案，原则上应当保持原卷册的封装，个别需要拆封重新整理的，应当会同原财务会计部门和经办人共同拆封整理，以分清责任。

**第五条**　档案部门对于违反会计档案管理制度的，有权进行检查纠正，情节严重的，应当报告各单位领导或财政、审计机关严肃处理。

**第六条**　会计档案必须进行科学管理，做到妥善保管，存放有序，查找方便。同时，严格执行安全和保密制度，不得随意堆放，严防毁损、散失和泄密。

**第七条**　医院保存的会计档案应为本院积极利用。调阅会计档案，要严格办理手续。本单位人员调阅会计档案，要经会计主管人员同意。外单位人员调阅会计档案，要有正式介绍信，须经会计主管人员报告院长同意批准。档案原件原则上不得借出，如有特殊需要复印或借出的，须经院领导同意，并报上级主管单位批准，不得拆散原卷册，并应限期归还。

**第八条**　各种会计档案的保管期限，根据其特点，分为永久、定期二类。定期保管期限分为 5 年、10 年、30 年和永久 5 种。各种会计档案的保管期限，从会计年度终了后的第 1 天算起。

**第九条**　会计档案保管期满，需要销毁时，由本单位档案部门提出销毁意见，会同财务部共同鉴定，严格审查，编造会计档案销毁清册。报本院领导批准后销毁；对于其中未了结的债权债务的原始凭证，应单独提出，另行立卷。由档案部门保管到结清债权债务时为止。建设单位在建设期间的会计档案，不得销毁。

**第十条**　单位按规定销毁会计档案时，按规定上报上级部门，由档案部门和财务会计部门共同派员监销。监销人在销毁会计档案以前，应当认真进行清点核对。销毁后，在销毁清册上签名盖章，并将监销情况报告给本单位领导。

**第十一条**　合并、撤销单位的会计档案，应根据不同情况，分别移交给并入单位、上级主管部门或主管部门指定的其他单位接受保管，并由交接双方在移交清册上签名或盖章。

## 十三、会计电算化财务处理制度

**第一条**　财务部应在每年初或上年末建立新的会计年度的完整财务文件，根据现行财务制度，运用当前在用财务软件系统的规则，正确设置全部级次的会计科目，会计科目不得随意修改或删除。

**第二条**　转换会计年度时，应在新的会计年度开始后的 20 天内，完成结转各账户的年初余额，并保证数据试算平衡正确，年初余额如有调整，只能通过填制记账凭证进行。

**第三条**　任何登记入账的经济业务都必须填制记账凭证，摘要填入要规范，在计算机上填制的记账凭证编号应当连续，编号出现间断时，应在操作系统中重新整理记账凭证编号，保证凭证编号的连续性。

**第四条**　记账凭证经会计复核签字后，才能根据其登记账簿，复核人员必须在操作界面上对计算机存储的记账凭证进行认真复核并签字。同一记账凭证的制单和复核不能是同一个人。

**第五条**　总账、明细账、日记账均可采用计算机打印输出的活页账装订，现金日记账和银行日记账出纳人员可以根据实际情况自设辅助账。

**第六条**　单位根据计算机使用和人员分工情况以及工作需要，确定每月的记账期限，每月至少记账 1 次，每月记账前应将当月所有收支及转账业务全部登记入账。

**第七条**　储存在计算机内的账簿数据必须按月及时打印输出为书面账簿，每年末必须将全部账簿数据打印输出。

**第八条**　要及时编制打印资产负债表、收入费用总表、医疗收入费用明细表、净资产变动表、现金流量表、预算收支表、财政结转结余变动表、成本报表、会计报表附注等会计报表，按时完成财务报告、预算报告的上报工作。

## 十四、重大经济事项决策责任追究制度

以下几种情况造成医院重大经济损失的，将严格执行责任追究。

**第一条**    对外投资项目决策、管理失误，造成重大经济损失和不良后果的。

**第二条**    大型工程项目建设决策、管理失误，造成重大经济损失和不良后果的。

**第三条**    大额对外担保事项，造成重大经济损失和不良后果的。

**第四条**    发生重大医疗事故，造成经济损失和不良后果的。

**第五条**    发生重大责任事故，造成经济损失和不良后果的。

# 十五、物价管理工作制度

**第一条**    严格执行省、市物价局关于医疗服务价格的相关规定，熟悉医疗服务项目名称及项目内涵，任何科室和个人不得随意提高或降低收费。

**第二条**    新增检查、治疗等项目及收费标准，必须先由科室写出申请报告，经院领导审核，审定价格上报物价部门批准后方可执行。

**第三条**    医院的一切经济活动，应严格执行财务制度，任何科室和个人不得向患者或家属进行无财务凭证和自制凭证收费。

**第四条**    各科室各项检查、治疗、手术费按医疗服务项目标准执行收费，可收取材料费的项目，必须按照物价标准执行，不得任意多记或少记。

**第五条**    特殊材料费的计价，按照"低价从高、高价从低"的原则加收。进价在 200 元以下加收 10%，201～1000 元加收 8%，1001～2000 元加收 6%，2001 元以上，加收 5%，最高加收不超过 200 元。如价格随市场上下有浮动，采购部门应及时通知临床科室，审核后统一调整。

**第六条**    医院药品价格按国家公立医院改革要求，执行成本价销售，全面取消零售差价。

**第七条**    医院自制药品的定价，按省物价局、卫计委、药管局有关文件的规定，由药剂科物价员填制药品价格申报表，报医院后向相关物价部门申报定价。

**第八条**    非医疗项目的对外服务收费，必须严格执行国家规定的收费标准，无明文规定的收费项目，由各单位先写出报告，经医院办公室、物价组审核，报相关物价部门批复同意。

**第九条**    医院物价小组不定期对医院各项收费进行检查，对违反规定的科室和个人及时给予批评指正，对屡犯者给予经济处罚并从当月绩效工资中扣除。

第十条　医院实行收费项目及标准公开，向患者出具收费清单，主动接受患者和社会对医院收费情况进行监督。

## 十六、价格公示与费用查询制度

第一条　严格执行国家药品价格政策和医疗服务收费标准，对于新增或调整的医疗服务价格标准，按文件通知及时进行调整并公示。

第二条　药品价格公示，采取在门诊大厅开设 24 小时电子滚动显示屏的方式，公示药品的价格，具体公示内容包括药品规格、生产厂家、单价等。

第三条　医疗服务价格公示，采取在门诊大厅设置费用自助查询系统、住院部大厅设置电子大屏、各病区设置自助查询机的方式，方便患者费用查询。同时在门诊和住院各病区墙上的醒目位置悬挂有物价部门监制的医疗价格公示牌，内容包括项目名称、计价单位、最高限价、项目内涵等，确保医疗价格公开、透明。

第四条　物价公式牌上应公布价格投诉电话，主动接受社会和患者监督。

第五条　住院患者实行"一日清单"费用告知制度，患者可在查询机上查询药品、检查、治疗等医疗费用，并随时了解预交金的使用情况。

第六条　收费结算处对患者提出费用的问题，应协助联系有关科室予以解决，并负责收集、登记患者提出的各种意见或建议，及时向医院物价职能监管部门反映，以便做出准确解释。

第七条　患者对医药费用有疑虑的，应实行首问负责制，由首先接待患者的科室负责解释，并由该科室协调院内科室解决患者提出的问题。

## 十七、医疗服务项目病历记录和费用核查制度

第一条　完善医疗服务项目的病历记录和费用核查工作，严禁无医嘱收费，医院医疗服务项目收费做到"不多收、不少收、不漏收"。

第二条　实行专人负责，由科室价管员按医嘱每天对本病区住院患者所发生的费用进行登记和复核，发现计费问题，及时纠正。

**第三条** 落实患者费用清单查询制度。对门（急）诊患者，根据患者需要提供每一笔医药费用清单，包括收费名称、单价、数量、金额等。对住院患者，科室坚持每日给患者提供"一日费用清单"，或引导患者利用自助查询机，进行费用查询。

**第四条** 按照医院退费管理制度，及时为患者办理未检查治疗项目和未用药品的退账手续。对患者复核发现的收费问题，科室必须认真对待，及时改正，向患者表示歉意，同时要及时按规定整改。

**第五条** 财务部每月下科室对各科室收费执行情况和费用清单落实情况进行核查。抽查调阅病历记录和计费记录是否相符，发现问题，现场反馈科室，督导科室整改。检查结果纳入科室当月绩效考核。

## 十八、医院总会计师制度

为健全现代医院管理制度，加强公立医院财务管理和会计核算，依据《中华人民共和国会计法》《总会计师条例》《政府会计准则》和公立医院体制改革有关文件的精神，制定本办法。

一、医院总会计师负责协助院长管理医院财经工作，承担相应的领导和管理责任，直接对院长负责。总会计师的职权受国家法律法规保护，医院和有关部门支持并保障总会计师依法行使职权。总会计师列入医院领导班子职数，按所驻医院行政副职进行任免和管理。设置总会计师岗位的公立医院不再设置与总会计师职责重叠的职位。总会计师任免前，应征求医院主要负责人的意见。

（一）根据《中华人民共和国总会计师条例》等有关规定，担任总会计师应当具备以下条件

1. 坚持原则，具有较高的政治素养；廉洁奉公，具有良好的职业操守；熟悉医院财务管理工作，具有较强的组织协调能力；

2. 具有国家认可的会计、审计、金融、财务管理等经济类专业大学本科以上文化程度；

3. 具有会计从业资格；

4. 具有会计或审计专业高级及以上专业技术职称；

5. 从事财务、会计、审计、资产管理等相关工作 8 年以上，或担任医院财务部门负责人 5 年以上；

6. 具有较高的理论政策水平，熟悉国家财经法规，精通会计、财务、金融、税收等专业知识，具有较强的组织能力、决策能力、创新能力和财务管理能力。

（二）具有下列情形之一的，不得担任总会计师

1. 曾严重违反法律、法规和国家有关财经纪律，有弄虚作假、贪污受贿、挪用公款等重大违法违纪行为，被判处刑罚或者受过党纪政纪处分的；

2. 曾因渎职或者决策失误造成单位重大经济损失的；

3. 对单位经济管理混乱或者财务信息严重不实负有责任的；

4. 在总会计师年度考核或任期考核中被评为不合格的；

5. 法律、法规规定的其他情形。

二、总会计师实行任期制，任职年限与院长任职年限一致。总会计师在同一医院任职不超过两届，任期届满，可调派其他医院任职或改任其他职务。总会计师的工资福利、绩效奖金等纳入任职医院预算管理。总会计师按国家有关法律、法规、规章和制度的要求组织领导医院的经济管理和会计核算工作；参与医院重大财务、经济事项的决策并对执行情况进行监督。

三、总会计师的主要职责如下

1. 组织会计核算、预算收支和财务报告，确保会计信息的真实和完整；

2. 组织财务管理、预算管理、筹资管理、投资管理、资金管理、成本管理、绩效评估等；

3. 参加医院重大经济管理活动和重要经济问题的研究与决策；

4. 加强会计监督，负责或参与财务风险管理，保护医院财产安全完整；

5. 结合医院实际情况，加强财务会计管理基础工作，组织制定有关财务会计制度的实施细则和内部控制制度，并检查执行情况；

6. 组织清产核资，加强资产管理，保护国有资产完整和保值增值；

7. 组织落实审计意见，监督执行审计决定；

8. 法律、法规、医院主管部门和医院管理制度规定的其他职责。

四、总会计师具有以下履行职责的工作权利

1. 参加重大经济事项决策

2. 对重大决策和财经法规的执行情况进行监督，对内部控制制度实施监督检查；

3. 对医院财务、资产、审计部门负责人的任免、考核提出意见;

4. 对大额资金的使用,医院应建立总会计师与医院主要负责人联签制度,总会计师拥有大额资金联签权;

5. 对违反国家法律、法规、方针、政策、制度和有可能在经济上造成损失、浪费的行为,有权制止或纠正,并报告医院主要负责人。制止或纠正无效时,应及时向医院主管部门报告。

6. 总会计师年度述职报告应就医院重大经济活动、财务状况、资产质量、财务风险、内控机制等全面报告履职情况,并提出改进措施。

五、总会计师对下列重大事项负有管理责任或直接责任

1. 医院提供或公开的会计信息不真实、不完整;

2. 医院会计核算、财务管理不规范;

3. 医院内部财务会计控制机制不健全、财务制度执行不力;

4. 医院违反国家法律、法规造成严重后果的财务会计事项;

5. 管理不当及决策失误造成经济损失;

6. 负责审批、联签、实施的事项造成经济损失。

7. 总会计师出现上述情形的,应当依照国家法律、法规和有关规定追究相应的责任。对造成重大经济损失或严重后果的事项,总会计师未参与决策或在集体决策过程中提出明确反对意见并记录在案的,总会计师可以免责。

# 十九、医院预决算报告制度

## 第一章 总    则

**第一条**  为强化公立医院预算控制,提高财务决算质量,规范医院的财务监管,根据国家财经法规及医院财务、会计制度有关规定,制定本制度。

**第二条**  本规定所称公立医院,是指中华人民共和国境内各级各类独立核算的公立医院(以下简称医院),包括综合医院、中医院、专科医院、门诊部(所)、疗养院等,不包括城市社区卫生服务中心(站)、乡镇卫生院等基层医疗卫生机构。

## 第二章　年度预算报告制度

**第三条**　医院年度预算由收入预算和支出预算组成。医院所有收支应当全部纳入单位预算统一管理。医院按照同级财政及卫生计生行政部门和《预算法》相关规定，根据医院总体发展规划和目标，结合年度工作计划，编制年度财务收支预算报告，并按照预算编制工作统一要求按时上报。编制收支预算必须坚持"以收定支、收支平衡、统筹兼顾、保证重点"的原则，不得编制赤字预算。

**第四条**　年度预算报告包括预算报表及预算编制说明。年度预算报表按照同级财政和卫生计生部门的统一要求编报。

年度预算编制说明主要包括：医院基本情况，上年度预算执行、调整及资金结转结余情况，本年度预算申报总体情况，本年度预算收入、支出情况说明，本年度重要支出情况测算说明，长期负债变动情况说明，对外投资收益及变动情况说明，固定资产投入情况说明，其他需要说明的事项等。

**第五条**　医院实行全面预算管理，建立、健全预算编制、审批、执行、调整、分析和考核等管理制度。医院预算须经医院领导班子集体研究审议通过，报主管部门审核后报同级财政部门。

预算申报、审批、调整等重大事项须经医院领导班子集体决策。

**第六条**　医院应参考上年度及历年实际收入水平，结合预算年度医院事业发展和工作计划，考虑医疗资源增减、医疗收费标准调整等因素，科学预测医院收入。不得将医院收入指标分解到各科室，更不得将医务人员收入与科室收入直接挂钩。

**第七条**　医院要根据预算年度事业发展计划、工作任务、人员编制、有关开支定额标准变化因素等情况，以科室（或成本核算单元）为单位合理编制支出预算。

**第八条**　医院要加强资产配置预算管理，将大型设备、房屋土地等重大资产购置事项统一纳入预算申报管理。

**第九条**　主管卫计行政部门应当加强对医院年度预算审核，根据医院的事业发展规划和目标，审核其预算的合理性，对医院大型设备购置、基本建设和重点项目支出情况等进行重点审核，严格控制不合理支出。严禁公立医院举债建设和举债购置大型医用设备。

**第十条**　医院应当定期开展预算执行情况分析，通过召开预算执行分析会议等形式，及时通报各科室（或成本核算单元）预算执行情况，研究解决预算执行中存在的突出问题，提出改进措施，提高预算执行的有效性。

第十一条　医院应当建立、健全预算考核体系。建立预算考核机构及考核制度，采用合理的方法考核预算执行结果、成本控制目标实现情况和业务工作效率等，确定预算差异、分析差异原因、落实差异责任，加强预算执行结果的分析和考核，并将预算执行结果、成本控制目标实现情况和业务工作效率等一并作为医院绩效考核的重要内容。逐步建立与年终评比、内部收入分配挂钩机制。

第十二条　医院应当加强预算绩效管理，建立有目标、有监控、有评价、有反馈、有应用的全过程预算绩效管理机制。

## 第三章　年度决算报告制度

第十三条　医院应当按照《政府会计制度》要求，组织开展年度决算工作，编制年度决算报告。

第十四条　医院在开展年度决算工作前，应当对财产物资、债权、债务等进行全面清查盘点，同时还应当完成下列工作

（一）核对各会计账簿记录与会计凭证的内容、金额等是否一致，记账方向是否相符；

（二）依照《政府会计准则》规定的结账日进行结账，结出有关会计账簿的余额和发生额，并核对各会计账簿之间的余额；

（三）检查会计核算是否符合《政府会计制度》的相关规定；

（四）对于《政府会计制度》没有规定统一核算方法的交易或事项，检查其是否按照会计核算的一般原则进行确认和计量以及相关账务处理是否合理；

（五）检查是否存在因会计差错、会计政策变更等原因需要调整前期或者本期相关事项的情况。

第十五条　医院年度决算报告主要包括资产负债表、收入支出总表、业务收入支出明细表、预算收支表、财政结转结余变动表、现金流量表、净资产变动表、会计报表附注以及财务分析和预算执行报告。

第十六条　医院年度决算报告应当按照《政府会计制度》的要求编制。

第十七条　医院年度财务分析报告主要包括：预算执行分析、财政保障水平分析、医疗费用控制分析、经济效益分析、偿债能力分析、资产营运能力分析、成本管理能力分析、收支结构分析、发展能力分析、工作效率分析、会计核算分析、内

部控制分析和绩效考核分析等。

（一）预算执行分析。反映医院当期收支预算执行进度，预算执行差异原因分析。

（二）财政保障水平分析。反映医院当期收到的财政补助情况。

（三）医疗费用控制分析。反映医院当期开展医疗服务收费及费用控制情况。

（四）运行效率分析。反映医院运行中各种投入与产出情况。

（五）偿债能力分析。反映医院当期使用资产偿还长期债务与短期债务的能力。

（六）资产运营能力分析。反映医院当期期末资产规模、结构、收益及质量情况。

（七）成本管理能力分析。反映医院每门诊收入和住院收入耗费的成本水平。

（八）收支结构分析。反映医院收入支出结构的合理性。

（九）发展能力分析。反映医院通过各种经济活动不断扩大积累而形成的发展潜能情况。

（十）工作效率分析。反映医院病床、医疗设备利用率及出诊医生的工作效率情况。

（十一）会计核算分析。反映医院会计核算的规范性和准确性。

（十二）内部控制分析。反映医院的单位层面和业务层面的内部控制建设及实施情况。

（十三）绩效考核分析。反映医院绩效考核制度建立及执行情况，当期绩效目标完成情况。

（十四）其他分析。对医院本期或下期财务状况发生重大影响的事项进行分析，以及其他需要分析的事项。

**第十八条**　医院应当以年度财务报告、预算报表、决算报表等会计资料和经济活动为基础，采用一定技术和方法对医院年度财务状况进行分析。

**第十九条**　财务分析方法主要包括比较分析法、比率分析法、因素分析法、结构分析等。医院根据实际情况选择适当的方法进行分析。

**第二十条**　医院年度财务分析报告，应当根据真实的交易、事项以及完整准确的财务会计资料，按照本规定的口径和格式编制，做到内容完整、数字真实、计算准确，不漏报或者任意取舍，不随意改变分析内容、计算方法和编制口径。

**第二十一条**　年度决算报告须经医院领导班子集体研究审议通过，由医院主要负责人签名盖章，并加盖单位公章后上报主管部门。主管部门审核汇总后报同级财政部门。

**第二十二条**　各级卫生计生行政部门应当加强对医院年度决算报告的审核，重点关注会计报表的表内表间勾稽关系、数据信息的完整性和准确性、填报说明的全面性和充分性、分析报告质量等内容。

第二十三条　医院不得编制虚假的或者隐瞒重要事实的财务分析报告。医院主要负责人对本医院财务分析报告的真实性、完整性负责。

## 第四章　监督与使用

第二十四条　医院应当依据财务核算等信息化系统原始数据编制医院预决算报告，提高报告准确性。不得人为编造财务数据。

第二十五条　各级卫生计生行政部门应当加强医院财务监督，充分利用医院年度财务预决算报告反映的信息，强化医院预算管理监督、收入、支出管理监督、资产和负债管理监督等。

第二十六条　各级卫生计生、财政和审计部门有权对医院财务预决算报告中反映的重大事项或者发现的特定问题组织专项检查。医院应当客观如实反映情况和提供必要的材料。

第二十七条　对财务监督中发现的违法违规问题，要分清责任，限期整改，并依法进行处理。问题严重的，可提出追究当事人和有关领导责任的建议；构成犯罪的移送司法机关。财务监督结果将作为下年度安排医院预算的重要依据。

# 第十二章　医院信息管理制度

**引言**

　　为了加强对医院信息网络系统的安全保护、促进医院信息网络的应用和发展，保障医院信息网络系统有序运行，确保医院信息系统的准确性、完整性、保密性及信息安全，根据《中华人民共和国计算机信息系统安全保护条例》《中华人民共和国计算机信息网络国际互联网管理暂行规定》和国家卫生计生委中医药管理局《电子病历基本规范（试行）》《医疗机构病历管理规定（2013年版）》有关法律、法规，结合医院实际，特制定医院信息管理规章制度。

## 一、计算机机房管理制度

　　**第一条**　为加强对医院计算机机房的安全保护，促进医院信息网络的应用发展，保障医院信息网络系统有序运行，根据《中华人民共和国计算机信息系统安全保护条例》《中华人民共和国计算机信息网络国际互联网管理暂行规定》和有关法律、法规，结合医院实际，制定本规定。

　　**第二条**　进入机房需履行登记手续，填写人员出、入机房的时间和操作内容等信息。

　　**第三条**　非信息管理部人员不得进入机房对系统或服务器进行操作。遇特殊情况因工作需要必须进入操作时，须经信息管理部负责人同意后，在有关人员监督下进行，对操作内容进行记录，由操作人和监督人签字后备查。

　　**第四条**　机房内严禁吸烟，不得进行与业务无关的活动，保持机房清洁。严禁携带液体、易燃易爆等危险品进入机房。

　　**第五条**　严禁工作人员违章操作，禁止外来软件带入机房使用。不得在服务器专用电路上加载其他用电设备，保证服务器24小时正常工作。

**第六条** 不准随意丢弃存储介质和有关业务保密数据资料，对废弃存储介质和业务保密资料要及时销毁。

**第七条** 定期检查机房消防、安全设备，确保其处于正常使用状态。

**第八条** 保持机房温、湿度和电压稳定，做好静电防护和防尘等工作，保证主机系统的平稳运行。

## 二、数据库安全管理制度

为加强医院计算机信息系统数据的安全管理，根据《中华人民共和国计算机信息系统安全保护条例》等有关规定，结合医院实际，制定本办法。

**第一条** 数据库管理员必须管理好数据库和数据库服务器的登录用户名和登录密码，以免被他人盗用。

**第二条** 数据库管理员必须经过专业技术培训，具备相应的专业技术水平方可上岗。

**第三条** 数据库管理员记录并管理数据库平台参数设置（操作系统、数据库管理系统、系统工具）。

**第四条** 数据库管理员每日查看数据库的备份情况和数据库日志系统错误报告，发现异常情况应及时采取措施，并报告信息管理部主任。

（一）备份内容包括系统数据、应用程序等。

（二）采用脚本程序进行数据异地自动备份。

（三）备份后的数据与服务器异地存放。

**第五条** 数据库管理员每月对数据库进行一次常规巡检。

**第六条** 数据库系统参数调整、版本升级、需经信息管理部主任同意后，由专业数据库维保公司进行。

**第七条** 数据库管理员负责数据库结构、权限等更新操作，并做好修改日志记录。

**第八条** 数据库管理员负责所有数据库产生的拷贝、备份的安全管理，未经医院同意不得以任何方式外泄。

**第九条** 每年对数据库数据进行一次数据增量评估，决定是否需要数据转移，并对转移出的数据进行检测，以确保数据的完整和准确。

**第十条**　数据恢复：当数据库发生故障时，必须由数据库管理员或专业数据库工程师根据需要采取必要的数据恢复操作。

**第十一条**　数据库管理用户密码保存及启用：数据库管理员将各数据库管理用户密码整理并密封保存在专用文件袋中，在发生紧急故障时，并且数据库管理员无法到达现场的情况下授权启用密封保管的数据库管理员用户密码。在故障排除后安排数据库管理员及时更改，并重新整理密封保管。

## 三、系统用户权限设定及密码管理制度

### 第一章　总　则

**第一条**　为加强信息系统用户账号和权限的规范化管理，确保各信息系统安全、有序、稳定运行，防范应用风险，特制定本制度。

**第二条**　本制度适用于基于角色控制和方法设计的各型信息系统，以及以用户口令方式登录的信息系统和网络设备等。

**第三条**　信息系统用户、角色、权限的划分和制定，以医院对部门职能定位和各部门内部分工为依据。

**第四条**　各系统用户和权限由主管职能部门根据科室性质、人员工作范围负责权限划分，信息管理部系统管理员负责用户和权限管理的具体操作。

**第五条**　信息系统用户和权限管理的基本原则是

（一）用户、权限和口令设置由系统管理员全面负责。

（二）用户、权限和口令管理必须作为信息系统的强制性技术标准或要求。

（三）用户、权限和口令管理采用实名制管理模式。

（四）严禁杜绝一人多账号登记注册。

### 第二章　管理职责

**第六条**　系统管理员职责

负责系统用户管理。包括创建各类申请用户、用户有效性管理、为用户分配经

授权批准使用的信息系统、提供用户操作培训和技术指导。

**第七条　用户职责**

用户须严格管理自己用户名和口令，遵守保密性原则，除获得授权或另有规定外，不能将收集的个人信息向任何第三方泄露或公开。系统内所有用户信息均必须采用真实信息，即实名制登记。

## 第三章　用　户　管　理

**第八条　用户申请和创建**

由本人书面申请，科主任签字，经医务部、护理部审批后报信息管理部进行维护；

（一）申请人填写《信息系统使用申请表》《用户账号申请和变更表》，提交科室负责人；

（二）主管部门确认业务用户角色权限或变更原因，并在《信息系统使用申请表》《用户账号申请和变更表》签字确认；

（三）系统管理员根据申请表完成创建维护。

**第九条　用户变更和停用**

（一）科室发现医师权限与实际情况不符由本人提出书面申请，经科主任签名、医务部审核后报信息管理部进行权限调整。

（二）调离本院、取消、暂停处方权或科室流转的人员由人力资源部、医务部、护理部书面通知信息管理部，信息管理部及时取消、注销或调整相应权限。

## 第四章　安　全　管　理

**第十条**　使用各信息系统应严格执行国家有关法律、法规，遵守公司的规章制度，确保国家秘密和企业利益安全。

**第十一条　口令管理**

（一）系统管理员创建用户时，应为其分配独立的初始密码，并单独告知申请人。

（二）用户在初次使用系统时，应立即更改初始密码。

（三）用户应定期变更登录密码。

（四）用户不得将账户、密码泄露给他人。

**第十二条　应急管理**

（一）用户及业务管理员账户信息泄露遗失

用户账户信息泄露遗失时，应在 24 小时内通知系统管理员。系统管理员在查明情况前，暂停该用户的使用权限，同时对该账户所产生数据进行核查，待确认没有造成对数据的破坏后，通过修改密码，恢复该账户的使用权限，同时保留书面情况记录。

（二）系统管理员账户信息泄露遗失

系统管理员账户信息泄露遗失时，应立即向科主任、主管院长报告，暂停其系统管理员账户权限，同时对系统账户管理及数据安全进行核查，在最终确认系统安全后，方可恢复其系统管理员账户功能。

## 四、计算机信息保密制度

为确保医院信息系统的准确性、完整性、保密性及信息安全，根据《中华人民共和国计算机信息系统安全保护条例》《中华人民共和国计算机信息网络国际联网管理暂行规定》，特制定计算机信息保密制度。

**第一条**　所有计算机用户需遵守《中华人民共和国计算机信息系统安全保护条例》《中华人民共和国计算机信息网络国际联网管理暂行规定》《医院计算机信息系统管理制度》。

**第二条**　重要数据资料要遵守国家有关保密制度的规定。对数据输入、处理、存储、输出的各个环节严格审查和管理，不允许通过医院信息系统非法扩散。

**第三条**　重要保密数据，要对数据进行加密处理后再存入机内，对存贮磁性介质或其他介质的文件和数据，由专人负责收集保管并建立登记制度以备查询。

**第四条**　严禁私自转储医院内部重要数据及资料。如需上报的必须征得相关负责人同意后，由专人提供并记录在案。

**第五条**　任何人员未经授权不得泄露患者信息，包括患者基本信息、检查结果、诊断信息和医嘱信息等。

**第六条**　任何人员不得盗用他人用户名和密码，应妥善保管个人操作权限，并在离开终端时及时退出系统。

**第七条**　任何人员未经授权不得修改数据库数据，包括存档患者资料及相关管理数据。

第八条　接入互联网的各部门和用户必须严格执行安全保密制度，并对所提供信息负责。信息资源保密等级可如下分级，其中除可向因特网公开的信息外均属于保密信息：

（一）可向因特网公开的，由医院办公室进行相关信息的管理工作。

（二）可向院内公开的，由医院办公室进行相关信息的管理工作。

（三）可向部门公开的，由各部门负责本科室子网站的信息管理工作。

（四）仅限于个人使用的。

第九条　单位内、外网的 IP 地址由信息管理部统一管理，任何人不得盗用未经合法申请的 IP 地址入网。

第十条　根据《医院计算机信息系统管理制度》的有关规定，接入医院内网的计算机一律不准接入互联网，与互联网物理隔离；屏蔽 USB 内存盘等存储接口，以确保防止病毒的感染和扩散。

## 五、信息系统变更、发布、配置管理制度

为完善信息系统功能，修改系统缺陷，统计报表生成，根据医院《信息系统管理规定》，特制定本制度。

第一条　信息系统变更、发布、配置工作可分为下面三类类型：功能完善维护、系统缺陷修改、统计报表生成。功能完善维护指根据业务部门的需求，对信息系统进行的功能完善性或适应性维护；系统缺陷修改指对一些系统功能或使用上的问题所进行的修复，这些问题是由于系统设计和实现上的缺陷而引发的；统计报表生成指为了满足业务部门统计报表数据生成的需要，而进行的不包含在应用系统功能之内的数据处理工作。

第二条　信息系统变更、发布、配置工作以任务形式由需求方（一般为业务科室）和维护方（信息管理部和软件厂商）协作完成。信息系统变更、发布、配置过程类似软件开发、发布、配置，大致可分为 4 个阶段：任务提交和接受、任务实现、任务验收和程序上线。

第三条　需求部门提出系统需求，并将需求整理成《信息系统变更申请表》，由科室负责人审批后提交给信息管理部。

第四条 信息管理部接受需求后，并会同主管部门分析需求并提出系统变更建议，上报信息主管院长审核批准。

第五条 信息管理部根据部门提供的需求与软件开发商联系协同实现信息系统变更需求，产生供发布的程序。

第六条 信息管理部组织相关业务部门的信息系统最终用户对系统程序变更进行测试。

第七条 信息系统变更程序测试完成后，由信息管理部配置完善信息系统，正式发布并通知需求部门。

第八条 信息管理部出具信息系统变更验收报告，需求部门签字验收。

## 六、信息系统数据使用采集制度

第一条 为发挥信息系统数据资源在医疗、教学、科研等工作中的作用，根据国家卫生计生委《电子病历基本规范（试行）》《医疗机构病历管理规定（2013年版）》规范相关规定，特制定本制度。

第一条 信息管理部根据相关法律规定，严格执行信息保密制度和病案保密制度。

第二条 因医疗或科研工作需要使用、采集大批量信息数据时，信息管理部将积极配合。

第三条 因医疗或科研工作需要提取信息系统中相关数据，应填写《信息数据使用申请单》，由科主任签字后，报主管职能科室批准。

第四条 对于敏感数据的采集，需提交医院相关部门和主管院领导审批；审批通过后方可到信息管理部采集信息数据。

第五条 根据患者隐私保护原则，信息管理部提供的电子数据应采取患者匿名化处理，删除患者个人隐私数据（患者的个人身份信息，包括姓名、家庭住址、联系人、联系电话等；患者的经济信息，包括费用发生状况、支票结算等）。如有特殊需要提取患者个人隐私数据，需伦理委员会审批。

第六条 采集的信息系统数据，应注意数据安全保护。不得将数据信息在未经授权的情况下以任何形式与非本院或该项数据不相关人员分享、传播。对于职工私人泄露数据，构成非法和侵权，相关责任由本人承担。

第七条 如有疫情等大规模威胁社会秩序等特殊情况，以国家安全为需求紧急提取患者信息系统数据不在本规定覆盖范围。

## 七、医疗信息系统信息修改管理规范

为落实医疗核心制度的执行，保证患者医疗信息安全性、完整，规范临床信息系统的使用、修改和维护，依据相关法律法规、部门规章，结合医院实际情况，制定本规范。

第一条 门诊患者基本信息修改

门诊患者基本信息（包括姓名、性别、联系电话、出生日期、身份证号、民族、单位、住址、联系人姓名、与联系人关系、联系人电话、患者类型等）的修改在门诊收费处办理。

患者持相关身份证件，经门诊收费处工作人员审核后，填写门诊患者基本信息更改申请表并签字。门诊收费处工作人员复印相关证件，在 HIS 系统内予以修改并留存门诊患者基本信息更改申请表及患者身份证件复印件。已打印发票依据医院财务管理制度进行办理。

具体修改流程如下：

（1）患者姓名需要修改时，须持就诊卡、户口簿或公安机关开具的身份证明。患者性别、联系电话、出生日期、身份证号、民族、单位、住址、联系人姓名、与联系人关系、联系人电话信息修改时，须持就诊卡及有效身份证件（身份证、户口本、驾照、护照、公安机关开具的户籍证明，军官证）在门诊收费处办理。代理人办理修改业务时，须同时持有代理人有效身份证件以及患者委托书。

（2）填写门诊患者基本信息修改申请表。

（3）门诊收费处工作人员审核，无误后签字，并复印有效身份证件，粘贴于患者基本信息修改申请表后留存。

（4）门诊收费处工作人员在 HIS 系统内修改患者基本信息。已生成发票依据医院财务管理制度进行办理。

第二条 医保与合疗信息修改患者凭自己的医保证件在医保办进行审核确认。

第三条　在院患者基本信息修改

住院患者基本信息包括姓名、性别、年龄、家庭住址、联系电话、出生日期、身份证号、国籍、民族、籍贯、工作单位及地址、婚姻状况、职业、单位电话、户口地址、家庭电话、联系人姓名、与联系人关系、联系人地址、联系人电话、入院来源、入院途径、出生地参保地址、现住址、工作单位邮编、现住址电话、现住址邮编、户口地址邮编等。

（1）患者凭身份证原件向病区主管医生提出修改基本信息申请，如家属代办，则需提供患者和患者家属的身份证原件、患者委托书、相关证明及其复印件。

（2）病区主管医生经审查患者及患者家属相关资料，确认无误后填写"在院患者基本信息修改申请表"，若患者家属代办需填写代办人与患者的关系。

（3）患者或患者家属在申请表上签字确认。主管医生在申请表上签字确认，并由科主任签字。主管医生将患者和家属身份证的复印件、委托函等相关证明材料一同装订于申请表之后。

（4）患者或患者家属携带申请表及相关材料到出入院结账处进行 HIS 系统中相关信息修改。修改完成后出入院结账处工作人员在申请表相应位置签名并加盖住院专用章。留存申请表复印件备案，原件由患者或患者家属返回至病区主管医生。

（5）病区主管医生将患者基本信息修改申请表及相关材料保存在病历中，出院时随病历交医疗信息管理办公室，随同住院病历一起保存。对按患者原信息已打印的电子病历要重新机打，手写部分或化验检查单可按卫生部《病历书写基本规范》的相关规定，行手工修改。

注：HIS 系统中患者身份证号除急诊科、新生儿科可以不填外，其他入院科室必须填写，如因各种原因患者没有提供身份证号的，出入院结账处工作人员需在身份证栏填写"A 未知"，并告知患者在住院期间到出入院结账处补填身份证号。

第四条　出院患者基本信息修改

（1）患者凭身份证原件向病区主管医生提出修改基本信息申请，如家属代办，则需提供患者和代办人的身份证原件、相关证明及其复印件，若身份证无法确认信息的准确性，则需要提供当地公安机关的证明。

（2）主管医生经审查患者及代办人相关资料，无误后在 HIS 系统中打印出院患者基本信息修改申请表。

（3）申请人按照表格要求填写并签名，如家属代办需签家属姓名并注明与患者关系。

（4）主管医生对患者提出的修改信息仔细审核，无误后进行签名确认，并由科主任签字。

（5）患者持申请表及相关材料到信息管理部办理相关手续。

（6）信息管理部依据由主管医生签名确认后的出院患者基本信息修改申请表及相关材料，再次进行审核，无误后给患者开具基本信息修改证明书并盖章。

（7）信息管理部工作人员将患者基本信息修改申请表及相关材料装订保存在病历之后，随同住院病历一起保存。

（8）出入院结账处依据信息管理部开具的患者基本信息修改证明，对出院结算票据上的患者基本信息进行修改，并加盖结算发票专用章。

**第五条　医疗信息修改**

为落实医疗核心制度的执行，保证医疗信息安全性、完整性，规范临床信息系统的使用、修改和维护，由医务部、质控部、护理部、信息管理部、药学部等部门依据相应法律法规、部门规章，根据本院实际情况，对于系统前台无法进行修改的数据，制定如下修改制度。

（一）电子医嘱数据修改制度

（1）因操作失误等原因需要修改电子医嘱数据时，申请人需填写《电子医嘱、病历修改申请表》，须经科室负责人签字确认，医务部审核签字并盖章，提交信息管理部。

（2）信息管理部负责人审核无误，由系统维护人员进行信息修改并将该申请文档归档。

（3）对审核未通过的请求，科室负责人、医务部、质控部、信息管理部有权驳回申请。

（二）药品信息（非医嘱类）修改制度

（1）在药品管理过程中因操作失误等原因需要修改药品信息时，申请人需填写《药品信息调整申请处理表》，经药品主管部门负责人审核，签字并盖章。

（2）凡涉及对临床医疗工作流程等内容有较大影响时，须经院领导审核签字后，提交信息管理部办理。涉及小范围修改，直接提交信息管理部办理。

（3）信息管理部负责人根据信息一致性、安全性的原则进行审核，审核通过后由系统维护人员进行信息修改并将该申请文档归档。

（4）对审核未通过的请求，院领导、科室负责人、信息管理部有权驳回申请。

（三）电子病历模板及内容修改

（1）填写书面申请书（申请含模板维护人员工号、姓名、所需增加 / 修改模板权限），经科室负责人签字确认，提交信息管理部，信息管理部负责人审核无误，由系统维护人员进行电子病历模板维护授权，并将该申请文档归档。

（2）已提交但未归档的电子病历需要进行内容修改时，由申请人在电子病历系统中提出病历召回申请，信息管理部审核通过后，申请人方可进行内容修改。修改后的电子病历应在 24 小时内提交。死亡病历讨论应在讨论后及时提交。

# 八、信息系统与网络安全保护管理规定

## 第一章　总　　则

**第一条**　为了加强对医院信息网络系统的安全保护，促进医院信息网络的应用和发展，保障医院信息网络系统有序运行，根据《中华人民共和国计算机信息系统安全保护条例》《中华人民共和国计算机信息网络国际互联网管理暂行规定》和有关法律、法规，结合医院实际，制定本规定。

**第二条**　本规定所指的信息网络系统，是指在医院信息系统中，由计算机及其相关配套的设备、设施构成，按照系统应用目标和规定对医院信息进行采集、存储、传输、检索、汇总、加工等处理的人机系统。

**第三条**　医院信息网络系统管理及安全保护，是为了保障医院信息管理系统功能的正常发挥，保障运行环境和信息的安全，以维护信息网络系统的安全运行。

**第四条**　本规定适用于医院全部上网（内、外网）运行的计算机和适用于全院应用医院信息系统的所有科室和个人。

**第六条**　任何科室或个人不得利用网络计算机从事危害医院利益的活动，不得危害医院信息网络系统的安全。

## 第二章　安　全　监　督

**第七条**　医院信息网络系统的组织管理机构是医院信息化建设领导小组（简称领导小组）。

（一）领导小组由下列人员组成

组　长：医院院长

副组长：主管副院长

成　员：信息管理部主任、院长办公室主任、党委办公室主任、医务部主任、护理部主任、药剂科主任、财务部主任、采供部主任、后勤保障部主任、设备保障部主任、审计部主任、医务部主管医疗工作人员和护理部主管护理工作人员各1名、信息管理部技术人员若干名。

（二）领导小组的主要职能和任务

1. 制订医院信息系统建设和应用总体规划及阶段实施计划，审查和制定系统应用中的工作流程、技术规范、性能指标、有关人员职责和规章制度。

2. 协调解决工程实施和系统应用中的重大问题。

3. 组织安排系统建设和应用中的重要活动，如网络管理、系统配置及上线、人员培训等。

4. 紧急情况下，领导小组可以采取特别措施以维护医院信息网络系统安全。

**第八条**　信息管理部是系统建设、应用组织的主要负责部门，是系统运行的保障者，应对所属人员实行分工负责。信息管理部应对医院信息网络系统的安全策略和解决方案作出规划并组织实施。信息管理部对信息网络系统安全保护工作行使下列职责

1. 监督、检查、指导信息网络系统安全维护工作；

2. 查处危害信息网络系统安全的违章行为；

3. 履行信息网络系统安全工作的其他监督职责。

**第九条**　计算机工程技术人员全面负责信息网络系统的规划、设计、配置，负责系统的调试、维护、安全管理、人员培训等具体实施工作。

计算机工程技术人员发现影响信息网络系统安全的隐患时，可立即采取各种有效措施予以制止。

计算机工程技术人员在紧急情况下，可以就涉及信息网络系统安全的特定事项采取特殊措施进行防范。

## 第三章　　安全保护管理

**第十条**　任何科室和个人不得利用医院信息网络系统制作、复制、传播和查阅以下信息：

（一）煽动抗拒、破坏宪法和法律、法规的实施；

（二）煽动颠覆国家政权，推翻社会主义制度；

（三）煽动分裂国家、破坏国家统一；

（四）煽动民族仇恨、民族歧视，破坏民族团结；

（五）捏造或者歪曲事实，散布谣言，扰乱社会秩序；

（六）宣扬封建迷信、淫秽、色情、赌博、暴力、凶杀、恐怖，教唆犯罪；

（七）公然侮辱他人或者捏造事实诽谤他人；

（八）损害国家机关信誉；

（九）其他违反宪法和法律、行政法规以及医院规章制度。

**第十一条**　任何科室和个人不得从事下列危害医院信息网络系统安全的活动

（一）未经允许，进入医院信息网络系统或者使用信息网络系统资源；

（二）未经允许，对信息网络系统功能进行删除、修改或者增加；

（三）未经允许，对信息网络系统中存储、处理或者传输的数据和应用程序进行删除、修改或者增加；

（四）未经允许，擅自盗取医院相关数据或程序代码；

（五）故意制作、传播计算机病毒等破坏性程序；

（六）其他危害信息网络系统安全的活动。

**第十二条**　信息网络系统的安全保护

（一）信息网络系统的建设和应用，应遵守上级主管机关颁发的行政法规、用户手册和其他有关规定。

（二）信息网络系统实行安全等级保护和用户使用权限划分，所有访问信息网络系统的人员必须按程序报审。

（三）信息网络系统中心机房应符合国家标准和国家规定，由信息管理部作好日常清洁及防干扰工作。

（四）在信息网络系统设施附近进行房屋维修、改造及其他活动，不得危害信息网络系统的安全。如无法避免而影响信息网络系统设施安全的作业，须事先通知信息管理部，经负责人同意并采取保护措施后，方可实施作业。

（五）信息网络系统的使用科室和个人都必须遵守计算机安全使用规定，以及有关的操作规程和规章制度。

（六）对信息网络系统中发生的问题，使用科室应立即上报信息管理部。

（七）对计算机病毒和其他危害信息网络系统安全的数据信息的防治工作，由信息管理部负责处理。

（八）对信息网络系统软件、设备、设施的安装、调试以及故障排除等操作由计算机工程技术人员负责。其他任何科室或个人不得自行拆卸安装任何软、硬件设施。

（九）在医院信息网络系统未与外网连接之前，所有连接医院信息系统的计算机绝对禁止连接 Internet 网或其他公共网络。

（十）所有科室及个人不得使用非医院指定计算机连接医院信息网络，任何科室和个人不得私自架设无线网络设备和基站。

**第十三条** 网络的技术管理

（一）计算机工程技术人员是信息网络系统技术管理的直接责任者，应以实现系统功能为目的，以满足用户需求为宗旨，对网络系统的操作和维护进行管理。

（二）网络内各类设备的配置，由系统负责人提出配置规划和计划，报有关领导审批后实施。

（三）每一子系统或挂接的可执行程序在上网运行前，计算机工程技术人员必须严格按照功能要求在备用服务器上进行全面调试，达到功能要求且排除一切可能的数据冲突后交用户实际上网使用。

（四）计算机工程技术人员实行分工负责制。信息网络系统的各种设备由信息管理部负责人管理或指定专人负责。

（五）系统管理员或机房值班人员负责网络服务器的数据备份和日常工作。

（六）系统负责人全面负责技术支持和运行保障工作，出现技术问题或故障时，应组织技术力量在最短时间内处理。

（七）各大楼、办公区等部门内网络设施均归信息管理部管理，其交换设备、连接设备及其他设备电源均为专用电源，严禁其他部门或个人将其电力或电话设施直接接到专用线路上。

**第十四条** 工作站管理

（一）网络工作站作为信息网络系统专用设备，使用科室、个人不得擅自在终端机上装载其他软件和移动存储设备如 USB 闪存盘等。

（二）各工作站所有使用人员必须严格遵守各项操作规程以及有关计算机管理制度，严格按照计算机操作使用规程进行操作。

（三）各工作站配置的计算机、打印机等设备须指定专人保管和维护。科室使用人员必须保持各种网络设备、设施整洁干净，并认真做好网络设备的日清月检，使网络设备始终处于良好的工作状态。

（四）加强设备定位定人管理，未经信息管理部允许，不得随意挪动、拆卸和外借所有网络设备、设施。

（五）不得擅自装载、卸载和变更计算机网络设置。

各工作站周围严禁存放易燃、易爆、易腐蚀及强磁性物品，做好放火、防盗措施。

（六）各工作站使用科室必须按程序报审本科室的操作人员名单，如操作人员有变动应及时上报相关主管部门进行调整。

（七）操作人员应严格保密个人密码，严禁泄露、外借密码；个人秘密必须在第一次使用时进行修改并不定期修改更换，妥善保管自己的密码，严禁密码外泄，对密码外泄造成的后果由该工号的持有人自负。

（八）严禁无关人员上机操作或进行其他影响系统正常运行的工作。

（九）严禁私自卸载或安装、使用其他应用程序（含各种游戏程序），若有需要使用其他程序，应报院领导及信息管理部批准，由专业技术人员安装。

（九）使用时如发现运行故障，要及时上报信息管理部。

## 第四章 罚 则

**第十五条** 任何科室或个人利用网络从事危害国家安全的活动，违反刑法的，依法交相关国家机关，依照有关法律法规予以处罚。

**第十六条** 违反本规定，有以下行为之一的，由计算机工程技术人员以口头或书面形式进行警告

（一）违反信息网络系统安全保护制度，危害网络系统安全的；

（二）接到计算机工程技术人员要求改进安全状况的通知后，拒不改进的；

（三）擅自更改网络设置的；

（四）发现信息网络系统出现问题不立即报告的；

（五）有危害信息网络系统安全的其他行为。

**第十七条** 违反本规定，有下列行为之一的，全院通报批评并处予扣发酬金100～500元

（一）在工作站进行与医院信息网络系统无关操作而造成危害的；

（二）私自拆卸、更改网络设备而造成危害的；

（三）擅自安装、拆卸软、硬件设备的；

（四）向他人泄露账号密码而造成不良后果的。

**第十八条**　利用终端设备进行与信息系统无关的操作，导致病毒侵袭而造成下列损害之一的，全院通报批评并处以下经济处罚：

（一）造成设备损害的，原价赔偿；

（二）造成工作站系统破坏的，扣发酬金 1～3 个月，并赔偿全部修复费用；

（三）造成网络部分或全部瘫痪的，处予严厉的行政处分，造成的经济损失由个人承担 40%，科室承担 60%。

**第十九条**　因以下行为对医院信息系统的运行造成下列后果之一的，由医院给予以下处罚：

（一）下发的计算机、打印机等设备由所属科室负责管理，对由于责任心不强而造成计算机、打印机被盗或损坏者，原价赔偿。

（二）由于操作者违章操作，造成计算机软、硬件故障，而影响医院信息网络系统的正常运行者，扣发酬金 1～3 个月，情节特别严重的追究科室负责人的领导责任。

（三）对因违章操作造成系统数据丢失、核算错误，给医院造成重大经济损失的，个人承担损失费用的 40%，科室承担 60%。

（四）私自添加、删除计算机保存内容；私自更改计算机的各种文件配置；私自更改本信息网络系统应用程序以及参数设置，未造成重大技术事故和经济损失者，扣发酬金 1～3 个月。造成重大技术事故和经济损失者，造成的经济损失由个人承担 40%，科室承担 60%。

**第二十条**　在网络系统设备、设施附近作业而危害网络系统安全，影响网络正常运行造成经济损失的，由作业科室赔偿；造成医院财产严重损失的，追究其民事责任。

**第二十一条**　对于其他违反本规定的行为，由医院信息化建设领导小组按有关管理办法进行处罚。

## 第五章　附　则

**第二十二条**　本规定由信息管理部负责解释。

**第二十三条**　本规定自发文之日起实行。

# 第十三章　医院后勤管理制度

## 引 言

　　医院后勤工作是医疗服务正常运行的重要支持和保障，后勤管理是医院运营管理的重要组成部分。近年来，随着医院规模的扩大、现代科学技术的发展与引进、医疗服务需求的多元化，后勤管理工作的难度越来越大，后勤管理的专业化、规范化程度越来越高。这就给现代医院后勤管理工作提出了更高的要求。为此，加强医院后勤管理制度建设就显得越来越重要，通过建立和完善现代医院后勤管理体系，制定服务质量控制标准、安全技术操作规范以及设备物资采购、使用、维护、保养、处置全周期管理制度，积极推进医院后勤服务模式转变，对提升后勤服务质量、提高工作效率、改善患者就诊体验等都将起到积极有效的作用。

## 后 勤 部 分

## 一、后勤保障部工作制度

　　1. 后勤保障部工作实行班组管理分工负责制，各班组工作应在科室主任领导下进行。

　　2. 加强后勤管理，牢固树立以患者为中心的思想，以满足临床需求为目标，努力做到（下收、下送、下修），保证三通（水通、电通、气通），不发生两漏（漏水、漏电），做到两满意（职工满意、患者满意）。

　　3. 要有计划地改善院容、院貌，绿化、美化工作，搞好环境保护工作。开展爱国卫生运动工作，健全清洁卫生制度。

　　4. 严格执行医院的各项规章制度。

　　5. 要坚持"安全第一"为原则，加强后勤安全教育工作。

　　6. 工作中尽职尽责，以身作则，不得以权谋私，虚心接受群众监督。

7. 加强各班组的监督和检查，保证全院水、电、气等的正常供应，保证做到"优质、高效、低能耗"。

8. 工作中要相互配合，互通信息，职权范围内的问题应及时解决，不得推诿，重大问题必须经科务会讨论，向分管院长请示汇报。

9. 准时参加医院的各项会议及行政查房。

10. 定期召开科务会，并做好记录、登记，保存完整的资料。

11. 定期做好相关培训和应急演练，配合医院其他应急处置工作。

12. 加强对所管辖外包业务服务质量的监管和工作质量考评。

13. 完成医院交给的其他的临时工作。

## 二、安全生产制度

1. 医院职工必须严格执行安全操作规程、工艺操作规程及各项规章制度，不准违章指挥和违章作业，发现别人违章应予以劝说制止，对分配的工作如不符合安全作业要求，有权拒绝执行。

2. 生产岗位人员必须按各种岗位规定穿戴使用配发的防护用品（工作服、工作鞋、手套、口罩、防护眼镜、安全帽、安全带等），否则不准上岗生产。禁止赤膊、赤脚或穿凉鞋、拖鞋、高跟鞋、背心、短裤、长围巾或长发披肩上班。

3. 医院职工必须严格遵守劳动纪律，按时上下班，严守工作岗位，不得串岗聚集、谈笑、打闹或做其他与工作无关的事，在班时间不准锁闭工作间大门、拉上窗帘，家属小孩严禁带入工作岗位。

4. 工作前要注意休息，工作时间严禁睡觉，上班前及当班时间不准喝酒。

5. 非本班组管理使用的机械、阀门、仪表、电气开关等设备不准按触扳动。

6. 非电工、配电工、焊工、电梯工、机动车驾驶员等特殊工种人员，不得从事上述特殊工种作业。持有未经有效审核的特殊工种操作证人员，不得从事上述特殊工种作业。

7. 认真交接班、交班人员必须如实地向接班人员反映机械设备等安全生产情况。接班人员应认真细致检查设备的运行情况，接班后出现故障或事故由接班者负责。

8. 生产操作人员不得随意改变工作指令、生产指标和操作规程，需要改变时必须由班组长向后勤保障部报告，经同意后方可操作。

9. 生产操作人员必须做好操作原始记录，要求记录真实、及时、准确，不得提前填写或弄虚作假，记录本应保持清洁完整，妥善保管。

10. 凡挂有爆炸、火灾、触电、腐蚀等危险标志的区域不准靠近。

11. 在危险或高空作业时应穿戴相应安全防护用品或张挂安全网（夜间作业时应配备相应的照明设备），且要有监护人及应急措施，特殊天气情况下应停止露天高空作业。

12. 要求防火防爆的班组、仓库及禁火区域内，严禁吸烟和使用明火。因生产、维修需要使用明火时，必须先上报相关部门，经许可且现场具备可靠的安全防护措施后方可施工。

13. 易燃、易爆、剧毒物品的运输、储存、领用应按危险化学品管理规则执行。

14. 压力容器及其设备，严禁超期、超压、超温、超荷运行。严禁自制压力容器，压力容器上的安全附件不得擅自拆除，并应定期检查效验，保持良好状态。对于违反"压力容器安全操作规程"的人员，要追究责任。

15. 在安装、检修、抢修（抢险）作业时必须听从统一指挥、组织协调，并拟定可靠的安全措施计划。

16. 各岗位工作前后必须清理现场，排除影响安全作业的杂物，保持岗位环境整洁，做到文明、安全生产。

17. 发生事故或险情，有关人员坚守岗位，保护现场，在采取抢救措施的同时迅速向上级报告。

18. 各岗位职工应自觉接受医院、科室、班组安全人员的检查，服从安全管理，执行安全指令。

19. 各级管理人员、生产人员严禁违章指挥、违章作业，否则按有关奖惩制度处理，直至追究刑事责任。

## 三、外包业务管理制度

### 1. 外包业务遴选

（1）外包业务申请部门根据业务需求，确定外包业务范围，提出项目可行性分析和评估报告，经院长办公会议研究同意后，按服务类项目政府采购招标程序，制定招标文件并发布遴选招标公告，内容包含外包单位资质要求、业务范围、招标时间、地点等相关内容。

（2）本着公平合理竞争的原则，遴选的外包公司需具备下列基本要求：

1）注册单位名称、资质、公章、对公账户。

2）相对固定的办公场所，且管理规范，口碑良好。

3）满足工作所需的设施、设备、工具、材料。

4）相对固定的工作人员及管理人员。

5）相应的管理制度、岗位职责及考核办法。

（3）依据发布的遴选招标公告及各参加投标外包单位的投标标书，按公告规定的时间、地点进行现场评定，一般实行综合评分法确定外包业务服务单位。

## 2．外包业务管理

（1）外包业务申请部门为外包业务的主管职能部门，负责外包业务的管理及工作沟通与协调。

（2）主管职能部门应与外包单位签订有明确、详细的服务内容及标准，以及规定双方权利、义务的外包服务合同。

（3）外包单位严格遵照合同内容执行，依照法律法规、规章及标准规定，履行合同义务，承担相应安全生产责任。

（4）外包单位把相应的工作人员名单、岗位职责及管理制度交与主管职能部门，如有变动及时告知。

（5）外包业务公司如遇到问题需要与其他科室联系，应及时与主管职能部门沟通，由主管职能部门与医院其他科室联系协调处理。

（6）主管职能部门一旦发现外包单位未按规定执行合同内容或工作中存在问题未按期整改，一般情况下可提出警告、限期整改、经济处罚等，如有严重违约情况或年度评估中达不到医院管理标准要求，可根据合同约定取消承包资格，由医院重新选定其他外包单位。

## 3．外包业务考核

主管职能部门为外包业务单位的考核管理部门，应指定专人负责依据合同及附件对外包业务进行日常监督、检查、考核及服务质量评价，记录收集外包单位的日常工作信息，进行外包业务服务质量考核通报，并根据外包单位服务质量考核结果及工作业绩进行年度评估，形成年度评估报告交财务部作为支付外包费用的依据。

## 四、卫生管理制度

1. 医院内干净、优美的环境能为广大的患者提供优雅、安静、舒适的治疗场所，需要全院职工及患者自觉维护。参加医院卫生管理是全院职工应尽的责任和义务。

2. 医院内环境卫生保洁实行社会化管理，后勤保障部对所有院内的环境卫生制定检查标准，并纳入对保洁工作的考核奖评中。

3. 配合市、区爱卫会及街道办事处搞好院内消毒及除"四害"（苍蝇、蚊子、老鼠、蟑螂）活动，使院内的"四害"密度达到国家标准。加强"除四害、讲卫生"科普知识的宣传，因地制宜设立卫生科普宣传栏。

4. 做好院内环境的保护工作，各部门搞好室内环境和个人卫生，废弃物不乱扔，病房、门诊、公共区域卫生责任落实到人，开展每周六上午卫生清扫日活动，每月一次对卫生责任区进行检查评比。

5. 按国家规定做好医疗废物、危险废物以及污水、污物垃圾处理，医疗垃圾收集转运到暂存点后，需交由有资质的处理机构统一收集并处置，并执行隔离消毒制度，防止污染和交叉感染。

6. 严格执行传染病隔离制度、病区清洁卫生制度，防止交叉感染。医护人员要及时报告疫情，由医院疾病预防控制科专人负责，定期检查及时上报，防患未然。

7. 院内有足够且符合卫生要求的垃圾桶，生活垃圾日产日清，排水排废道畅通，并符合国家排放标准。

8. 饮食销售必须符合国家食品卫生安全法律、法规的标准要求，证照齐全，严格执行卫生"五四制"。工作人员必须持证上岗，健康证必须定期年审。

9. 有计划地进行院内环境的美化、绿化、净化工作。

10. 诊室、病房、办公室卫生管理。

（1）诊室、病房、办公室卫生管理基本要求：房间内保持清洁、通风及适当的温度，每日需打扫一次，垃圾、污物、废弃物等放置于规定的场所或垃圾箱内并及时清理运走。

（2）诊室、病房、办公室采光要求：必须有充足的光线，光线分布适宜，窗面及照明器具的透光部分，均须保持清洁。

## 五、环境绿化工作制度

1. 医院要积极开展对环境的绿化美化工作，对全院树木、花草进行养护。

2. 根据医院整体建设规划，合理布置绿化带，美化院容院貌。全院的绿化面积必须达到可绿化面积的100%。

3. 如遇医院各种会议和其他事务，应按院办通知布置摆设花盆，搞好美化。

4. 根据季节气候，及时调节院内花草种类，保证绿植四季常绿，富于实用。

5. 定期对花木进行修剪、浇水、灭虫及清理杂草等工作，做到花木长势繁茂，树木整齐美观。

6. 加强管理，严格花卉出入手续，并建立花卉位置的明细清单。

7. 未经批准不得擅自挪动花卉摆放位置或挪作自用。

## 六、节能管理制度

1. 贯彻执行国家、地方、行业主管部门的有关节能方针政策、标准。制定节能管理细则、节能目标和有关管理标准、制度并实施，向政府部门协调能源指标。

2. 制订并实施年度节能计划，审定重大节能成果和重大奖惩事宜。组织召开节能工作例会，进行节能工作计划、布置、检查、总结。审定年度各类能源消耗指标和节能指标。

3. 监督检查能源使用情况，对浪费能源、违反能源管理制度的现象追查责任。

4. 加强节能巡视工作，杜绝供水管道跑、冒、滴、漏现象。对违反能源管理制度和不合理用能标准等现象及时制止。

5. 每月做好医院水、电、气、油等能耗的统计工作。发现数据异常及时上报，并查找原因。

6. 每季度对目标完成情况进行检查、监控。根据万元医疗业务收入对能耗的总量进行控制、统计、检测、考核，建立节能降耗台账，组织内部检查与考核，将节能工作纳入经济核算范围内。

7. 组织节能教育和技术培训，提高职工的节能管理能力。使各岗位人员学会正确使用能源，维护耗能设备、保温隔热设施和能源计量仪表。

8. 积极开展节能宣传活动，对节能工作提出合理化建议和改造方案，总结交流、推广应用节能经验。组织职工开展合理化节能建议活动。

9. 基建部门在改建、扩建和新建工程中，合理选用节能设备和材料。

## 七、集体宿舍管理制度

1. 入住人员应服从管理，尊重并配合医院管理人员开展工作。

2. 养成良好的节约意识，节约用电用水，爱护公共财产（电器、家具、卫生洁具、房门钥匙以及宿舍内其他设施、设备），人为损坏或丢失，按原价赔偿。

3. 宿舍内各房间的家具、电器等均按规定配备，不得私自挪用、转让。

4. 宿舍内禁止留宿外人，有客人来访时应注意不影响宿舍内其他成员的正常生活和休息。禁止从事违反国家法律的活动。否则，所造成的一切后果，由当事人负责承担。

5. 宿舍成员必须注意室内用火、用电、用水安全，宿舍内严禁存放易燃易爆危险品、违禁品，严禁私拉乱接电源，严禁使用大功率电器及违章电器，严禁在室内吸烟。如有违反者，后勤保障部有权按有关规定进行处理，对因违反安全管理所造成的一切后果，由当事责任人负责承担。

6. 入住人员不得私自转让调换房屋，违规者立即清退并予以处罚。确需调换房屋必须经过后勤保障部同意后方可调换。

7. 医院只提供住宿场所，宿舍成员要妥善保管好个人财产、保护好人身安全，医院概不负责。

8. 宿舍内成员之间应团结友爱，相互关心，相互帮助，自觉养成良好卫生习惯，共同搞好宿舍内室内、外（楼道、厕所）的环境卫生。

9. 凡已分配单身宿舍的员工，如长期不在宿舍居住（2个月以上），应主动退出单身员工宿舍，如发现长期不在宿舍居住又不退出单身宿舍者，由后勤保障予以清退。

10. 居住宿舍的职工因工作关系，调离医院后，应办理退房手续。

# 八、后勤服务外包业务管理考核方案

为进一步完善医院后勤服务外包业务规范化管理，科学评价外包单位的服务质量，落实医院对外包服务的监管责任，根据医院与外包单位签订物业服务合同约定，结合《卫生部三级综合医院评审标准实施细则》的要求，特制定本方案。

1. 考核对象　医院后勤服务外包业务各承包单位。

2. 考核范围　医院后勤服务外包业务涉及的院内保洁、布草洗涤、水电维修、食堂、保安服务质量的绩效评估。

3. 考核原则

医院后勤服务外包业务服务质量的考核坚持公开性、客观性、差别性、时效性、重点性的原则。

（1）公开性原则

考核不对考核期外和外包业务以外的事实和行为进行评价，考核标准、考核程序和考核责任都应当有明确的规定并向被考核单位公开。

（2）客观性原则

考核应根据日常业务工作中观察到的具体事实，结合考核标准和考核资料进行客观评价，考核中要消除对被评价者的好恶感、同情心等偏见，尽量避免掺入主观性因素和感情色彩，排除对上、对下的各种顾虑，做到公正有据。

（3）差别性原则

考核的等级之间应当有鲜明的差别界限，针对不同的考核结果按照合同相关条款约定等方面应体现明显差别。

（4）时效性原则

考核的结果要及时反馈给被考核单位，考核数据要求与考核周期相吻合，而不该将本期之前的行为强加于当期的考核结果中，也不能取近期的比较突出的一两个成绩来代替整个考核期的考核评价。

（5）重点性原则

考核时对当月院区人流量大的区域或住院部加床比较多的科室，以及安全保卫、消防安全重点科室和重点部位列为重点考核区域，在考核月内增加巡查次数和监管力度，对考核中发现的问题立即整改并落实到位。

4. 考核方法

（1）考核内容：考核根据医院外包业务服务质量考核标准要求，以随机抽查、每周巡查和月度考评、年度综合考评的形式进行。

1）随机抽查：由医院外包业务服务质量监管部门结合外包业务工作内容不定时深入科室对服务质量进行检查，发现问题及时纠正，并将具体事实记录备案。

2）每周巡查：医院外包业务服务质量监管部门每周定期对全院各科室进行巡查，重点科室和重点区域每周最少2次巡查，对外包单位的服务质量缺陷进行记录，并将具体事实汇总上报医院管理考核领导小组。

3）月度考评：每月上旬由监管部门结合上月随机抽查、每周巡查存在的问题，结合医院外包业务服务质量考核标准内容，逐项进行评价打分。

4）年度综合考评：由医院管理考核领导小组办公室按年度满意度调查结果与全年月度考评总成绩进行综合评估打分。年度调查满意度为半年一次，由医院管理考核领导小组办公室组织，各监管部门具体实施。

（2）月度服务质量考核等级

| 等级 | 优良 | 合格 | 不合格 |
| --- | --- | --- | --- |
| 分值 | 100～80分 | 79～60分 | 59分以下 |

注：月度综合考评为优良者，结付月度外包业务服务费的100%；月度综合考评为合格者，结付月度外包业务服务费95%，罚金5%；月度综合考评为不合格者，结付月度外包业务服务费90%，罚金10%。

（3）年度服务质量综合考核等级

| 等级 | 优良 | 合格 | 不合格 |
| --- | --- | --- | --- |
| 分值 | 100～80分 | 79～60分 | 59分以下 |

注：年度综合考评为优良者，结付年度服务质量保证金的100%；年度综合考评为合格者，结付年度服务质量保证金的95%，罚金的5%；年度综合考评为不合格者，结付年度服务质量保证金的90%，罚金的10%。年度服务质量保证金为合同款的2%。

5. 考核中考核职责与监管职责间的关系

（1）被考核者是指接受考核的对象，包括各承担医院外包业务的公司或单位；

（2）考核者是被考核者的监管部门，考核者需要熟练掌握绩效考核相关表格流程、考核制度，做到与被考核者的及时沟通与反馈，公正地完成考核工作；

（3）考核结果审核者是考核者的直接上级主管领导即被考核者的再上级，主要作用是对考核结果的审核，接受被考核者对考核结果的申述；

（4）审核者监督各监管部门整个考核实施过程，并将评估结果汇总上报院长审定；

（5）院长是考核结果的最终审定者。

6. 考核方法的制定和调整

（1）医院各外包业务监管部门根据本办法和分管的外包业务服务合同，制定各自相关业务考核细则和考核指标，报医院管理考核小组审定后，并告知外包公司方可实施。

（2）考核内容、结构、标准、流程如需修订，需由相关监管部门提出，由医院管理考核领导小组研究同意后方可调整。

7. 考核的组织与实施

（1）成立医院后勤服务外包业务管理考核领导小组

组　　长：院长

副组长：副院长

成　　员：院办主任、护理部主任、门诊部主任、感染控制部主任、财务部主任、审计部主任、后勤保障部主任、疾病预防控制部主任、保卫部主任、投诉办主任。

管理考核领导小组办公室下设在医院办公室，由×××同志负责日常工作。

主要职责：决定外包业务考核的重大事项，领导、检查、监督各监管部门考核工作执行情况，提出改进的意见和考核实施的方案；听取各监管部门的初步评估意见和汇报；纠正评估中的偏差，有效控制考核尺度，推动考核的深入开展；仲裁外包业务单位申诉，对外包业务单位的大功大过事件予以审定，确保考核的客观和公正。

（2）考核监管实施部门

1）医院对院内保洁、布草洗涤、食堂、水电及电梯维护等外包业务服务质量的监管和考核由后勤保障部负责，护理部、门诊部、院感部、预防保健部、投诉办配合。

2）医院对安保服务、消防安全、停车场管理等外包业务服务质量的监管和考核由保卫部负责，护理部、门诊部、投诉办、后勤保障部配合。

主要职责：制定和完善考核相关流程、制度，对考核过程中出现的问题进行解释或纠正。拟订考核时间进度表，并负责本部门的考核人进行考核的培训；负责收集、整理、汇总各项考核结果，对总体结果提出初步分析意见，供管理考核小组讨论；建立外包企业考核档案，为外包企业服务保证金的发放和调整岗位提供依据；接受、处理外包企业有关考核的投诉；分析、总结考核结果，为下一期考核提出新的改进意见和方案。

3）被考核部门

被考核部门为医院各后勤服务外包单位。

主要职责：执行医院考核方案和计划，严格执行考核制度和流程，并对本单位员工进行考核辅导；向医院管理领导考核小组或监管部门提出考核申诉和工作改进建议。服从医院考核结果，严格按照考核者出具的整改要求，制定改进措施，及时整改并落实到位；确定本单位绩效目标，实施本单位内部绩效考核，制订考核方案及计划；进行绩效反馈面谈，持续进行绩效改进。

8. 考核结果的运用

（1）月度服务质量考核结果在考核完成后一星期内向被考核者反馈，并作为当月外包业务服务费支付的依据。

（2）年度服务质量综合考核结果在考核后向被考核单位反馈，并作为当年外包业务服务质量保证金支付的依据。

（3）考核结果由实施考核部门存档，年度满意度调查结果和服务质量考核结果作为年度外包服务合同签订的依据。

9. 考核申诉

被考核单位若认为考核结果不符合实际情况，可于结果反馈后七个工作日内向医院监管部门申诉。

# 基 建 部 分

## 九、基建管理部工作制度

1. 根据医院发展规划起草医院基本建设总体规划，拟定阶段实施计划，提出建筑项目的可行性研究报告，经批准后，具体负责组织实施。

2. 科室工作人员必须向分管领导负责，具体工作按工程类别负责制，同时密切配合，群策群力，属于职责范围内的工作应及时完成，不得推诿，重大问题需向分管领导请示，经批准后执行。

3. 熟悉全院建筑的基本情况及动态，经常向院领导及有关部门提供信息。

4. 负责全院房屋装饰、维修工作，做好方案，在保证质量的前提下，做到勤俭节约。

5. 负责办理项目审批、工程规划、报建等手续，落实设计、施工单位，完成工程招标、合同签订、采购供应设备、构件及建筑材料等工作。

6. 负责建筑维修项目的预算、施工、决算及报审工作。

7. 加强施工管理，根据工程进度计划和质量要求严格监督工程进度和质量，按规定认真组织验收。

8. 做好合同管理工作及技术资料的收集、保管，及时送院档案室归档。

9. 严格执行医院的各项规章制度，工作中要坚守岗位，尽力尽职，并做好各项记录。

10. 工作中不得损公肥私，以权谋私；不收受贿赂，不吃请；虚心接受全院职工监督。

# 十、基建维修管理制度

1. 基建维修管理工作应本着为患者服务，为医疗服务的原则，严格按照基建程序和科学规律办事，使基建维修管理做到规范化，科学化，制度化。

2. 严格执行国家建设工程有关法令法规和规章制度，认真落实质量安全责任。

3. 各类基建维修项目计划，应组织有关单位进行设计，设计应遵循适用、安全、经济、美观和适度超前的原则。

4. 基建维修要坚持招投标制度，并严格执行政府集中采购限额标准，维修项目造价一万元以上的，须报医院长办公会审批后方可执行。

5. 医院应有专人负责基建管理工作，做好工程记录，并确保文明、安全施工。

6. 基建维修使用的主要建筑材料都必须查验，并有权威部门出具的合格证方可使用。

7. 工程施工期间，医院要采取有力措施，确保安全，保证医疗秩序正常进行。

8. 工程施工后，要及时组织验收，未经有关部门验收合格的不得交付使用。

## 十一、工程招标管理制度

1. 凡医院规定由基建管理部负责的基建工程项目，包括项目的勘察、设计、施工、监理以及与工程建设有关的设备材料等的采购，均要按医院有关规定进行招标。

2. 凡属基建管理部负责的医院基建维修工程造价在 5 万元至 30 万元的项目，由基建管理部提出项目计划及预算，报院长办公会审核同意，经财政部门批复后，由委托政府采购代理中介机构按有关规定进行招标。

3. 属基建管理部负责的工程造价在 5 万元以下的，由基建管理部进行市场调研，根据施工图编制施工预算，以议标的形式提出 3 家信誉好的单位进行比较，按程序择优选择承建单位。

4. 有特殊专业要求和具有一定专业配合难度的工程，可视具体工程情况讨论决定招标方式。

5. 招标方式采取公开招标或邀请招标、竞争性谈判及询价的方式进行。

6. 基建管理部根据中标通知书组织与中标单位签订采购或工程承包、监理合同。

7. 招标必须坚持公开、公正、公平竞争和择优定标的原则，每项招标一般应由 3 家或 3 家以上投标单位竞争，招标时要对投标者进行资质审查，评标应以方案可行性、质量可靠性、技术先进性、报价合理性和售后服务可靠性等为依据进行综合评定，择优确定中标单位，公布评标结果，签订的合同必须符合《中华人民共和国合同法》和医院合同管理的有关规定。

8. 严格招标工作纪律。参加招标工作的人员必须坚持原则，秉公办事；严禁不经招标或集体讨论而确定施工（供货）单位；严禁明招暗定、泄露标底、招标走过场。对违反规定者，医院追究直接责任人和有关领导的责任。

## 十二、基建合同管理制度

### 1. 合同的签订程序

工程设计、勘察、施工、监理、材料、设备采购合同须经审计部审核后，报分管领导同意，由基建管理部同施工方签订，部主任签字后报院领导审批签字并加盖公章及法人章。

### 2．合同的发放范围

根据工作需要，由基建管理部发放到医院财务部、审计部等相关科室或部门，基建管理部留存以便查阅。

### 3．合同的管理责任

（1）合同签订后，合同经办人必须将正式合同送交院办公室签收并存档。

（2）合同在实施中必须加强监督管理。项目负责人、管理人员应认真检查是否按有关规定与合同内容实施，并定期或不定期向分管院领导汇报合同履行情况。

（3）基建管理部必须严格按合同条款分别办理有关设计和勘察费用、材料设备款、工程款和监理费的支付事宜。

（4）由于经办人故意或严重失职造成合同重大失误，或者未按规定范围及时发送合同，或有关人员未严格执行合同，而在合同实施中产生纠纷或产生质量事故、影响工程工期、造成损失的，要按国家和医院有关规定追究有关人员的责任。

## 十三、工程预算、决算管理制度

1．根据修建、施工项目的设计要求和概算，按照国家定额标准编制预算。当预算与设计发生矛盾时，应与有关部门商量，改变设计或调整预算，使两者一致。

2．所有工程项目均实行合同（协议）管理，并按有关规定由相关部门进行签证。无合同的工程不准施工，财务部门拒绝拨付工程款。

3．预决算管理人员要经常深入施工现场，全面了解基建工程项目施工全过程情况。

4．凡因设计原因或市、区质监部门强制性技术要求而发生的工程变更，由医院基建管理人员签证。签证前要测算由此产生的造价变化情况；重大变更要经科主任、院领导批准。

5．因提高工程标准而提高工程造价时，应首先核准材料价格并报院领导批准后再签证。

6．严格按照图纸施工，尽量减少工程变更，以降低工程造价。

7．准确审核施工单位提交的工程预算或结算书。在保证工程质量的前提下，最大限度地降低工程造价。

8. 在工程全部竣工、验收合格后，按照国家定额标准准确做出决算，财务部门在接到附有工程质量验收报告单的审计后方可付款。

9. 经办预、决算的人员均应遵守国家有关法规，实事求是，秉公办事，对于从中营私舞弊、受贿行贿者应予严惩。

## 十四、施工管理制度

1. 施工管理人员应根据安排的工程项目（含维修项目）的投资、规模、范围以及其他要求，按照国家现行有关规定和程序展开现场施工管理有关工作。

2. 施工中施工管理人员掌握施工操作程序和验收规范，严格施工现场的工程质量、工期、安全等的监督和管理，保证施工质量和施工安全。

3. 施工管理人员根据工程实际，本着对医院负责、对工程负责的态度，提出合理化建议，合理安排和使用材料及人员，精打细算地完成好每一个工程。

4. 施工管理人员应加强对施工队伍的管理，经常对施工人员宣传党的政策、法令、法规和医院的有关规定，并应对施工人员的技术素质进行严格的要求。

5. 及时了解、掌握工程建设的新规范、新技术、新材料和新工艺。

6. 按医院下达的计划及签订的工程合同，调度人力，准备材料，进行施工，并随时掌握施工进度，按照实际情况及时调整计划，使计划不断完善。

7. 工程竣工后，经施工管理人员应组织相关人员检查验收，经认可后方能进行工程结算。

8. 施工管理人员根据施工结算情况，按照国家现行规定，按实地进行分部、分项核定，提出工程量收方单、结算单，并应附有关工程说明报审计部进行工程结算审核，审核结果报送财务部和院领导。

## 十五、施工现场管理制度

1. 工程开工前，基建项目负责人应负责与有关单位和人员联系，组织实施现场的"七通一平"工作，并会同施工承包单位做好施工现场现状图及其他原始记录，作为有关分项工程结算的依据。

2. 工程开工前，项目负责人应组织审核施工单位提交的施工组织设计，施工中严格按审批的施工组织设计执行，不得随意扩大施工现场范围。

3. 基建项目负责人应向施工人员进行技术交底，解释图纸，布置现场，使其全面掌握设计要求和技术规范。

4. 施工现场严格执行项目负责人制度，甲方对施工现场的任何意图都需经过项目负责人实施。

5. 严格要求施工承包单位按照投标书、施工承包合同、设计文件及现行施工验收规范的要求施工。

6. 基建项目负责人负责监督施工中的技术质量、进度，及时发现和处理施工中的问题。

7. 基建项目负责人应严格控制到场的各种材料、设备的质量，禁止不合格材料、设备用到工程上去。

8. 严格执行隐蔽工程验收制度，及时做好隐蔽签证，不得事后补办签证手续。

9. 基建项目负责人应负责组织各工种现场负责人及有关单位和人员参加各阶段的验收工作和各种形式的工程协调、联系会议，并做好记录，负责办理各种相关验收手续。

10. 工程竣工交付使用后，应坚持维修回访制度，在保修终止前10天会同施工承包单位共同回访，并填写回访单，对所存在的问题全部返修合格才能认为保修期已满，以签证后的回访单作为保修款之结算依据。

# 十六、施工材料管理制度

1. 施工材料的供应和管理是保证施工工作正常进行和提高工效的必要条件，主要应抓好计划、采购、发放、库存四个环节。

2. 基建项目负责人全面负责项目现场物资管理工作。

3. 基建项目负责人根据工程项目施工预算、设计图纸、材料清单等资料，核算物资需用量，及时制订材料采购计划，报经院领导审批，防止盲目采购。

4. 采购要贯彻节约的原则，进行市场材料行情调查，货比三家，集体决策，择优购置，力争材料质优价廉。

5. 建立严格的验收、保管、出库和报损制度。材料入场要进行验收，核准品牌、规格、型号、价格，保证入场材料的数量和质量。

6. 施工人员要按计划和定额领料，工程结束后要进行单项工程物资消耗结算。

7. 施工设备要专人保管，定期保养，以延长寿命。

## 十七、工程竣工验收制度

1. 工程完工后，必须做到"工完、料净、场地清"，由施工方提出竣工验收要求，由基建管理部组织验收。

2. 工程竣工验收应当具备的条件：完成建设工程全部设计和合同约定的各项内容，达到使用要求；有完整的技术档案和施工管理资料；有工程使用的主要建筑材料、建筑构配件和设备的进场试验报告；有勘察、设计、工程监理单位分别签署的质量合格文件；有施工单位签署的工程保修书。

3. 建设工程竣工验收程序如下：

（1）施工单位完成设计图纸和合同约定的全部内容后，自行组织验收，并按国家有关技术标准自评质量等级，编制竣工报告，由施工单位法定代表人和技术负责人签字并加盖单位公章后，提交给监理单位（未委托监理的工程，直接提交建设单位）。竣工报告应当包括以下主要内容：已完工程情况、技术档案和施工管理资料情况、建筑设备安装调试情况、工程质量评定情况等。

（2）监理单位核查竣工报告，组织初验并对工程质量等级做出评价。竣工报告经总监、监理单位法定代表人签字并加盖监理单位公章后，由施工单位向基建管理部申请竣工验收。

（3）基建管理部审查建设工程竣工报告，向建设主管部门申请同意后，组织设计、施工和监理等单位，并聘请有关专家进行竣工验收。

（4）基建管理部填报建设工程竣工验收报告。建设工程竣工验收报告应当包括下列内容：工程概况、施工许可证号、施工图设计文件审查意见、工程质量情况以及建设、设计、施工和监理等单位签署的质量合格意见。建设工程竣工验收报告，送主管部门、监督部门和施工单位。

4. 监察审计部对验收工作中的组织形式、程序、验评标准的执行情况及评定结果等进行监督，发现有违反国家有关建设工程质量管理规定的行为或工程质量不合格的，应责令相关单位进行整改。

5. 建设工程竣工验收实行归档制度，在建设工程竣工验收合格（或验收整改复查合格）后，2个月内将工程建设档案整理归档，并按规定向医院档案管理部门和城市建设档案管理部门移交。工程档案移交时，工程档案管理员应填写移交清单一式两份，注明移交时间，并经交接双方签字，重要资料需有两套归档。

6. 工程档案移交时，工程项目负责人和工程档案管理员应认真检查该项目应归档的文件材料是否齐全，归档材料不齐全的项目，不得进行移交和工程决算。

7. 建设工程的验收结果作为支付工程款的依据。工程未进行验收或验收不合格的，工程款支付不得超过工程总价的70%。

8. 工程交付使用后，基建管理部负责工程保修期内的质量跟踪，解决保修期内房屋使用单位提出的属于保修范围的维修工作。保修期满，无质量问题按合同约定年限和比例退还质保金。

# 十八、基建档案管理制度

1. 认真贯彻执行《中华人民共和国档案法》及国家有关档案工作的方针政策，努力做好基建档案归档工作。

2. 基建档案由基建管理部档案管理人员统一管理，在工程每个阶段完成后，主动收集档案材料，维护档案的完整安全，主管领导及相关专业人员应给予积极地配合与支持。

3. 凡与医院基建工程有关的可行性研究报告、设计任务书、规划文件材料、设计基础材料、设计文件、工程管理文件、施工文件、竣工文件等按规定必须归档的文件资料，有关工作人员及专业人员要及时移交档案室。

4. 档案管理人员根据基建档案的立卷要求和整理形式、方法，进行装订整理，并根据有关规定，积极做好有关档案的存档和移交工作。档案管理人员要严格档案的验收，认真办理移交手续，分类留存，以避免散失。

5. 档案管理人员要积极热情，有较强的责任心，工作要认真、细致，保证档案整洁、卫生，做好保密和消防等工作。

6. 案卷中文字材料排列有序，书写工整；照片档案要有文字说明、内容准确、图片清晰；文字材料不用易褪色的书写工具书写；文件材料应附有原件并符合标准体裁形式；分类组卷合理，编目标题准确，装订符合要求。

7. 凡属归档范围之内的文件资料，任何人不得据为己有，原件必须送档案管理人员保存。因工作需要使用原件，应经领导批准，方可办理借阅手续，使用后应及时归还。

8. 本部门人员和其他单位人员借阅有关档案必须登记，注明借阅时间，按时返还，有关图纸、文件、合同一般不准外借，特殊情况必须经院领导审批。

9. 根据领导要求和有关人员的工作要求，及时查找原文，不贻误工作。

10. 鉴于基建管理的工作性质，各专业工作中形成的文件应在工程结束正式归档完成后，由各专业负责人确认没有保存价值的文件，经基建管理部审核后报院领导批准后统一销毁。

11. 正式归档的文件不得任意销毁，已拆除工程的档案，不得因工程的不复存在自行销毁，应征得医院档案室同意，按规定销毁。

12. 资料室管理人员，要认真做好基建档案资料的收集、整理鉴定、保管、统计和利用工作，为领导决策提供依据。

# 保卫部分

## 十九、消防安全管理制度

### 1. 消防安全教育、培训制度

（1）每年以创办消防知识宣传栏、开展知识竞赛等多种形式，提高全体员工的消防安全意识。

（2）定期组织员工学习消防法规和各项规章制度，做到依法防火。

（3）各部门应针对岗位特点进行消防安全教育培训。

（4）对消防设施维护保养和使用人员应进行实地演示和培训。

（5）对新员工进行岗前消防培训，经考试合格后方可上岗。

（6）因工作需要员工换岗前必须进行再教育培训。

（7）消防控制中心等特殊岗位要进行专业培训，经考试合格，持上岗证。

### 2．防火巡查、检查制度

（1）落实逐级消防安全责任制和岗位消防安全责任制，落实巡查检查制度。

（2）保卫部和物业公司保安队每日对医院进行防火巡查。每月对单位进行一次防火检查并复查追踪整改。

（3）检查中发现火灾隐患，检查人员应填写防火检查记录，并按照规定，要求有关人员在记录上签名。

（4）检查部门应将检查情况及时通知受检部门，各部门负责人应每日对消防安全检查情况通告，若发现本单位存在火灾隐患，应及时整改。

（5）对检查中发现的火灾隐患未按规定时间及时整改的，根据奖惩制度给予处罚。

### 3．安全疏散设施管理制度

（1）单位应保持疏散通道、安全出口畅通，严禁占用疏散通道，严禁在安全出口或疏散通道上安装栅栏等影响疏散的障碍物。

（2）应按规范设置符合国家规定的消防安全疏散指示标志和应急照明设施。

（3）应保持防火门、消防安全疏散指示标志、应急照明、机械排烟送风、火灾事故广播等设施处于正常状态，并定期组织检查、测试、维护和保养。

（4）严禁将医院安全出口上锁。

（5）严禁将安全疏散指示标志关闭，遮挡、损坏或覆盖。

### 4．消防控制室管理制度

（1）熟悉并掌握各种消防设施的使用性能，保证扑救火灾过程中操作有序、准确迅速。

（2）做好消防值班记录和交接班记录，处理消防报警电话。

（3）按时交接班，做好值班记录、设备情况、事故处理等情况的交接手续。无交班手续，值班人员不得擅自离岗。

（4）发现设备故障时，应及时报告，并通知有关部门及时修复。

（5）非工作所需，不得使用消防控制中心电话，非消防控制中心值班人员禁止进入值班室。

（6）上班时间不准在消控中心抽烟、睡觉、看书报等，离岗应做好交班手续。

（7）发现火灾时，迅速按灭火作战预案紧急处理，并拨打119电话通知公安消防部门并报告部门主管。

### 5. 消防设施、器材维护管理制度

（1）消防设施日常使用管理由保卫部负责，消防干事和保安每日检查消防设施的使用情况，保持设施整洁、卫生、完好。

（2）消防设施及消防设备的技术性能的维修保养和定期检测由保卫部和物业公司负责，消防干事每日按时检查了解消防设备的运行情况。查看运行记录，听取值班人员意见，发现异常及时安排维修，使设备保持完好的技术状态。

（3）消防设施和消防设备定期测试。

1）烟、温感报警系统的测试由物业公司负责组织实施，保安部参加，每个烟、温感探头至少每年轮测一次。

2）消防水泵、喷淋水泵、水幕水泵每月试开泵一次，检查其是否完整好用。

3）正压送风、防排烟系统每半年检测一次。

4）室内消火栓、喷淋泄水测试每季度一次。

5）其他消防设备的测试，根据不同情况决定测试时间。

（4）消防器材管理。

1）每年在冬防、夏防期间定期两次对灭火器进行普查换药。

2）派专人管理，定期巡查消防器材，保证处于完好状态。

3）对消防器材应该经常检查，发现丢失、损坏应立即补充并上报领导。

4）各部门的消防器材由本部门管理，并指定专人负责。

### 6. 火灾隐患整改制度

（1）各部门对存在的火灾隐患应当及时予以消除。

（2）在防火安全检查中，应对所发现的火灾隐患进行逐项登记，并将隐患情况书面下发各部门限期整改，同时要做好隐患整改情况记录。

（3）在火灾隐患未消除前，各部门应当落实防范措施，确保隐患整改期间的消防安全，对无能力解决的重大火灾隐患应当提出解决方案，及时向保卫部和院领导报告，并由院领导向当地政府报告。

（4）对公安消防机构责令限期改正的火灾隐患，应当在规定的期限内改正并写出隐患整改的复函，报送公安消防机构。

### 7．用火、用电安全管理制度

（1）用电安全管理：

1）严禁随意拉设电线，严禁超负荷用电。

2）电气线路、设备安装应有持证电工负责。

3）各部门下班后，该关闭的电源应予以关闭。

4）禁止私用电热棒、电炉等大功率电器。

（2）用火安全管理

1）严格执行动火审批制度，确需动火作业时，作业单位应按规定向消防工作归口管理部门申请"动火许可证"。

2）动火作业前应清除动火点附近 5 米区域范围内的易燃易爆危险物品或做适当的安全隔离，并向保卫部借取适当种类、数量的灭火器材随时备用，结束作业后应及时归还，若有动用应如实报告。

3）如在作业点就地动火施工，应按规定向作业点所在单位主任或院领导申请，申请部门需派人现场监督并不定时派人巡查。离地面 2 米以上的高架动火作业必须保证一人在下方专职负责随时扑灭可能引燃其他物品的火花。

4）未办理"动火许可证"擅自动火作业者，本单位人员予以记过处分，严重的予以开除。

### 8．义务消防队组织管理制度

（1）义务消防员应在保卫部领导下开展业务学习和灭火技能训练，各项技能考核应达到规定的指标。

（2）要结合对消防设施、设备、器材维护检查，有计划地对每个义务消防员进行轮训，使每个人都具有实际操作技能。

（3）按照灭火和应急疏散预案每半年进行一次演练，并结合实际不断研究完善预案。

（4）每年举行一次防火、灭火知识考核，考核优秀给予表彰。

（5）不断总结经验，提高防火灭火自救能力。

### 9．灭火和应急疏散预案演练制度

（1）制定符合本医院实际情况的灭火和应急疏散预案。

（2）组织全员学习和熟悉灭火和应急疏散预案。

（3）每次组织预案演练前应精心开会部署，明确分工。

（4）应按制定的预案，至少每半年进行一次演练。

（5）演练结束后应召开讲评会，认真总结预案演练的情况，发现不足之处应及时修改和完善预案。

### 10．燃气和电气设备的检查和管理制度

（1）应该规定正确安装、使用电器设备，相关人员必须经必要的培训，获得相关部门核发的有效证书方可操作。各类设备均需具备法律、法规规定的有效合格证证明并经维修部确认后方可投入使用。电气设备应由持证人员定期进行检查（至少每月一次）。

（2）防雷、防静电设施定期检查、检测，每季度至少检查一次，每年至少检测一次并记录。

（3）电气设备负荷应严格按照标准执行：接头牢固，绝缘良好，保险装置合格、正常并具备良好的接地，接地电阻应严格按照电气施工要求测试。

（4）各类线路均应以套管加以隔绝，特殊情况下，应使用绝缘良好的高质量胶皮电缆线，各类电气设备及线路均应定期检修，随时排除因绝缘损坏可能引起的消防安全隐患。

（5）未经批准，严禁擅自加长电线，各部门应积极配合安全小组、维修部人员检查加长电线是否可供紧急使用、外壳是否完好、是否有维修部人员检测后投入使用。

（6）电器设备、开关箱线路附近张贴警示说明，严禁堆放易燃易爆物并定期检查，排除隐患。

（7）设备用完应切断电源，未经实验证实通电的设备，安装、维修人员离开现

场时应切断电源。

（8）除已采取防范措施的部门外，工作场所内严禁使用明火。

（9）使用明火的部门应严格遵守各项安全规定和操作流程，做到明火不离人、人离火灭。

（10）医院内禁止吸烟并张贴禁烟标识，每一位员工均有义务提醒其他人员共同遵守公共场所禁烟的规定。

### 11．消防安全工作考评和奖罚制度

（1）对消防安全工作做出成绩的，予以表扬或物资奖励。

（2）对造成消防事故的责任人，并依据所造成后果的严重性予以不同的处理，除已达到依照国家《治安管理处罚条例》或已够追究刑事责任的事故责任人将依法移送国家有关部门处理外，根据本单位的规定，对下列行为予以处罚：

1）有下列情形之一的，视损失情况与认识态度除责令赔偿全部或部分损失外，予以口头告诫：

① 使用易燃危险品未严格按照操作程序进行或保管不当而造成火警、火灾，损失不大；

② 在禁烟场所吸烟或处置烟头不当而引起火警、火灾，损失不大；

③ 未及时处理区域内易燃物品，而造成火灾隐患；

④ 未经批准，违规使用加长电线、用电未使用安全保险装置的或擅自增加小负荷电器；

⑤ 谎报火警；

⑥ 未经批准，玩弄消防设施、器材，未造成不良后果；

⑦ 对安全小组提出的消防隐患未予已及时整改而无法说明原因的部门管理人员；

⑧ 阻塞消防通道、遮挡安全标志等未造成严重后果的。

2）有下列情形之一的，视情节轻重和认识态度，除责令赔偿全部或部分损失外，予以通报批评：

① 擅自使用易燃易爆物品；

② 擅自挪用消防设施、器材位置或改为他用；

③ 违反安全管理和操作规程、擅离职守从而导致火警、火灾损失轻微；

④ 强迫其他员工违规操作的管理人员；

⑤ 发现火警，未及时依照紧急情况处理程序处理；

⑥ 对安全小组的检查未予以配合、拒绝整改的管理人员；

3）对于任何事故隐瞒事实，不处理、不追究或提供虚假信息的，予以解聘。

4）对违反消防安全管理导致事故发生（损失轻微的），但能主动坦白并积极协助相关部门处理事故、挽回损失的肇事者或责任人可视情况予以减轻或免于处罚。

## 二十、化学危险品安全管理制度

1. 本制度中所指的各类化学危险品包括易燃液体、易燃固体、氧化剂、有机过氧化物、剧毒品、腐蚀品、易制毒品以及有爆炸燃烧特征的压缩气体和液化气体。

2. 对各类化学危险品的采购必须从国家规定的正规渠道采购进货。对采购物品要及时做好入库登记和保管工作。

3. 危险品库房严禁使用明火、严格控制周边火源，严禁不同性质的物品混合存放、超期超量储存。

4. 保卫部要督促危险品库房管理科室和化学危险品使用科室制定相应的消防应急方案和灭火方案，并要组织相应人员定期演练，以防万一。

5. 化学危险品的使用科室指定一名保管人，由保管人提出化学危险品的申购计划报告，对每次实验的所需数量要有较准确的估算，领用后由使用科室保管人统一管理。保管人必须对化学危险品进行账务登记管理。对不再使用的剩余化学危险品必须向保卫部报告销毁的方式、方法及计划，并由领用科室、药剂科、保卫部组织统一销毁。

6. 工作人员领用化学试剂未用完，应及时向保管人退还并统一销毁。

7. 使用各类化学危险品的临床科室，必须制定本部门的化学危险品管理制度，明确指定科室的安全责任人、保管人。

8. 对不按规定管理，随意放置、使用化学危险品的科室和责任人要追究相应的责任并和奖惩制度挂钩。对化学危险品失窃或外流造成严重社会后果的科室负责人和相关人员将由公安机关追究相应法律责任。

## 二十一、科室安全管理制度

为了加强医院安全管理工作，维护正常医疗工作秩序，医院实行"谁主管，谁负责"的安全工作责任制，各科室负责人是本部门安全工作责任人，对本部门的安全工作负总责。

1. 加强对本部门安全工作的领导和管理，将部门安全工作与日常医疗工作同安排、同检查、同落实。

2. 结合本部门工作实际情况与特点，制定、健全安全规章制度、应急预案，按院要求设置兼职安全员，配合责任人管理本部门的安全工作。

3. 利用各种形式，经常强调安全工作，督促教育职工遵守法律及医院各项规章制度，增强法制观念、树立安全意识、提高防范意识。

4. 做好本科室消防安全工作，维护、保管好医院的消防设备、消防器材，防止损坏、丢失。

5. 加强毒麻药品、放射源、易燃易爆危险品、腐蚀物、贵重仪器设备、大宗物品的严格管理，严密防范措施，确保安全。

6. 各护理单元不定期召集病陪人员座谈会，切实做好防火、防盗、防骗等安全宣教工作。

7. 严格控制各种火源，禁止在医院控烟区内吸烟。

8. 在日常工作中实行"谁在岗、谁负责"的岗位责任制，严格遵守医院消防、治安安全管理规定，加强信息沟通，及时向保卫部报告本科室安全工作情况。

## 二十二、安全保卫工作管理办法

### 第一章 总 则

**第一条** 为规范安全保卫工作，保护医院财产和职工人身、财产安全，维护医院正常的医疗秩序，依据《中华人民共和国消防法》《中华人民共和国国家安全法》

《企业事业单位内部治安安全保卫工作条例》及医院安全保卫工作管理相关规定，结合医院实际情况，制定本办法。

第二条　医院安全保卫工作是指在国家法律、法规、政策范围内，医院内部组织开展的医疗服务安全管理、要害部位安全管理、消防安全管理、门卫及警卫目标安全管理和内部防范管理等工作。

第三条　医院安全保卫工作贯彻"预防为主、突出重点、标本兼治、保障安全"的方针，落实"严肃认真、周到细致、稳妥可靠、万无一失"的要求。

第四条　医院的安全保卫工作遵循下列原则：

1. "党政领导、部门负责、齐抓共管、群防群治"的原则；

2. "谁主管、谁负责"的原则；

3. "人防、物防、技防"相结合的原则；

4. 业务指导与各负其责相结合的原则。

第五条　医院安全保卫工作的任务是：

1. 经常对职工进行防破坏、防恐怖、防盗窃、防火灾、防灾害性事故（简称五防）教育和法制教育，不断提高职工的安全意识和遵纪守法自觉性；

2. 认真做好医院综合安全管理和保卫工作，确保医院各项任务安全顺利进行；

3. 认真落实要害部位安全管理制度和防范措施，适时组织安全检查，及时发现问题，堵塞漏洞，消除隐患，保障安全；

4. 贯彻执行消防法规，保障医院消防安全符合规定，杜绝火灾事故发生；

5. 深入开展社会治安综合治理，营造良好的内部治安秩序。建立、健全责任机制。层层落实领导责任制、部门责任制、岗位责任制，把安全保卫工作责任、任务落实到科室、岗位和责任人。

第六条　本规定适用于医院各科室、部门。

## 第二章　职　责

第七条　院长是医院安全保卫工作第一责任人，对医院的安全保卫工作负全面责任。其主要职责是：

1. 保证党和国家有关安全保卫工作的方针、政策、法律、法规以及医院关于安全保卫工作相关规章制度在医院的贯彻落实；

2. 把安全保卫工作纳入医院医疗服务和改革发展总体规划，作为医院生存与发展的生命工程来建设；

3. 对重大事项做出决策和部署；

4. 将安全保卫工作与医疗服务、改革、管理等活动统筹安排，批准实施相关规章制度；

5. 为医院安全保卫工作提供组织、人力、物力、财力保障。

**第八条** 分管院领导是具体负责领导、管理医院安全保卫工作。其主要职责是：

1. 组织制定安全保卫工作规划、计划并批准实施；

2. 保障安全保卫工作经费落实；

3. 组织查处医院违反安全保卫规定的行为和事件；

4. 负责保卫队伍建设，检查指导工作；

5. 完成院长委托的其他安全保卫工作事项。

**第九条** 分管其他业务工作的院领导，对分管业务范围内的安全保卫工作负直接领导责任，其主要职责是：

1. 熟悉分管业务工作中的安全保卫工作事项，了解掌握安全保卫工作重点；

2. 将安全保卫工作与分管业务活动统筹安排，认真落实安全保卫工作与业务工作同计划、同部署、同检查、同总结、同奖惩（以下简称"五同时"）要求，为安全保卫管理与分管业务管理结合提供保障；

3. 对分管业务范围内的重要活动提出安全要求，并检查落实情况；

4. 对分管业务范围内的重要活动，应主动要求安全保卫管理部门进行检查、指导和监督。

**第十条** 消防安全管理委员会是医院消防安全工作的领导和议事组织，其职责是：

1. 研究贯彻落实国家有关消防工作的法律、法规和上级规定要求；

2. 审定医院消防安全管理规定、措施和年度工作计划、年度工作总结；

3. 组织消防安全检查，及时研究处理涉及医院消防安全的重大问题；

4. 组织检查消防安全责任制、岗位防火责任制落实情况，并提出奖惩建议；

5. 组织检查医院义务消防队建设、管理情况和应急预案执行情况；

6. 总结推广消防安全管理先进经验，对先进集体、个人提出奖励意见；

7. 完成院领导交办的涉及消防安全的相关事项。

**第十一条** 社会治安综合治理委员会是医院社会治安综合治理工作的领导和议

事组织，其职责是：

1. 研究贯彻党和国家关于社会治安综合治理的方针政策及上级指示要求；

2. 研究部署医院社会治安综合治理工作，并检查、指导、监督落实；

3. 熟知医院及周边社会治安情况，组织指导各部门、各科室落实综合治理措施；

4. 负责医院维护稳定工作的组织、指挥、协调工作，保障医院内部稳定；

5. 对不稳定苗头、难点问题进行分析和预测；

6. 组织制定处置突发事件工作预案；

7. 总结推广典型经验，表彰先进，推动后进；

8. 完成医院领导交办的有关事项。

**第十三条** 医院安全保卫工作领导小组、消防安全管理委员会、社会治安综合治理委员分别下设办公室，办公室设在保卫部，负责办公室日常工作。

**第十四条** 保卫部是医院安全保卫工作指导、监督、检查、考核归口管理部门，其主要职责：

1. 贯彻落实党和国家有关安全保卫工作的方针、政策和法律、法规以及上级主管部门的要求；

2. 制定安全保卫工作计划和规章制度，落实医院消防安全管理领导小组、综合治理领导小组和稳定工作领导小组的决策和部署；

3. 组织治安防范巡逻，督促隐患整改；

4. 制止并处置发生在医院的治安事件，配合公安机关做好治安事件的侦查和处置工作；

5. 组织协调医疗服务过程中的安全保卫工作；

6. 组织落实安全保卫措施，指导、督促安全保卫防范设施的建设和维护；

7. 负责治安保卫重要部位及易燃、易爆、剧毒、放射性等危险物品安全管理；

8. 开展治安情报信息、敌情、社情动向的调查研究工作，掌握内部治安动态和社情动向，及时处置、排除不安定因素，维护医院内部治安和政治稳定；

9. 开展安全保卫知识教育培训，总结推广安全保卫管理先进经验；

10. 完成院领导和上级主管部门交办的其他安全保卫工作事项。

**第十五条** 相关部门安全保卫职责

1. 院办负责将安全保卫工作纳入医院总体规划和工作计划；

2. 财务部负责将安全保卫工作所需经费纳入医院预算；

3. 医务部负责将安全保卫工作纳入医疗工作全过程同步管理；

4. 人力资源部负责将安全保卫相关规章制度和防范知识纳入医院员工教育培训内容。

**第十六条** 其他各科室、部门职责：全面落实"看好自己的门，管好自己的人，办好自己的事"，并认真组织实施，确保安全。

## 第三章　重点要害部位管理

**第十七条** 重点要害部位系指对医疗服务和职工生命财产安全起决定性或重要影响的科室和部门。

**第十八条** 重点要害部位管理的任务是：制定并落实相关工作制度、规定和措施，防止火灾、盗窃、破坏、泄密等案件和灾害性事故发生，确保要害部位安全。

**第十九条** 重点要害部位分为三个等级：一级重点要害部位是指对医院有重大影响的部位；二级重点要害部位是指对医疗服务和职工群众生活有严重影响的部位；三级要害部位是指除一、二级要害部位界定范围外，其他需要列入重点要害安全管理的部位。

**第二十条** 一级要害部位由职能科室认定，填写《重点要害部位申报表》，经医院保卫部审核，报医院审批。二、三级要害部位由科室认定，保卫部审核，报医院审批。

**第二十一条** 要害部位要定期复核，可根据承担医疗工作任务需要及时调整、变更，变更级别，并按申报与审批程序重新报批。

**第二十二条** 重点要害部位必须采取技术防范措施，实行人防、物防与技术防范相结合。

**第二十三条** 重点要害部位录用工作人员，必须坚持"先审后用"的原则。审查工作由人力资源部、保卫部等部门共同负责。不宜在要害部位工作的人必须及时调离。

**第二十四条** 重点要害部位必须制定紧急处置各类案件和灾害性事故的应急预案，并定期组织演练，一旦发生问题，能及时发现和妥善地处理，把损失降到最低限度。

**第二十五条** 重点要害部位必须建立安全保卫工作档案、建立健全安全值班制度、出入制度以及防火、防盗、防窃、防破坏保卫责任制，明确责任，落实到人。

**第二十六条** 保卫部门在检查重点要害部位安全时发现重大隐患，应下发《隐患整改通知书》，通知有关科室或部门限期整改，并监督落实。

**第二十七条**　重点要害部位发生案件或事故，应及时报告保卫部，保护好现场，并协助有关部门做好调查处理工作。

## 第四章　消防安全管理

**第二十八条**　消防安全管理是指按照国家《消防法》、市区消防主管部门的规定要求和医院的相关规章制度，进行消防建设、防范与管理，以预防和减少火灾造成的损失和危害。

**第二十九条**　消防安全管理工作应坚持"预防为主，防消结合"的方针，贯彻"谁主管、谁负责"的原则。

**第三十条**　消防安全管理的主要任务是：开展消防安全教育，制定消防安全制度，组织防火安全检查，消除火灾事故隐患，抓好消防基础建设，落实消防安全责任。

**第三十一条**　各部门、科室应落实逐级消防安全责任制和岗位消防责任制，明确逐级和岗位消防安全职责，确定各级和岗位的消防安全责任人。

**第三十二条**　各科室、部门要对新进人员和进入新岗人员进行上岗前的消防安全培训，并经常对员工进行消防法制和安全防范知识教育培训。

**第三十三条**　下列部位是消防安全重点部位：医院门诊、急诊和各病区；易燃、易爆、危险化学物品储存、使用、转运的科室和部门，核磁共振室、CT室、介入室、液氧站、锅炉房、水泵房、监控室、物资库、药品库、综合档案室，图书室、财务部、收费结账管理部、病案室、高低压配电室等要害部位。

**第三十四条**　按照国家和市、区政府有关规定，结合本科室实际，建立、健全各项消防安全制度和保障措施，重点防火部位要制定应急处理方案和措施，并组织实施和落实。

**第三十五条**　重点防火部位应设置明显的防火标志，警示标志，实行严格管理。

**第三十六条**　各科室配置的消防器材应有专人负责管理，不得以任何借口和理由挪用或损坏。

**第三十七条**　各种防火器材应按使用说明要求，进行妥善保管，铅封完好，灭火剂充足，若发现壳体腐蚀溢漏，灭火器压力不足等情况，及时更换，已超过使用年限的消防器材应及时报废更新。

**第三十八条**　消防设施属专用消防灭火的必备设施，各科室应加强管理，因维修改造施工和其他原因需动用消防设施的，必须书面报告保卫部审定，未经许可，任何科室和个人不得以任何理由挖沟、圈占、埋压、损坏、挪用或移动。

**第三十九条**　各类消防报警系统、消防监控系统、自动喷淋灭火系统失灵、失效、误报、误喷的应立即修复更换，其功效已过时的或与承担任务不相适应的，要改建或重建，使其时刻处于良好的备防状态。

**第四十条**　管理、使用易燃、易爆化学危险物品的科室和个人应切实做到

1. 存放易燃、易爆危险物品和废油的仓库、场所，要建立严格的防火安全制度，必须设立有醒目的能区分类别的警示标志，并挂上"严禁烟火"的标牌，已确定重点防火部位的，应设置医院统一制作的防火警示标志。

2. 易燃、易爆危险物品，应根据不同性质分类存放，专库保管。易燃、易爆危险物品，性质不同应分类储存运输；化学性质相互抵触或灭火方法不同的化学物品，不准混装、混放。

3. 储存和使用上述物品的库房和工作场所，严禁穿钉子鞋、铁板鞋和进行产生火花的作业，周围 10 米内不准使用明火和堆放引火物。库内不准住人或作办公室，不防爆的电器不准带入库内。

4. 储存和使用易燃、易爆化学危险物品的库房、场所，因设备维修需临时动火，必须经本科室防火负责人同意，采取安全措施，报经保卫部审批后，方可作业。

5. 存放易燃、易爆物品的库房安装电器设备必须防爆，电线必须穿管进入库内。

**第四十一条**　各科室应保障消防疏散通道、安全出口畅通，设置符合国家规定的消防安全指示标志和应急照明设施，保持防火门、防火卷帘、各种指示标志、应急照明、机械排烟送风等设施处于正常状态。

**第四十二条**　医院根据实际需要建立义务消防队，配备相应的消防装备、器材，并组织消防业务学习和灭火技能训练。

**第四十三条**　部位发生火灾时，应立即启动医院《灭火疏散应急处置预案》实施灭火和应急疏散，及时报警，迅速组织扑救，疏散人员，为公安消防部门抢救人员、扑灭火灾创造条件。火灾扑灭后，应组织人员保护现场，接受事故调查，如实提供情况，积极协助公安消防部门查明火灾原因，核定火灾损失，查明事故责任。

**第四十四条**　消防安全重点部位应进行每日防火巡查。防火巡查人员应及时纠

正违章，当场无法处置的应立即报告，并填写巡查记录。巡查的内容包括：

1. 用火、用电有无违章情况；

2. 安全出口、疏散通道是否畅通；

3. 安全标志，应急照明是否完好；

4. 消防设施、器材是否完好。

第四十五条 保卫部要组织对各科室、部门进行每日防火巡查、每周不定期抽查、每月定期检查、每季度考核检查，并将检查结果纳入绩效考核。检查的内容包括：

1. 各科室的防火巡查情况、领导重视情况；

2. 安全出口、疏散通道、疏散标志、灭火器和应急照明情况；用火、用电有无违章情况；

3. 员工教育和重点工种、岗位人消防知识熟知情况；

4. 各部门的消防措施是否齐全，组织是否到位，各种规章制度的执行情况；

5. 防火安全检查应当填写检查记录。检查人员和被检查科室领导应在检查记录上签名存档。

第四十六条 有下列违反消防安全规定的行为，应责令当场整改：

1. 违章使用明火；

2. 违反禁令随意吸烟、乱扔烟头；

3. 违章进入储存易燃、易爆危险物品场所；

4. 堵塞、占用安全出口、疏散通道的；

5. 消防栓、灭火器被遮盖或挪动作他用的；

6. 防火门处于开启状态，防火卷帘未放到位；

7. 消防设施管理、值班人员和防火巡查人员脱岗；

8. 违章关闭消防设施、切断消防电源、水源；

9. 其他违反消防管理规定的行为。

第四十七条 保卫部或消防安全领导小组组织消防安全检查，查出重大火灾隐患，应下达《火灾隐患整改通知书》，限期整改。存在火灾隐患的科室应按照节点要求进行整改，在火灾隐患未消除前，科室应采取防范措施。整改完后，由保卫部负责复查验收。

第四十八条 凡公安消防部门责令限期整改的火灾隐患，应在规定期限内完成整改，并写出火灾隐患整改复函，报送公安消防部门。

## 第五章  治 安 管 理

**第四十九条**　治安管理是指医院为保护患者、职工人身、财产安全和公共财产安全，维护医院正常的医疗科研、经营、工作秩序，组织开展教育、防范、打击、建设、改造和管理工作。

**第五十条**　治安管理工作的主要任务是：

1. 开展治安防范宣传教育，增强员工遵纪守法和自觉防范意识；

2. 进行安全防范设施建设和维护，建立、健全并完善管理制度；

3. 组织门卫、值班、巡逻和安全检查，及时发现并处理问题，消除隐患；

4. 维护医院的治安秩序，制止发生在各科室的违法行为；

5. 配合公安机关查破发生在医院内部的治安、刑事案件，打击犯罪分子的嚣张气焰；

6. 教育、挽救有轻微违法犯罪人员，将其改造成新人，维护内部政治稳定。

**第五十一条**　各部门应建立、健全治安管理制度。内容包括：

1. 治安防范教育培训制度；

2. 发生治安、刑事案件报告制度；

3. 其他需要列入治安管理的制度。

**第五十二条**　根据医院的实际情况，成立医院保安队。对医院所属科室、部门实行目标守护、值班工作。值班守护工作必须遵守"严格管理、服务医疗、外树形象、内保安全"的基本原则。遇有重大活动、突发性事件时，内保队员要积极参与维护现场秩序。

**第五十三条**　各值勤点实行 24 小时值班守护，三班倒制度。值班人员要认真履行内保职责，严格交接班制度。

**第五十四条**　内保队员要自觉接受保卫部管理和检查，对发现的安全隐患要及时向保卫部报告，以确保守卫目标安全。

**第五十五条**　危险物品是指一旦发生问题，对员工生命财产、公共财产安全造成危害的物品，如易燃、易爆、有毒、放射性等物品。

**第五十六条**　危险物品管理必须落实"领导负责，专人管理，积极预防，一丝不苟，稳妥可靠，万无一失"的要求，确保安全。

**第五十七条**　购买危险物品应注意以下事项：

1. 使用部门提出品种、用量申请，由保卫部审查，主管领导审批后，到当地公安部门办理购买手续；

2. 购买危险物品必须专人负责，双人同行，持许可证，到指定供货点购买；

3. 购买的品种、数量必须与公安机关审批的品种、数量相符，不得超出范围。

**第五十八条** 危险物品使用应注意以下事项：

1. 领用危险物品的科室（部门）须填写申领清单，经医院保卫部审查，主管领导审批后，使用科室派双人负责领取；

2. 领用危险物品应有严格的管理制度和清退手续，领取的数量不得超过当班的用量。未稀释的剧毒物品不准在科室、部门过夜；

3. 使用剧毒物品的科室要有专人负责安全工作，检查防护用具、盛装器具和稀释槽的安全防护措施；

4. 销毁的剧毒物品，必须通过当地公安机关办理有关手续，到指定地点进行销毁，各科室不得私自处理。

**第五十九条** 剧毒物品的储存与保管

1. 各科室因科研、治疗需要储存剧毒物品，须向相关管理部门审批备案。严禁各科室或个人私自储存、保管剧毒物品；

2. 剧毒物品必须储存在专用库房、专用储存室内或专用保险箱内；

3. 剧毒物品储存库应符合坚固、通风、干燥、严密，符合防火、防爆、防渗漏的安全要求。一般库温度保持在33℃以下，相对湿度在80%以下；

4. 同一个库内不准储存性质相抵触的剧毒物品，有吸湿性、遇酸、碱、光分解的剧毒物品要分类储存，防止发生意外事故；

5. 建立、健全剧毒物品存储管理制度。实行定期检查、核对，严格出入库登记，存放剧毒物品的库房、保险柜实行双人、双锁管理。剧毒物品领用清退做到日清月结，账物相符；

6. 库内储存的剧毒物品应有标签，剧毒物品储存库区应有明显标志，防止误发、误用；

7. 剧毒物品库必须安装防盗报警装置，报警装置应灵敏、有效，符合安全防盗的要求。

**第六十条** 各科室、部门雇用临时工必须坚持"先审后用"的原则，落实"谁用工、谁管理"的要求。雇用人员必须证件齐全，没有犯罪前科，身体健康，无传染疾病。雇用科室要经常对他们进行宣传教育和安全检查，确保不发生违法、违规问题。

**第六十一条**　医院基建管理部门与外来施工队签订合同时，必须明确治安保卫、消防安全责任，交代注意事项。

## 第六章　技防安全设施管理

**第六十二条**　视频安全监控、消防监控系统的使用部门必须具备系统竣工图、设备技术资料、使用说明书及调试开通报告、竣工报告等文件资料，并经有关监督机构验收合格后，方可正式投入运行。

**第六十三条**　视频安全监控、消防监控系统的使用科室对系统出现的问题要立即采取措施进行维护，确保其处于正常工作状态。

**第六十四条**　视频安全监控、消防监控系统室应在入口处设置明显的标志。

**第六十五条**　视频安全监控、消防监控系统室应保证 24 小时有人值班。每班不少于 2 人，连续值班时间不得超过 12 小时。

**第六十六条**　视频安全监控、消防监控系统室的值班人员应具有高中以上文化程度和良好的身体素质，热爱本职工作，忠于职守，有高度的工作责任心。

**第六十七条**　值班人员上岗前应进行专门培训，熟练掌握本系统的工作原理和操作规程，并经考试合格，持证上岗。

**第六十八条**　值班人员负责对各种技防控制设备的监视和运用，做好检查、操作、记录工作。一旦发现异常情况要尽快确认，及时、准确地启动设备，正确、有效地组织开展应急处理工作，并立即向管理部门报告。

**第六十九条**　值班人员不得擅离职守；不得擅自拆卸、挪用或停用设备；值班时间严禁睡觉、喝酒，不得聊天、打私人电话，不得在控制室内会客、吸烟；严禁无关人员触动、使用室内设备。

**第七十条**　坚持每日、每周、每月的安全检查工作制度。每日检查内容：自动报警系统自检、巡检、消音、复位、故障报警等。每周检查内容：自动报警系统主备电源的自动切换、摄像头及报警探头外观是否正常，消防水泵启动运转情况。

## 第七章　安全保卫突发事件处置预案

**第七十一条**　为建立应对各类社会安全突发事件管理机制，预防和减少各类社会安全突发事件（以下简称突发事件）的发生，减少人员伤亡和财产损失，根据国家和上级规定的要求，结合医院实际，制定相应的安全保卫突发事件应急处置预案。

**第七十二条**　安全保卫突发事件应急预案遵循"预防为主、常备不懈"的方针，坚持"集中领导，统一指挥，职责明确，规范有序，反应灵敏，运转高效"的原则。

**第七十三条**　突发安全保卫事件应急预案主要包括重特大治安案件（暴力伤医事件）、重大火灾事故、恐怖事件和其他需要应急处置的事件等。

**第七十四条**　应成立相应的突发事件应急处置领导小组，组长由院党政主要领导或主管领导担任，成员由医院相关部门领导和有关人员组成。

**第七十五条**　安全保卫相应的突发事件应急领导小组下设办公室在保卫部，办公室成员由医院相关部门人员组成。负责日常工作的处理。

**第七十六条**　事件应急处置的指挥调度程序和规定为：

1. 相应事件应急处置领导小组办公室接到事件报告后，接报人应对事件基本情况（事件科室、发生时间、地点、简要经过、伤亡、损失情况、已采取的应急措施及现场保护情况，事件原因初步判断，报告单位、报告人、报告时间）进行记录，并立即向医院突发事件应急处置领导小组负责人和办公室负责人报告。

2. 医院突发事件应急处置领导小组根据事件严重程度决定是否启动相应的突发事件应急处置预案，并及时向上级主管部门主要领导报告。

3. 影响较大的社会安全事件，应及时以书面形式向上级突发事件应急处置领导小组办公室报告。

**第七十七条**　事件终结及善后处理程序为：

1. 相应事件处置领导小组及其办公室对事件处置、人员安置、补偿、证据收集、现场清理等工作提出书面处理意见，并报医院领导和上级主管部门批准执行；

2. 相关科室负责落实事件应急处置领导小组在处置过程中做出的决议和决定；

3. 事件应急处置完毕后，要按照"四不放过"（不查清事实原因不放过，责任人不放过，不举一反三、吸取教训改进工作不放过，规章制度不完善不放过）的原则，起草事件调查及处置工作报告，并逐级上报。

**第七十八条**　应急处置工作中应注意以下事项：

1. 接报人接到事件报告后，与本预案程序规定的应报领导联系不上时，可院内越级报告。

2. 凡涉及重要岗位人员因事出差，要指定自然替代人员；发生人事变动的人员，要及时进行调整和重新明确。

3. 领导小组主要负责人要经常检查，确保预案处于完好和待命状态。

4. 本预案与上级规定内容不符时，以上级规定内容为准。

## 第八章　安全保障措施

**第七十九条**　医院保卫部在医院党政组织领导下，在属地公安机关和上级主管部门的指导下开展工作。

**第八十条**　保卫人员上岗前应当接受有关法律知识和安全保卫业务、技术技能及相关知识培训、考核，在岗期间应当定期接受安全保卫业务知识培训。

**第八十一条**　保卫部门和保卫人员应当依法文明履行职责，不得侵犯他人合法权益。保卫部和保卫工作人员依法履行职责的行为受法律保护，任何科室和个人不得妨碍保卫部和保卫工作人员依法履行职责。

**第八十二条**　医院根据安全保卫工作的实际需要，为保卫工作部门配备安全防护器材和交通、通信、摄影、摄像、技术检测等装备。

**第八十三条**　保卫人员因履行安全保卫职责伤残或者死亡的，依照国家有关工伤、评定伤残、批准烈士的规定给予相应的待遇。

**第八十四条**　建立、健全齐抓共管机制。

1. 医院安全保卫工作领导小组、消防安全管理委员会、综合治理委员会要充分发挥组织协调、监督检查作用；

2. 各领导小组成员应明确职责和具体任务，各司其职，协调配合，工作到位；

3. 各领导小组每年召开工作例会不少于2次，及时研究解决保卫工作中的重大问题。

**第八十五条**　建立、健全经费保障机制。

1. 保卫工作经费分为保卫管理工作经费和专项经费；

2. 保卫工作经费应当单独列入医院财务预算，建立账户，专款专用；

3. 专项保卫工作经费按实际需要予以保障。主要用于医院技术防护设施建设和相关设备配置。

**第八十六条**　建立、健全教育培训机制。

1. 将保卫安全教育培训工作纳入医院职工教育培训规划，做到同计划、同安排、同实施、同检查、同总结；

2. 安保法规和相关知识培训应纳入医院干部培训内容，新任职的干部必须进行安保法规教育和相关知识培训；

3. 新录用人员、进入涉密岗位人员，必须进行上岗前培训，坚持"先培训、后上岗"；

4. 重点防火部位要开展"两个消防安全周"宣传教育活动，即每年3月份第一周和"119"宣传日当周为消防安全宣传周，年度对员工的消防安全教育培训不得少于12小时，受教育率必须达到95%以上；

5. 从事医疗服务的临床一线人员每年接受安全知识教育不得少于8小时，受教育率必须达到95%以上；

6. 开展"扫黄""打非"专项整治活动，加强舆论信息工作，大力宣传先进典型，营造良好的舆论氛围。

**第八十七条**　建立、健全考核奖励机制。

1. 将安全保卫工作纳入各科室、部门责任目标考核。与领导干部的津贴和任期目标考核结合起来，并将考核结果作为中层干部晋级晋职和实施奖惩的依据；

2. 将安全保卫工作纳入科室、部门年度评先创优和精神文明建设的考核内容。将考核结果作为科室评先、创优及优秀员工评选的依据。

## 第九章　安全保卫档案管理

**第八十八条**　医院安全保卫工作档案是指在开展安全保卫工作中形成的，具有参考和使用价值，并经过科学整理，分类保存的文件、资料等。保卫部要做好安全保卫档案收集、整理、归档等日常管理工作。

**第八十九条**　安全保卫工作档案分为文书档案、业务档案和资料档案等三大类。

1. 文书档案是指在日常安全保卫工作中逐步形成的，具有参考、使用价值，经过科学整理，分类保存的文件、材料。主要内容是：

（1）国家和上级领导机关发来的文件。包括法律、法规、决议、决定、条例、通知、通报、指示、意见、批复、计划、总结等。

（2）不相隶属的单位和部门发来的文件、函件。包括：通报、通知、简报、专题报告、会议纪要等。

（3）医院制定的文件。包括通知、通报、指示、命令、意见、计划、总结、请示、报告、批复、函告、会议纪要、会议记录等。

（4）各科室报来的文件。包括请示、工作报告、总结、简报等。

2. 业务档案是指在开展业务工作中，以及在查破治安、刑事案件和火灾事故形成的，具有参考价值，经过科学整理，分类保存的文件材料。业务档案按工作事项立卷，相同事项可综合立卷。主要内容是：

（1）相同事项卷。包括相关组织（消防安全管理领导小组、综治领导小组、维稳领导小组）成员状况、保卫部设置及科室简介、专职人员素质等情况、兼职人员现状统计、工作经费预算及使用情况、专项经费投入统计、重大事项记录、规章制度等。

（2）重点要害部位管理卷。包括科室基本情况、重点要害部位示意图、重点要害部位申报审批表、重点要害部位人员名册、重点部位管理措施、安全检查及隐患整改、问题查处情况等。

（3）消防安全管理卷。包括医院消防基本情况；医院消防重点部位及必要图表；建筑工程消防设计审核、竣工验收文件、资料；消防安全制度；消防设施、灭火器材情况；专、兼职消防队队员及装备配备情况；与消防有关的重点工种人员情况；灭火和应急疏散方案及演练情况；防火安全检查及消防设备、器材维修、更换记录；火灾隐患及整改情况；消防教育培训记录；动用明火审查审批；火灾情况记录；责任令落实及奖惩情况。

（4）治安管理卷。包括医院基本情况、治安管理措施、重点人口管理、专项整治、治安值班点及人员、巡逻守卫力量、治保组织及活动开展、平安建设活动、剧毒物品管理、危险工种人员管理、治安案件、刑事案件、治安处罚、责任制落实及奖惩等情况。

（5）其他管理卷。包括召开会议保卫、开展活动保卫、证件管理等。

3. 资料档案是指医院保卫部在日常工作中逐步累积的，具有参考、使用价值，经过科学整理、分类保存的相关材料。主要包括声像资料、影视资料、学习书籍、培训教材、经验材料、学术论文、考核试题、工作规划等。

**第九十条**　安全保卫档案必须内容翔实、数字准确、文字工整、统一规范；有专人管理，借阅、传递制度健全。

## 第十章　奖　惩

**第九十一条**　认真执行本《规定》，对成绩突出的科室、部门和做出突出贡献的个人应当给予奖励。

**第九十二条**　符合下列条件之一的集体和个人给予表彰奖励。

1. 为保障医院在医疗服务过程中做出了突出成绩；为制止危害医院医疗安全的行为做出突出贡献；

2. 为医院消防安全建设与管理工作做出突出成绩；发现火情及时采取措施，有效地防止了大火灾事故发生；在扑灭火灾的斗争中表现突出；

3. 为治安管理工作做出了突出成绩和贡献；见义勇为，同违法犯罪行为作斗争表现突出；

4. 及时为公安机关提供线索，抓获犯罪嫌疑人；及时向公安机关提供信息，制止了重大治安、刑事案件发生；配合公安机关开展专项工作成绩突出。

5. 其他需要表彰奖励的事迹和行为。

**第九十三条**　对未依法履行安全保卫职责或者违反本《规定》而存在或发生问题的科室、部门及责任人应给予处罚，构成犯罪的责任人应依法追究刑事责任。

**第九十四条**　各科室、部门存在和发生下列问题之一的，将给予通报批评和经济处罚，并将纳入科室部门安全保卫、消防工作考核。

1. 保卫工作责任制不落实，组织不健全，制度不完善，教育不普及，管理不到位，措施落实不到位；

2. 发生被盗事故，对医疗服务和工作任务完成造成大的影响；

3. 影响平安医院建设达标；

4. 发生火灾事故，未造成人员重伤、死亡；

5. 发生群体性事故后，制止不力，造成严重后果；

6. 发生重大危险化学品、剧毒药品被盗事件，危及社会公共安全。

**第九十五条**　有下列行为的个人，由医院将给予个人通报批评和经济处罚：

1. 盗窃医疗原材料者、违犯规定引起火灾者、内外勾结违法犯罪者；

2. 对揭发和举报违法犯罪行为的人员，进行威胁或打击报复者；

3. 违反安全保卫规定的，给医院造成损失者；

4. 违反门卫规定，刁难殴打门卫造成恶劣影响者；

5. 为了个人私利和经济目的，非法获取并出卖属于医院、本科室、部门科研及技术成果者。

**第九十六条**　为保障公共财产安全，对医院公共财产被盗将实行经济赔偿。

1. 经济赔偿标准

（1）直接责任人赔偿直接经济损失的5%～10%；

（2）部门责任人赔偿直接经济损失的1%～5%。

2. 经济赔偿办法

（1）下发《公共财产被盗经济赔偿通知单》；

（2）直接责任人、责任人接到《通知单》后，应在7日内主动到医院财务处缴纳赔偿金。逾期不交者，财务处可依据《通知单》从个人收入中扣除；

（3）赔偿金一律由个人支付，不得报销或明赔暗补；

（4）存放在办公区的个人财务发生被盗造成的经济损失不在赔偿之列。

**第九十七条**　发生危害医院的重大以上责任事故、刑事案件、火灾事故，对直接责任人、部门责任人依法追究其责任。

## 第十一章　附　则

**第九十八条**　本办法与国家法律法规和上级有关规章制度不相符的，按国家法律法规和上级有关规章制度执行；与医院以往有关规定不符的按本规定执行。

**第九十九条**　本办法由医院保卫部负责解释。

**第一百条**　本办法自下发之日起执行。

# 二十三、防火安全管理规定

## 第一章　总　则

为了加强医院的防火安全管理工作，预防火灾的发生，减少火灾危害，确保医院职工、就诊患者的生命财产安全，根据《中华人民共和国消防法》及省、市有关规定，结合医院实际，制定本规定。

医院是公安局确定的防火重点保卫单位，消防关系隶属于区消防大队防火科。

　　医院的防火工作由消防大队实施监督，由医院的消防安全管理委员会领导，保卫部具体组织实施。

　　医院的防火工作要贯彻"预防为主，防消结合"的方针，坚持"谁主管，谁负责"的原则。

　　防火工作责任重大，关系到每个职工的切身利益，必须实行医院领导逐级负责制，实行领导与群众管理相结合，宣传教育与整改隐患相结合，严格管理与违章处罚相结合的管理办法。

## 第二章　消防管理

**第一条**　保卫部是医院防火安全管理的职能部门，其职责是：

　　1. 制定、落实医院的防火工作规划和火灾扑救预案，保障《中华人民共和国消防法》及省、市有关消防法律、法规的贯彻实施。

　　2. 开展经常性的防火安全宣传教育活动；组织好"119"消防宣传日活动。

　　3. 督促基层科室、部门落实安全防火责任制；开展经常性的防火安全检查，及时消除火险隐患。

　　4. 协助公安消防部门和医院领导，组织火灾扑救工作，保护火灾现场；协助公安消防部门调查火灾事故；查处火灾、火险事故。

　　5. 负责医院防火重点部位的确定与撤销的申报工作；建立健全医院及重点部位的防火档案。

　　6. 负责医院消防器材的购置、配置、保管和维修管理工作；按期维修消防器材及设施。

　　7. 负责医院义务消防队的组建和日常的训练工作。

**第二条**　各科室、部门的主要领导人是本部门安全防火工作的第一责任人，其职责：

　　1. 遵守消防法律、法规，执行国家消防技术规范、标准；遵守医院的防火安全管理规定。

　　2. 制定本科室、部门的防火安全管理制度和岗位安全操作规程。认真履行防火安全责任制，落实防火安全措施，确保本科室、部门的安全。

　　3. 针对本部门的特点，对职工进行经常性的防火安全宣传教育活动，提高防火安全意识和自防自救能力。

4. 组织职工扑救火灾，保护现场，协助调查火灾原因。

5. 负责本科室、部门的消防器材、消防设施的管理工作。

**第三条**　建立健全防火安全组织。医院设"消防安全管理委员会"；并指定一名院领导分管防火安全工作。

**第四条**　各科室、部门（班组）要有消防安全员。

**第五条**　消防安全员职责

1. 对本科室、部门（班组）开展经常性的安全检查，及时发现不安全因素，协助领导进行整改。

2. 负责本科室、部门（班组）消防器材的管理，定期进行检查、保养。

3. 积极参加消防业务培训，并组织好本科室、部门（班组）职工的消防业务学习。

4. 纠正、处理本科室、部门（班组）职工的违章操作，违章使用电热器具现象。

5. 对院保卫部提出的《隐患整改通知书》，协助各科室、部门（班组）领导立即整改。

6. 定期对本科室、部门（班组）的门、窗及易盗部位进行检查，查出的不安定因素及时整改。

7. 节假日及每日下班后负责检查本科室、部门（班组）的门窗、水龙头是否关好，电源是否切断。

8. 针对本科室、部门（班组）不安全问题，积极向科室主任提出防范措施和建议。

9. 完成保卫部布置的其他工作。

**第六条**　任何人发现火警都有义务迅速向消防队报警（119），同时向保卫部报告（电话 6812/2706812）并积极组织扑救。

**第七条**　保卫部负责室内、外消防栓和消防管道的管理；后勤保障部负责消防管道的维修，火灾扑救工作中的水源加压的现场照明等后勤保障工作。

**第八条**　医院防火重点要害部位是医院防火安全管理的重点保护单位，在全面履行本规定的**第七条**职责外，还应履行下列职责：

1. 设置防火标志，严格火源管理；

2. 制定灭火应急疏散预案，保持消防通道畅通；

3. 实行防火安全巡查和登记；

4. 开展防火重点要害部位安全达标活动，杜绝火灾事故的发生。

**第九条**　加强安全用电管理，实行"大功率电器使用许可证"制度。凡使用功率在 500W 以上的各类电器，如公用电炉、电暖器、恒温箱等，必须到保卫部办理"大功率电器使用许可证"后方可使用。

**第十条**　医院在规划新建、扩建、改建房屋时，必须同时设计安装消防供水系统，留出消防通道。施工前应由公安消防部门建筑审核，保卫部介入消防监督。竣工后保卫部参与验收，否则不得使用。任何人不得堵塞和占用楼梯、走廊、过道，保证消防通道畅通无阻。

**第十一条**　储存有易燃、易爆危险物品的库房等，必须要有专人管理，专项制度，防止燃爆、丢失等意外事故的发生。

**第十二条**　集体宿舍、地下室等，禁止使用煤油炉、电炉、电饭锅、热得快、电热褥、简易台灯等易发生火灾事故的家用电器。

**第十三条**　凡发生火灾、火险的科室和个人，3 日内必须如实写出事故书面报告，说明火灾、火险发生原因、损失情况报保卫部备案。

**第十四条**　在医院的外来务工（合同工、临时工、民工）人员和进修、培训人员的安全防火管理工作实行"谁用工谁负责"和"谁主管谁负责"的原则。

## 第三章　火　灾　预　防

**第十五条**　开展经常性的防火安全宣传教育活动。保卫部要对医院的义务消防队、消防安全员进行有计划的培训，普及消防安全知识，提供消防安全咨询服务，提高广大职工的防火安全意识和自防自救能力。

**第十六条**　开展经常性的防火安全大检查活动。医院消防安全管理委员会应在"法定节假日"、重大活动前后及易发生火灾时期，对医院的安全防火工作进行全面检查。保卫部对医院的安全防火工作实行每月有大查，每周有小查，重点防火部位经常查的安全检查制度；各部门的防火工作应做到随时自查，使防火安全检查工作制度化、规范化。

**第十七条**　各科室、部门（班组），特别是防火重点部位要层层落实防火安全工作责任制。建立健全防火安全管理制度，落实防火安全措施，及时整改火险隐患，杜绝火灾事故的发生。

第十八条    医院家属区管理委员会要组织住户职工、家属积极开展创建安全文明小区活动。教育小孩不要玩火，不要燃放烟花爆竹，协助医院做好家属区的防火安全工作。

第十九条    严格火源管理。禁止在液氧站、汽柴油库房、天然气管道等可能引发火灾的危险区域进行明火作业；禁止焚烧垃圾。

第二十条    严格用电管理。禁止私接电源，超负荷用电；禁止违章使用大功率电器，用电炉取暖做饭；禁止私自拆卸安全用电设施，开长明灯，防止电器火灾事故的发生。

第二十一条    严格易燃易爆物品的使用专管制度。严禁将易燃、易爆物品存放或带入公共场所。禁止私自存放汽油、香蕉水等易燃、易爆物品。禁止私自改动天然气管道，防止燃爆事故的发生。

## 第四章    奖惩办法

第二十二条    医院按在岗职工人均50元设立年度消防安全管理基金，实行专款专用，主要对在火灾扑救工作中或在防火安全工作中做出显著成绩的科室和个人，医院在年终给予表彰奖励。

第二十三条    奖励标准：消防安全管理先进科室按500元至1000元标准奖励，消防安全管理先进个人奖励按100元至500元标准，由保卫部申报，经医院消防管理委员会审批后，从医院消防安全管理基金兑现。

第二十四条    本规定的宗旨是"依法治火，确保安全"。因此，防火安全管理工作必须实行严管重罚。根据《中华人民共和国消防法》有关条款规定，除对违章当事人进行经济处罚外，同时还要对违章当事人所在的科室领导进行责任性的经济处罚。既要进行经济处罚，同时又要视违章的情节、危害、影响，对当事人和科室领导酌情追究行政纪律责任。

第二十五条    本规定的行政处罚由保卫部裁决，经医院消防安全管理委员会审定后执行。罚款使用医院的收款收据，处罚款项归入消防安全管理基金。

第二十六条    发生火灾或火险后，凡公安消防部门处罚过的，医院不再给予经济处罚。

第二十七条    凡有下列行为之一者，视为违章。对违章当事人及科室领导分别处以50元至500元的罚款。

1. 科室负责人不履行防火安全职责，致使单位发生责任性火灾、火险事故的；

2. 隐瞒科室火灾事故，知情不报，破坏或伪造火灾现场，出具伪证者；

3. 漠视公安消防部门和保卫部签发的《火险隐患整改通知书》，逾期不按要求整改的；

4. 拒绝、阻碍公安消防部门和保卫部工作人员依法执行防火公务的；

5. 损失、丢失、偷窃、私自乱用消防器材，损坏消防设施的；

6. 私自存储汽油、煤油、香蕉水等易燃易爆物品的；

7. 私接电源、违章使用大功率电器者；

8. 在科室值班室、集体宿舍、地下室等处，使用液化气、煤油炉、酒精炉和电炉、电饭锅、热得快、电热褥等极易发生火灾事故的家用电器者；

9. 私自改动天然气管道，私自往楼房下水道倒液化气残渣者；

10. 违反易燃、易爆、危险物品管理规定的；

11. 在易燃易爆场所违反禁令、吸烟、焚烧垃圾、动用明火的；

12. 指示、强令他人违反防火安全规定冒险作业的；

13. 新建、扩建、装修的建筑物，未经公安消防部门验收，或不合格交付使用的；

14. 占用防火间距、堵塞消防通道的违章建筑物，以劝告拒不拆除清理的。

## 二十四、危险品管理办法

为了加强我院易燃易爆危险品的管理，保证全院职工以及患者的生命财产安全，避免危险化学品事故的发生，根据国家相关法规及《医院安全保卫工作管理办法》制定本办法，本办法旨在细化管理方式，明确管理职责。

### 1. 危险品范围

危险品是指有爆炸、易燃、毒害、感染、腐蚀、放射性等危险特性，在运输、储存、生产、经营、使用和处置中，容易造成人员伤亡、财产损毁或环境污染而需要特别防护的物品。按目前国家已公布的法规、标准，危险品有以下分类：

第一类：爆炸品，如高氯酸、二亚硝基苯等；

第二类：压缩气体和液化气体，如氨气、甲烷、氮气、氧气、液氯、液氨等；

第三类：易燃液体，如乙醛、丙酮、苯、甲醇、环辛烷、氯苯、苯甲醚等；

第四类：易燃固体、自燃物品和遇湿易燃物品，如：红磷、三氯化钛、氰化钾、金属钠等；

第五类：氧化物和有机过氧化物，如氯酸铵、氧化苯甲酰等；

第六类：毒害品，如氰化物、砷化物等；

第七类：放射性物品，同位素；

第八类：腐蚀品，如硫酸、氢氧化钠、二氯乙醛、苯酚钠等。

### 2．危险品申购及入库

（1）危险品的购置由使用科室按照分类申请，经保卫部审核，分管院领导审批后由采供部或药剂科统一组织购买，严禁其他人员未经审批私自购买危险品。

（2）对剧毒及放射性物品，经医院医务部和主管领导批准，报医院保卫部备案后方可购买。

（3）危险品的品名、数量、时间、有效期等相关情况要在采供部或药剂科每批次入库时报保卫部备案。

### 3．危险品的存储和保管

（1）危险品在进入各使用科室储存时，应严格检查与验收，并做好账目登记工作，经常清点，做到账、物相符。

（2）存放危险品的储藏室、储藏柜应符合其特性要求，严禁乱存乱放，严禁与其他常规药品及生活用品共存，储藏室应配备适用的消防器材和防护用品，严禁烟火，杜绝一切可能产生火花的因素。

（3）凡库存的危险品必须有明显的标签（名称、规格、数量、质量），禁止存放无标签的危险品。

（4）危险品应分类定额存放，互相有影响的药品不得混放，必须分库存储。

（5）根据危险品的性质，采取必要的保护措施，如防湿、防热、防晒、防冻、防风化等。经常检查，防止因变质、分解造成自燃、爆炸，及时排除一切不安全因素。

（6）对剧毒及放射性物品必须严格执行专柜保管，实行双锁、双人保管，双人同时存取的管理制度，并做好详细记录，确保安全。

（7）存放剧毒及放射性危险品的储藏室要严格实行门禁制度，无关及未授权人员严禁进入。

（8）对剧毒物品的容器、废液、残渣等应及时妥善处理，严禁随意抛洒。

（9）各使用科室对危险品的使用要严格控制和监督，任何人不得将危险品带出工作场所，严禁各使用部门、人员之间私自转借、调拨危险品。

（10）危险品如有丢失，立即报告医院保卫部和院领导及时处理。

（11）各使用科室对危险品的管理，应选派工作认真负责并有一定保管知识的人员严加管理。

### 4．其他方面

（1）对过期变质和必须销毁的危险品，要经相关科室主任及分管院领导签署意见，报保卫部备案，在指定的地点由保卫部指定专人采取安全措施进行销毁。

（2）各使用部门要加强检查，认真落实规章制度。使用科室须指定专人进行危险品管理，并要制定安全管理制度和办法，各科确定的管理人员名单须报保卫部备案。

（3）各使用科室安全员要定期检查危险品的储存、有效期等情况，并做好相关的记录。

（4）发现库存数量与账目不符时和危险品丢失要及时报保卫部，并保护好现场。

（5）发生危险品泄漏事故，要立即报告保卫部，根据预案做好现场防护。

（6）各科室要对新入职员工进行相关的安全教育，实习进修学生使用危险品时，要有带教老师负责指导。

（7）保卫部将定期检查各使用科室危险品的储存、保管、出入库记录、检查记录等。不符合要求的予以通报，责令其整改。

（8）违反本办法规定的个人视情节轻重，给予通报，构成犯罪的由司法机关依法追究刑事责任。

（9）本办法未尽事宜按照国家相关法规执行。

## 二十五、重点防火部位消防安全管理规定

为加强和规范医院重点防火部位的消防安全管理，确保重点部位的防火安全，

减少和避免火灾事故的发生，确保教职工及患者生命安全，根据有关消防法律、法规，结合我院实际，制定本规定。

1. 本规定所指防火重点部位，系指容易发生火灾，发生火灾影响全局，且人员集中、财产集中的部位。一般按"四大"原则来确定：火灾危险性大，发生火灾时人员伤亡大、经济损失大、政治影响大。

2. 下列部位确定为医院防火重点部位：医院门诊、急诊和各病区；易燃、易爆、危险化学物品储存、使用、转运的科室和部门，核磁共振、CT室、介入室、液氧站、锅炉房、水泵房、监控室、物资库、药品库、综合档案室，图书室、财务部、收费结账部、病案室、高低压配电室等要害部位。

3. 防火重点部位消防安全管理的工作原则：领导负责、制度健全、岗位落实、措施完善、教育到位。

4. 各防火重点部位所在科室，在保卫部的组织指导下管理本部门重点防火部位的防火工作，必须履行下列消防安全职责：

（1）落实消防安全责任制，明确重点防火部位各岗位的防火责任人。

（2）针对本部门重点防火部位的特点，定期对教职工进行消防宣传教育。

（3）建立防火巡查、检查和火灾隐患整改制度。逐级落实防火安全责任制，实行日、周、季三级防火巡查，并建立安全检查记录。重大节假日应进行全面消防安全检查，及时发现和消除安全隐患。

（4）按照消防法规有关规定，配置消防设施和器材，设置消防安全标志，并定期进行检查，确保消防设施和器材完好、有效。

（5）保障疏散通道和安全出口的畅通。

（6）重点防火岗位的人员应接受消防安全专门培训，并持证上岗。

## 二十六、重点要害部位安全管理规定

**第一条**　为了加强我院重点要害部位安全管理，保障医疗、教学、科研、后勤保障工作的正常运行，根据《医院社会管理综合治理若干规定》，制定本规定。

**第二条**　本规定确定的重点要害部位是指：在我院医疗、教学、科研、后勤保障中地位重要、秘密性强、影响面大，经审核纳入重点管理的部位。经审核确定以下部位为医院的重点要害部位：医院门诊、急诊和各病区；易燃、易爆、危险化学物品储存、使用、转运的科室和部门，核磁共振、CT室、介入室、液氧站、锅炉房、水泵房、监控室、物资库、药品库、综合档案室，图书室、财务部、收费结账部、病案室、高低压配电室等。

第三条　本规定适用于我院管辖范围内的院级重点要害部位、重点防盗部位、重点防火部位。

第四条　重点要害部位实行三级管理责任制，贯彻"谁主管，谁负责"的原则，并接受院保卫部的督查和管理。

第五条　确定重点要害部位是根据部位的等级程度和人员变化的情况，由院保卫部依照有关程序报医院综治委审核后，保卫部建立院级重点要害部位档案，包括部位的方位、安全措施、图片、说明、工作人员名册、安全负责人等并根据情况变化及时调整补充。

第六条　加强领导，健全组织，落实安全责任制。重点要害部位的领导是第一安全责任人，并设立安全小组，切实发挥科室（部门）消防安全员的作用，把安全责任落实到人。

第七条　重点要害部位必须建立、健全安全管理制度，特别是防火、防盗、防事故、现金保管、科研资料保密及易燃易爆、剧毒麻醉药品的存放、保管、使用制度等。

第八条　重点要害部位要加强技术防范，安装必要的防盗、防火自动报警系统；对容易发生火灾、爆炸事故的部位，必须制定切实可行的应急预案，做到发生意外能及时扑救，把损失减少到最低限度。

第九条　加强安全检查，及时整改隐患。除保卫部履行常规督察以外，所在科室（部门）的领导要经常对本单位的门窗、水电、灭火器材、消防通道、电器线路、仪器设备的安全运行、易燃易爆物品保管等进行检查，发现隐患及时整改。

第十条　要加强对重点要害部位人员的法律、安全教育与管理。要定期进行防火、防盗、防爆、防泄密等安全教育与知识讲座，使重点要害部位人员了解必要的安全知识和掌握基本的防范技能。

第十一条　为确保重点要害部位的安全，落实安全责任，每年度院与重点要害部位的负责人签订《社会管理综合治理目标责任书》，保卫部要经常深入到重点要害部位进行安全检查，认真履行监督检查的职责。

第十二条　重点要害部位对院保卫部发出书面的"隐患整改通知"须及时整改。

对不重视安全工作，存在隐患不及时整改或整改不力的单位，综治办依照医院综治委的有关规定，视其情况通报全院或实施一票否决。

**第十三条** 本规定由医院社会治安综合治理委员会解释。

**第十四条** 本规定自颁布之日起施行，原规定废止。

# 设备管理部分

## 二十七、医学装备三级管理制度

1. 为了加强我院的医学装备管理，促进医学装备合理配置、安全有效地利用，充分发挥使用效益，保障医疗服务质量安全，依据有关法律、法规，制定本制度。

2. 医学装备三级管理由主管院领导及医学装备管理委员会、医学装备管理部门和使用部门三级结构组成。

3. 医学装备管理委员会的主要职责是根据医院学科发展的实际情况对医学装备的年度购置计划做出统筹规划、讨论医疗设备质量安全管理、大型医疗设备成本分析及使用评价等。

4. 医院设备管理部是全院的医学装备管理的职能部门，由主管院长直接领导，参加全院医学装备管理的全过程。负责医学装备购置、论证、验收、质控、维护、保养、培训、强检、应用分析和处置等全程管理。

5. 使用部门的医学装备管理小组由各科室主任、护士长等医护人员组成，使用部门应在医学装备管理部门的指导下，负责本部门的医学装备日常管理工作，科主任是科室医学装备管理的第一责任人。

## 二十八、医学装备管理委员会工作制度

1. 根据医院的实际情况，医学装备管理委员会由院领导、设备管理部、物资采供部、医务部、护理部、感染控制部等部门负责人及临床、医技科室负责人组成。

2. 在主管院长领导下，每年召开医学装备管理委员会会议，讨论医疗设备质量

安全管理、医疗设备年度采购计划、大型医疗设备成本分析及使用评价等。

3. 医学装备管理委员会至少每年召开 2 次会议，特殊情况可临时召开会议，会议要有记录和总结。

4. 根据《医疗器械监督管理条例》《医疗卫生机构医学装备管理办法》《医疗器械使用质量监督管理办法》等有关法律、法规及规章制度的规定，做好医学装备管理工作，保障医院医学装备的正常使用。

5. 医学装备管理委员会办公室设在设备管理部，负责处理日常医疗设备管理工作。

## 二十九、医疗设备使用管理制度

1. 凡有医疗设备的科室，要建立使用管理责任制，指定专人管理，严格使用登记，并保证账、卡、物相符。

2. 新进仪器设备在使用前要由职能部门负责组织验收、调试、安装。对使用人员进行操作培训，并进行现场考核，对未完全掌握的可进行再培训。

3. 设备使用人员要严格按照设备的技术标准、使用说明书和操作规程进行操作。使用设备前，应判明其技术状态确实良好，使用完毕后进行日常保养。

4. 医疗设备使用过程中操作人员不得擅自离开，发现设备运转异常时，应立即停机查找原因，及时排除故障，处理不了时应请设备管理部协助，严禁带故障和超负荷使用。

5. 各科室所使用的医疗设备发生故障时，未经管理部门批准不得将设备带往外地修理。

6. 科室之间借用设备时，凡专管专用的仪器设备，专管科室必须为其他科使用提供方便，不得以任何借口阻止其他科使用，并办理好交接手续，用毕及时归还。

7. 医疗设备原则上不外借院外使用，特殊情况须经院长批准，方可借出。收回时，由科室检查无误，方可收缴保管。

8. 仪器设备（包括主机、附件、说明书）一定保持完整无缺，即使破损失灵部件，未经设备管理部检验亦不得随意丢弃。

9. 医疗设备的说明书、合格证、保修卡、线路图等资料，由设备管理部建立技术档案。各科需用时，应办理借阅手续，如因操作维修需经常使用时，可复印副本。

10. 失去效能的医疗仪器、设备的报废和更新，必须办理报废手续。未经主管部门批准不能私自处理医疗仪器、设备。

11. 院内医疗设备的调配或变价转让，均由主管职能部门负责组织。

12. 设备管理部门要经常了解设备的运行状况，发现问题及时解决。经常要对使用者进行正确使用方面的宣讲和督促，协助各科室制订仪器设备使用的规章制度。

13. 对于赠送、科研合作、临床试用的医疗设备，必须按程序办理相关手续，经设备和医疗管理部门审核，报医院领导批准后执行。对违反规定造成的医疗事故或医患纠纷，由当事人承担有关的责任。

## 三十、医疗设备购置审批制度

1. 各业务科室应根据临床、科研、教学工作需要按年度编报设备计划，10万元以上设备应填写可行性论证报告及申请表，由医疗设备管理部门汇总后，通过医学装备管理委员会论证，提交院长办公室审核，再由党委会研究决定，形成年度计划，并提交上级主管部门批准后执行。

2. 购置大型医疗设备，必须先编写可行性报告及大型医疗设备配置申请表，报上级主管部门批准后执行。

3. 对紧急情况或临床急需的医疗设备，应由使用科室提出申请，交设备管理部，经院领导批准后，优先办理。

4. 各业务科室不得对外签订购合同或向厂商承诺购置意向。

5. 对科研项目所需要的医疗设备，应根据科研经费、批准项目，由科教部门统一提出计划，报设备管理部门审核后，按医院相关程序和规定审批执行。

## 三十一、医疗设备维修、保养制度

1. 医疗设备管理部负责全院医疗设备的维修、保养工作。

2. 医疗设备的维修应实行预防为主，维修为辅，防范事故在苗头。设备管理部工程师每月巡检科室的医疗设备，同使用人员一起对设备进行检查和维护。同时听取科室意见，在权限范围内尽快予以解决或反馈至院领导处理。

3. 凡需要维修的设备，挂上"故障"状态标识，作好相关记录，科室工作人员应及时通知维修人员进行维修。如属抢修急需仪器者，可立即通知维修人员现场维修。

4. 维修人员收到待修设备后应做好交接手续，对大型设备的故障情况应与设备操作人员共同检查及记录。对缺少材料、配件，不能在短期内修复的仪器设备，及时通知使用科室负责人，并且说明原因及处理意见，经维修完成的医疗设备应及时通知使用科室验收。

5. 凡需院外维修的设备，由设备管理部请院外维修，维修费计入有关科室的成本，不经设备管理部同意，任何科室和个人不得将故障的设备请院外维修。

6. 对大型医疗设备或设备较多的科室（如放射科、检验科、手术室等），应配备专职维修人员进行维护。大型设备（如 CT 等）请院外维修或保养，必须报院领导审批后才能实施。

7. 保修期内的仪器故障，维修人员应协助使用管理人员进行检查，及时联系保修单位进行维修。

8. 各科室使用人员对所使用仪器设备，应进行日常保养，发现问题处理不了的应立即报设备管理部处理。设备维修技术员应定期对全院医疗设备进行保养工作并记录，对设备的主要部件和配件进行检查、调整、更换或修理部分易损部件，彻底清除尘埃，保证设备的正常运转。

## 三十二、医疗设备更新制度

1. 实行有效可行的医疗设备更新制度，是保证医疗设备正常运转，提高医疗安全的关键措施。

2. 医疗设备更新年限，可根据其性能、耐用度、质量情况、使用频率来确定。医疗设备的暂定更新年限：电子仪器及光学仪器类为 8 年，医用电器及机械类为 10 年，放射性设备及其他耐用设备为 15 年，纤维内镜为 5000 人次。

3. 设备管理部负责对全院各科室贵重医疗仪器设备，建档管理，记录医疗设备的购进时间、安装使用时间、故障及维修保养情况，为该设备的更新积累资料依据。

4. 下列医疗设备可申请更新：

（1）已达到或超过规定年限且无修复使用价值的仪器设备。

（2）结构陈旧、性能落后、严重丧失精度，不能满足使用要求且无法修复的仪器设备。

（3）严重影响安全、继续使用将会引起事故危险，且不易修复改装者。

（4）严重浪费能源、造成严重危害、因事故或灾害造成严重损坏的仪器和设备。

（5）由于新技术、新设备的出现，更新设备可给医院带来较大经济效益、社会效益和技术效益者。

## 三十三、医疗设备运行成本分析制度

1. 凡价值在 50 万元以上并可做收费项目的医疗设备必须进行大型医学装备使用分析评价，论证设备使用、功能开发、社会效益、成本分析等分析评价。

2. 医院各临床、医技科室负责每年填写大中型医疗设备运行成本分析表和大型医学装备使用评价分析报告，如实填写本科室当年医疗设备的工作量、年度收入、材料消耗、维护费用、人员费用，并于次年 1 月 10 日前交设备管理部进行统一分析及总结。

3. 设备管理部根据医院各临床医技科室提供的数据，统计分析大型医疗设备年收入、年利润盈亏值，提交医学装备管理委员会，以便及时参考调整相关医疗设备的采购。

## 三十四、医用计量器具管理制度

1. 坚决贯彻执行《计量法》，严格遵守国家有关计量方面的政策和管理条例，坚定不移地推行和使用法定计量单位。

2. 全院医疗器械的计量工作由设备管理部统一管理，由专职计量员负责具体工作，临床医技科室兼职计量员密切配合，使计量器具受检率达 100%。

3. 积极参加上级质量技术监督部门组织的各类理论学习和专业培训，不断掌握和更新计量知识，做好全院计量器具的计量工作。

4. 编制强制检定、非强制检定、一次性检定的计量器具的周期检定计划，并按计划进行计量检定工作。

5. 凡已计量检定合格的器具才能继续投入使用，检定证书应由专职计量员保管好，以便检查，计量合格证应张贴在被检器具上，不合格器具及时修理再次检测，仍不合格者强制报废并更新，并做好详细的记录。

6. 各科室使用计量器具应按计量计划严格执行周期检定工作，接通知后做好配合工作，逾期未检者责任由使用部门负责。

7. 购置计量器具都应查验有关证照，凡不符合要求和使用非法定计量单位的计量器具一律不准进入医院使用。

## 三十五、医用计量器具周期检定制度

1. 根据上级有关规定，结合医疗、科研的实际情况，合理编制各种计量器具的周期检定日程表。

2. 各科室的计量器具，必须按周期检定计划进行，在计量器具合格效期到期前一个月上报设备管理部门，以便及时进行计量器具的检定。

3. 在周期检定过程中，严格按检定规程要求进行周期检定，经检定合格的发给合格证，经维修后仍不能恢复原精度者，准许报废。

4. 在周期检定过程中，如发现账、物不符，应及时核对更正，确保账、物相符。

## 三十六、医用氧气使用管理制度

1. 根据《中华人民共和国药品管理法》《中国药典 2015 年版》有关规定，医用氧（包括液态氧和气态氧）是用于人体缺氧的预防和治疗药品，应严格按照药品相关要求进行管理。

2. 规范使用程序，应向具有合法资质的单位购进。医用氧到货验收时，核对相应质量文件说明资料，购进记录必须真实、完整，其内容包括名称、规格、批号、有效期、生产厂商、供货单位、购进数量、购进日期等内容。购进记录应保存至超过有效期 1 年以上。

3. 氧气瓶的管理须经过专门培训并持有上岗合格证。氧气存放的地方，严禁烟火，禁止易燃易爆等危险品入内或混放，并做好安全防火防爆工作，备有灭火器材。

4. 严格执行特种设备管理规定,定期对氧气瓶进行试压检验和报废更新,标志明显,台账齐全。

5. 氧气管道和集中供氧及设备维修、运输以及吸氧部位的检查、维修等由设备管理部负责,实行定期安全巡查,并做记录,如有不安全因素,须立即采取有效措施,消除隐患,确保正常的医疗供氧。

6. 非医疗部门使用氧气瓶,必须提出书面申请,经设备管理部门核查,确需使用报送主管院长批准后方可使用,并严格执行医院的有关规定和操作规程。

## 三十七、医疗器械使用安全管理制度

1. 为了加强医疗器械临床使用安全管理工作,降低医疗器械临床使用风险,根据《医疗器械临床使用安全管理规范》的规定和要求,制定本制度。

2. 医疗器械临床使用安全管理是指医院在医疗服务中涉及的医疗器械产品安全、人员、制度、技术规范、设施、环境等的安全管理。

3. 为确保进入临床使用的医疗器械合法、安全、有效,对首次进入医院使用的医疗器械严格按照医院的要求准入;对器械的采购严格按照相关法律法规采购规范、入口统一、渠道合法、手续齐全;将医疗器械采购情况及时做好对内公开;对在用设备每年要进行评价论证,提出意见及时更新。

4. 医疗器械采购、评价、验收等过程中形成的报告、合同、评价记录等文件进行建档和妥善保存。

5. 从事医疗器械相关工作的技术人员,应当具备相应的专业学历,技术职称或者经过相关技术培训,并获得国家认可的执业技术水平资格。

6. 对医疗器械临床使用技术人员和从事医疗器械保障的医学工程技术人员建立培训与考核制度。组织开展新产品、新技术应用前规范化培训,开展医疗器械临床使用过程中的质量控制、操作规程等相关培训,建立培训档案,定期检查评价。

7. 临床使用科室对医疗器械应当严格遵照产品使用说明书,技术操作规范和规程,对产品禁忌证及注意事项应当严格遵守,需向患者说明的事项应当如实告知,不得进行虚假宣传,误导患者。

8. 医疗器械出现故障,使用科室应当立即停止使用,并通知设备管理部门按规定进行检修，经检修达不到临床使用安全标准的医疗器械，不得再用于临床。

9. 医疗器械临床使用发生不良反应及安全事件，临床科室应及时处理并上报，由职能部门上报上级监督管理部门。

10. 制定医疗器械安装，验收使用中的管理制度与技术规范。

11. 对在用设备类医疗器械的预防性维护，检测与校准，临床应用效果等信息进行分析与评估，以保证在用设备类医疗器械处于完好与待用状态，保障所获临床信息的质量。

12. 遵照医疗器械技术指南和有关国家标准与规程，定期对医疗器械使用环境进行测试，评估和维护。

13. 对于生命支持设备和重要的相关设备，制订相应应急备用方案。

14. 医疗器械保障技术服务全过程及其结果均应当真实记录并存入医疗器械信息档案。

## 物资采供部分

## 三十八、招标制度

物资采供部承担了本院所有医用耗材、设备等相关重要事项的招标工作，任务繁重、责任重大。为进一步规范招标工作，保护医院利益、保护当事人合法权益、提高经济效益、保证项目质量，本科严格遵照《中华人民共和国招标投标法》进一步修订医院招标制度。

1. 设备、医用耗材等采购事项，必须分开进行招标，不得擅自采购。

2. 由使用科室提交项目申请，并进行可行性论证，上报院长审批同意，提交院长办公会（党政联席会）及职代会审议通过，经公示后方可进入招标流程。

3. 依据项目情况，按规定分别进行招标、国家招标交由政府采购招标。

4. 招标公告应当载明招标项目的性质、数量、实施地点、时间以及获取招标文件的办法等事项。

5. 根据招标项目的特点和需要进行招标文件的编制。招标文件应当包括招标项目的技术要求、对投标人资格审查的标准、投标报价要求和评标标准等所有实质性要求和条件以及商务条款。国家对招标项目的技术、标准有规定的，应当按照其规定在招标文件中提出相应要求。

6. 招标项目需要确定工期的，应当合理确定工期，并在招标文件中载明。

7. 根据招标项目的具体情况，可以组织潜在投标人踏勘项目现场。

8. 不得向他人透露已获取招标文件的潜在投标人的名称、数量以及可能影响公平竞争的有关招标投标的其他情况。招标人设有标底的，标底必须保密。

9. 在招标文件要求提交投标文件的截止时间后送达的投标文件应当拒收。

10. 不得强制投标人组成联合体共同投标，不得限制投标人之间的竞争。

11. 投标机构原则上不少于 3 家，确因项目特殊不足 3 家的，经申请可进行竞争性谈判或单一来源采购。

12. 遵循公开、公平、公正和诚实信用的原则。在招标、评标过程中，审计部、纪检部、财务部和相关职能部门及使用科室、专家全程参与，确保招标、评标的公正性。

13. 根据招标项目本身的要求，在招标公告或者投标邀请书中，要求潜在投标人提供有关资质证明文件和业绩情况，并对潜在投标人进行初步资格审查；开标时，由审计、纪检、财务等检查投标文件的密封是否完好，并对投标人的资质进行正式审验。国家对投标人的资格条件有规定的，依照其规定。

14. 依法组建评标小组。投标文件应当当众予以拆封、宣读。开标、评标过程应当记录，并存档备查。任何单位和个人不得非法干预、影响评标的过程和结果；设有标底的，应当参考标底。评标委员会完成评标后，应当向招标人提出书面评标报告，并推荐合格的中标候选人。

## 三十九、一次性使用无菌医疗器械管理制度

1. 医院所用一次性使用无菌医疗器械必须由医院物资采供部统一集中采购，使用科室不得自行购入。

2. 从医疗器械生产或经营企业采购一次性使用无菌医疗器械应索取的证件有：《医疗器械生产企业许可证》或者《医疗器械经营许可证》和《营业执照》的复印件；《医疗器械注册证》(含进口) 的复印件；一次性使用无菌医疗器械还应索取

《灭菌检测报告》（每批号）；加盖本企业印章和企业法定代表人印章或签字的企业法定人的委托授权书原件和销售人员的身份证复印件。

3. 严格执行医院医疗器械管理制度对一次性使用无菌医疗器械进行采购和验收。验收记录应包括企业名称、产品名称、原产地、型号规格、产品批号（生产日期）、灭菌批号、产品有效期、供货单位、购货数量、购货日期、验收结论、验收人员签字等内容按照记录能追溯到每批产品的进货来源。

4. 一次性使用无菌医疗器械须应存放于阴凉干燥、通风良好的物架上，距地面≥10cm，距墙壁≥5cm，并保持清洁。拆开外包装的一次性无菌医疗器械，必须放置于无菌物品存放柜（箱）内。

5. 一次使用无菌医疗器械由物资采供部统一调配原则上近有效期者先用。在新品种进入院时对已有类似库存的物资申购科室应负责使用或协助处理。

6. 若发现小包装已破损、标识不清的一次性使用无菌医疗器械应立即停止使用、封存并与生产厂家联系予以更换。

7. 若发现不合格产品应立即停止使用、封存并及时报告所在地药品监督管理部门，不得擅自处理。经验证为不合格产品在所在地药品监督管理部门的监督下予以处理。

8. 一次性使用无菌医疗器械在使用过程中或使用后发生可疑不良事件时，应按规定及时上报国家药品不良反应监测系统。

9. 一次性使用无菌医疗器械必须一人一用一处理，严禁重复使用，使用后须进行消毒、毁形，并按当地卫生行政部门的规定进行无害化处理并做好记录，禁止重复使用和回流市场。

10. 医院感染控制部须履行对一次性使用无菌医疗用品的采购、管理和回收处理的监督检查职责。

# 四十、高值（植入性）耗材管理制度

## 1. 高值医用耗材的分类

根据我院临床医疗项目开展实际情况，高值医用耗材的品目暂定为：血管介入、骨科植入、神经外科、结构心脏病、非血管介入、起搏器、电生理、吻合器、体外循环及血液净化、人工器官组织、疝修补、口腔和眼科等 13 大类。

### 2．高值医用耗材计划的申请

高值医用耗材价格昂贵，用量比较小，物资采供部库房一般情况下不留库存，采取实行手术室、介入导管室二级库房管理，二级库房预存一定量的基数。临床使用时到手术室、介入导管室请领，手术室、介入导管室根据消耗基数及手术所需批量申请。

### 3．高值医用耗材供应商的选择

高值医用耗材的购进必须保证以满足临床要求、保证质量为前提，选择技术先进、价格优惠、注重服务、讲究信誉的产品和供应商，最大限度地维护医院和患者利益。采购前要对供应商进行认真的审查，其营业执照、医疗器械经营许可证、生产许可证、产品注册证、合格证、公司及产品的相关授权等资质必须齐全、真实、有效，根据业绩、规模、质量、诚信选择合适的供应商。执行"两票制"及阳光挂网采购等政策。

### 4．高值医用耗材的采购

（1）高值医用耗材的采购由物资采供部统一采购。使用科室向物资采供部提出购置申请。同时填写《医院特殊耗材申请表》，列明该产品的购置理由、临床用途及规格、数量，科主任签字同意后，再由医务部、医保部审批后提交到物资采供部。

（2）物资采供部收集产品相关信息，审核产品、供应商资质，报分管院长审批。

（3）对于统一招标采购的品种，执行招标结果；未统一招标采购的特殊高值耗材品种，根据临床科室提出的购置申请，组织使用科室负责人和审计、财务及纪检监察部门按高值耗材采购遵循原则进行议价谈判，执行谈判结果。

### 5．高值医用耗材的验收

（1）结合我院的实际情况，高值医用耗材采购数量以手术所需为准，提高及时率，体现具体成效，实现"零库存"管理。

（2）供应商送货到库房后，物资采供部将对耗材的包装，批号、有效期、数量等进行核对验收。过期、失效或者淘汰的医用高值耗材不得入库。

（3）本科室做好预入库验收登记，并填写《医院特殊耗材验收登记表》存档，对于验收合格的耗材，物资采供部办理预出库手续，交由科室使用。

（4）以月为单位，物资采供部将供货商的发货单、配送时间、发票等信息与使用科室的使用信息进行核对后及时办理正式入库、出库手续并将当月耗材成本计入使用科室。

### 6．高值医用耗材的使用

（1）使用科室安排专人到物资采供部库房取货，并核对品名，批号、有效期、数量等。术前再由执行诊疗操作的医师复核，仔细检查包装完好情况，确保消毒到位，密切关注使用过程中可能引起的并发症，并及时准备采取相应处理措施；同时，必须进行医患沟通，征得患者或家属同意在《手术同意书》上签字，术前谈话中应说明选择的类型，使用的目的、价格以及不良反应。

（2）使用科室应严格按照《医疗器械监督管理条例》的有关要求使用高值医用耗材，严格核对患者的信息，对患者所使用的高值耗材的名称、数量、金额做汇总并填写《医院特殊耗材使用登记表》存档。

（3）术中所有的高值耗材名称、类型、数目等均需一一记录。

（4）医院严禁任何使用科室和个人私自购入、使用高值医用耗材，一经发现将由我院纪检部门处理。

### 7．高值耗材的处置

使用后需严格按照相关规定进行销毁，并做好登记记录。

## 四十一、高值医用耗材采购管理制度

1．高值医用耗材的采购由物资采供部统一采购。医院严禁任何使用科室和个人私自购入、使用高值医用耗材，一经发现将由我院纪检部门处理。

2．高值医用耗材的购进必须保证以满足临床要求、保证质量为前提。采购前需认真核对供应商的营业执照、医疗器械经营许可证、生产许可证、产品注册证、合格证及产品的相关授权等资质。

3．使用科室需提出购置申请，由相关部门审批后提交到物资采供部。

4. 物资采供部负责收集产品相关信息，审核产品、供应商资质，报分管院长审批，院长办公会讨论。

5. 对于统一招标采购的品种，执行招标结果；未统一招标采购的特殊品种，组织使用科室负责人和审计、财务及纪检监察等相关部门进行集体采购，执行采购结果。

6. 物资采供部负责对耗材进行核对验收。验收记录应包括企业名称、产品名称、原产地、型号规格、产品批号（生产日期）、灭菌批号、产品有效期、供货单位、购货数量、购货日期、验收结论、验收人员签字等内容按照记录能追溯到每批产品的进货来源。

7. 若发现不合格产品应立即停止使用、封存并及时报告所在地药品监督管理部门，不得擅自处理。经验证为不合格产品在所在地药品监督管理部门的监督下予以处理。

8. 在使用过程中或使用后发生可疑不良事件时，应按规定及时进行网络直报。

9. 以月为单位，物资采供部将供货商的发货单、配送时间、发票等信息与使用科室的使用信息进行核对后及时办理正式入库、出库手续并将当月耗材成本计入使用科室。

10. 执行中、省、市、区医改政策，及时完成省级阳光挂网采购、"两票制"等医改政策要求。

## 四十二、医疗器械不良事件监测报告制度

1. 医疗器械不良事件是指：获准上市的、合格的医疗器械在正常使用情况下，发生任何与医疗器械预期使用效果无关的有害事件。

2. 医疗器械不良事件的监测是指对可疑医疗器械不良事件的发现、报告、评价和控制的过程。医疗器械不良事件监测工作，是预防医疗器械不良事件重复发生和蔓延，保证人民生命安全的重要工作。

3. 医院成立医疗器械不良事件监测领导小组，完善管理制度，组织落实上级有关法律法规的培训工作，指导医院医疗器械不良事件监测工作的开展，监督、检查，确保医疗器械使用安全有效。

4. 临床科室健全完善监测体系。科主任、护士长为科室医疗器械不良事件监测

的负责人，指定专人做好医疗器械使用的详细登记，并对不良事件的信息进行收集，整理、上报。

5. 报告医疗器械不良事件应当遵循可疑即报的原则。

6. 医院各临床科室、门诊在诊疗过程活动中如发现医疗器械不良事件时，应立即停止使用，封存，向医疗器械管理部门报告。

7. 医疗器械管理科室接到报告后应及时安排相关人员开展工作，对不良事件进行调查、分析、评价，在事件发生 24 小时内进行网络直报，填写《医疗器械不良事件报告表》，不得擅自处理。

8. 根据不良事件的调查情况，医疗器械管理科室应及时向院内各相关科室通报，以引起警惕，避免造成新的伤害。

9. 临床科室如对医疗器械不良事件隐瞒不报，经查实后根据情节轻重进行处罚。

## 四十三、医疗器械召回制度

1. 医疗器械召回是指当发生、发现或高度怀疑医疗器械质量问题、事件，或由于发生、发现、高度怀疑工作质量的问题、事件可能由于是医疗器械造成时，应按照既定的原则、程序和方法，收回相关医疗器械。

2. 医院医疗器械召回由物资采供部负责，并在规定的时间内完成医疗器械的召回、后续处理工作。

3. 有下列情况发生的，必须召回医疗器械

（1）医疗器械发放错误；

（2）包装不合格或包装差错；

（3）有证据证实，或高度怀疑一次性无菌医疗器械被污染；

（4）在验收、保管、养护、发放、使用过程中发现的不合格医疗器械；

（5）医疗器械使用者投诉并得到证实的不合格医疗器械；

（6）食品药品监督管理部门公告的质量不合格医疗器械；假冒医疗器械、劣械；以及要求召回的医疗器械；

（7）临床发现有严重不良事件的医疗器械或发生群体不良事件的医疗器械按有关规定应召回的；

（8）已过有效期的医疗器械；

（9）生产商、供应商要求召回的医疗器械。

4．医疗器械召回级别

（1）一级召回：使用该医疗器械可能引起严重健康危害；

（2）二级召回：使用该医疗器械可能引起暂时的或者可逆的健康危害；

（4）三级召回：使用该医疗一般不会引起健康危害，但由于其他原因需要收回。

5．医疗器械召回的时限

（1）一级召回应在 24 小时以内进行；

（2）二级召回应在 48 小时以内进行；

（3）三级召回应在 72 小时以内进行。

6．医疗器械召回处理程序和方法

（1）工作人员发现需召回医疗器械的情形时应立即报物资采供部；物资采供部立即召开科室会议，部署召回方案，决定召回级别、执行人员等事宜；

（2）物资采供部根据召回方案上报主管院长，并马上用院内网、短信或电话通知各科室停止使用该医疗器械并退回物资采供部库房；

（3）物资采供部第一时间通知有关医疗器械经营企业停止销售，并上报食品药品监督管理部门，发生伤害事件和群体不良反应事件还应上报卫生行政主管部门；

（4）一级召回应在 24 小时内召回医院内所有应召回的医疗器械；二级召回应在 48 小时内召回医院内所有应召回的医疗器械；三级召回应在 72 小时内召回医院内所有应召回的医疗器械；

（5）各临床医技科室主任或护士长接到物资采供部召回指令后立即将本科室所有需要召回的医疗器械交回物资采供部医用耗材库，医用耗材库房将交回的医疗器械放置在不合格区域；

（6）物资采供部汇总《医院器械召回记录》，记录项目包括：召回时间，召回级别，医疗器械名称，规格型号，批号，有效期，数量，生产厂家，供货公司，召回原因，退回部门，处理办法；

（7）物资采供部对召回事件进行分析、总结，并上报质量管理小组组长以及药品监督管理部门，并及时向医院质量管理委员会报告。

7．召回工作管理

（1）召回的医疗器械，不得再使用；

（2）确定为医疗器械不良事件的按网络报告程序及时上报；

（3）积极协助医疗器械生产企业或供应商履行召回义务，按照召回计划的要求及时传达、反馈召回信息，控制和收回存在安全隐患的医疗器械；

（4）物资采供部应保持与食品药品监督管理部门、卫生行政主管部门、生产商、供应商的联系，调查导致召回的原因；

（5）物资采供部对召回医疗器械的全过程即所有的文件、指令、信函、传真件、电话记录、召回记录等资料应当保存，必须销毁的医疗器械，应当及时销毁并做好销毁记录；

（6）召回时物资采供部应向患者或各医技临床科室解释医疗器械召回工作的必要性，并对需要召回的医疗器械进行追踪检查，确保各医技临床科室按照要求全部退回医疗器械；

（7）财务部门负责召回医疗器械的货款及账务处理；

（8）对于已经使用植入性医疗器械召回的患者，应进行必要的随访，关注患者用械后的反应；对造成严重后果的追究该医疗器械生产厂家与经销商的责任，维护患者权益；

（9）对于召回医疗器械的相关信息及时向各科室传递、通报。

## 四十四、应急物资储备管理制度

### 1. 组织机构与职责

（1）组织机构

成立应急物资储备工作小组。主管院领导任组长，物资采供部、应急办公室、医务部、护理部、设备管理部、后勤保障部等为成员单位。

主要职责：负责制定医院应急物资储备方案；组织编制应急储备物资目录和配置方案；负责应急储备物资的统一调配和管理；配合相关部门做好应急储备物资的经费预算和采购工作。

（2）职责分工

物资采供部为应急储备物资的日常管理部门，负责建立应急储备物资采购、验收、保管、领用、补充、更新、安全等管理制度，监督检查应急储备物资制度的落实情况，建立储备物资库，制订日常应急物资储备计划。

落实管理人员岗位责任制，建立应急储备物资的管理规范。对储备仓库负责人、安全管理人员进行规范的安全知识培训，确保储备仓库和物资的安全。

### 2. 储备形式

（1）实物储备：列入《医院应急物资储备目录》内的应急物资，包括个人防护、医用耗材、后勤保障物资等，设备由设备管理部负责调配管理；

（2）计划储备：对于《医院应急物资储备目录》以外的常用物资，可采取与生产企业、经营单位签订储备合同的形式储备应急物资；

（3）信息储备：根据应急储备工作实际需要，物资采供部要动态收集所需各类应急物资储备信息，建立应急处置所需储备物资的生产企业、供应商的名录等信息库。

### 3. 调用程序和动态管理

（1）调用程序

物资采供部接到我院应急办的调用命令后，草拟应急物资调用方案（包括物资品种和数量）→主管领导审定→通知库房并做好调用物资出库登记→在应急工作结束后及时将剩余相关物资交回入库→物资储备单位及时填补被调用的应急物资。

（2）动态管理

物资采供部要按照《医院应急物资储备目录》的要求，采购储备相应的应急储备物资。在储备物资采购过程中，要严格执行国家有关政府采购的法律、法规，坚持公开、公平、公正的原则，实行公开招标采购，制定并严格执行应急物资的入库验收制度，严把质量关，杜绝假冒伪劣物资流入储备环节。

建立和实行应急基本物资储备动态管理机制。对所采购的应急储备物资，要建立应急储备物资登记档案，明确保管和使用责任人制度。对储备物资实行动态管理，要建立应急物资定期核查制度，应急物资过期前3~6个月内要提出处理意见。能够用作日常医疗工作物资的，按照"先入先出"的原则，及时调拨使用，并采购同类新出厂物资予以更新，以确保应急物资"常备常新"，并减少浪费。

应急物资使用后要及时补充，以确保一旦发生突发事件，能够立即调配使用。

## 四十五、工作人员廉洁采购制度

1. 认真贯彻执行上级和医院制定的开展治理商业贿赂专项工作实施方案的有关规定,坚持标本兼治、纠建并举。

2. 坚持面向临床一线,为科室排忧解难,热情服务,文明礼貌。积极听取相关意见和建议,对于正确批评和合理建议,要虚心接受,认真改进工作。

3. 坚持原则,遵纪守法,廉洁奉公,把好金钱关、人情关、用权关,自觉抵制不正之风。任何人不得以权谋私,以物谋私,更不能假公济私。

4. 参加各种订货会、洽谈会等,不准向厂家索贿、接收回扣、提成费、好处费等,对确实难以退回的礼品等,应在回院 3 日以内主动向纪检监察部门汇报,过期按有关规定处理。

5. 不准在外单位兼职,不得以任何名义领取报酬。

6. 严格执行特殊岗位工作人员交流轮岗制度。

7. 严格执行仓库管理制度,发放物品不得涂改凭证、不发人情物、不发面子物。

8. 增加工作透明度,对职工关心的问题,定期公开通报,并利用医院网络平台,及时发布招标采购结果,接受监督。

9. 上述规定,物资采供部全体人员必须自觉遵守,严格执行,随时接收有关部门的监督。

## 四十六、医用耗材二级库管理办法

按照国家卫生计生委《三级综合医院评审标准实施细则》对医用耗材管理相关评价条款,进一步加强医用耗材二级库管理,规范医用耗材采购和领用行为,提高医疗质量,保证医疗安全,保障物资供应,特制定本管理办法。物资采供部(医院一级库房)负责监督并指导我院临床医技科室二级库管理工作。

1. 各二级库所需的医用耗材应由物资采供部验收登记后方可领用备存,各二级库中所存放的医用耗材均为我院物资采供部统一采购的产品,不得私自接收由供应商直接供应并未经医院审核批准的医用耗材。

2. 各二级库实行专人管理，并在物资采供部进行备案，备案内容包括科室主任授权领用人员信息、合理的库存品种目录与基数等。

3. 各二级库管理人员负责其库房安全管理工作，做到物资分层分类合理存放，按有效期的先后摆放于库房货架或货柜内，堆放物资应距地面≥10cm，不得靠墙堆放；并定期检查库存物资效期，物资出库坚持先进先出原则，防止物资过期变质；做好温湿度监测登记工作，当温湿度超标后应及时采取措施，保证存储环境安全；各二级库库房内不得堆放杂物，并保持主通道畅通；严禁烟火，库区内不准抽烟，做好防火、防鼠、防盗工作。

4. 对于节假日、夜间发生应急或紧急手术情况，二级库库存耗材不能满足或解决患者问题时，使用科室与物资采供部负责人电话联系，确认所需医用耗材产品信息，并填写《非库存物资紧急申购单》，可采取先紧急供货，并负责代验收措施。在正常上班后，由供应商持《非库存物资紧急申购单》及产品外包装在物资采供部办理备案登记手续，物资采供部按照紧急情况单一来源采购办理入账手续，不作为常规采购。

5. 各二级库管理员应做到日清月结，每天出库物资应及时进行系统出库处理，保证账物相符。

6. 物资采供部每季度对各高值耗材类二级库实施一次督查，督查内容包括手术患者姓名、住院号、使用登记、使用耗材品种、名称、品牌、规格、数量、批号/条码、效期、供货商等详细信息记录的登记。

7. 每半年在纪检、审计、财务的监督下，物资采供部组织各二级库护士长或管理员进行相互交叉检查，重点检查内容：库存物资账物、库房安全管理、特殊物资存放是否符合要求等内容；对存在的问题，由物资采供部下发督办单并指导整改，确保医用耗材临床使用安全。

# 第十四章 医院便民惠民服务制度

**引言**

为了进一步落实改善医疗服务行动计划任务，优化我院医疗服务流程，提高医疗服务质量，改善老百姓就医的感受，让人民群众感受到医药卫生体制改革的成效，我院制定便民惠民服务制度。

## 一、便民惠民服务制度

为了进一步落实改善医疗服务行动计划任务，优化我院医疗服务流程，提高医疗服务质量，改善老百姓就医的感受，让人民群众感受到医药卫生体制改革的成效，我院制定便民惠民服务制度，具体内容如下：

**第一条** 实行周日及节假日门诊。根据门诊患者的数量，在患者较多的科室实行周日及假日门诊，对出诊医师的名单提前一天进行公示。合理安排医技科室的人员，确保周日及节假日门诊患者能在当日完成各项检查。

**第二条** 优化医院门急诊环境和流程。合理安排门急诊服务、简化门急诊和入、出院流程，对急危重症患者实行"先诊疗、后结算"模式，提高门诊医疗服务水平。

**第三条** 缩短患者就医等候时间。门诊挂号等候时间不超过15分钟，交费、取药等候时间均不超过10分钟。具体措施包括：合理利用医疗资源，优化门诊布局结构，改善门诊设施和条件；动态监测就诊流量，了解患者就诊规律，对于高峰时段实行弹性排班，增加人力，缓解就诊压力，缩短就医等候时间。

**第四条** 门诊大厅设有医院自助服务系统，方便患者查询医院概况、就医指南、门诊信息、医疗政策法规、收费标准、服务评价等。

**第五条** 导医实行固定和流动岗位服务，为患者提供预检分诊、导医咨询、健康教育、化验单自助查询等便民服务，积极开展预约诊疗服务，维持良好的就诊秩序。

**第六条** 对 65 岁以上老人、残疾人、离休干部、军人等特殊人群，门诊各窗口应主动提供优先服务。各科分诊护士优先安排就诊、检查和治疗。

**第七条** 严格控制门诊药品比例。通过规范医疗行为控制门诊药品比例，推行同级医院之间检验结果及影像资料互认；加强对药品使用的管理和监督，严格规范处方行为，控制大处方及滥用药现象。严格执行医院财务制度和物价收费制度。

**第八条** 门诊部每月进行门诊患者满意度调查，分析存在问题及患者意见，制定切实可行的整改措施，持续改进工作，满足患者需求，不断提高服务质量。

**第九条** 医院在门诊醒目地点设立意见箱，公布举报电话，及时处理群众来信来访及投诉。

## 二、门诊收费窗口便民制度

1. 高峰期增加收费窗口，交接班时延长窗口下班时间，如中午 12：30 及下午 17：30 下班。

2. 周一、周二患者高峰期时，科室负责人主动分流引导患者到人少的窗口，减少患者排队等候时间。

3. 各窗口都可刷医保卡及银行卡，为患者提供方便。

4. 各楼层收费窗口提供老花镜，方便老年患者填写挂号信息卡。

5. 各窗口都可办理退费、退卡手续，为患者提供方便。

6. 窗口人员主动告知患者就诊楼层，为患者提供优质服务。

## 三、残疾人员及行动不便患者床旁结算管理制度

1. 办理入院时做好患者各种参保手续的宣传工作，若有行动不便或残疾患者可进行床旁结算。

2. 由相关科室电话通知住院处提出床旁结算需求，正常上班时间，住院处双人

到患者床旁核对必要的票据进行结算，结算后送回结算票据。

3. 夜间及节假日需床旁结算的，由窗口人员通知各班人员到院结算。

4. 结算人员应态度和蔼，服务周到，认真仔细为患者办理结算手续。

## 四、住院收费窗口便民服务制度

1. 办理入院时做好对患者各种参保手续的宣传工作。

2. 对急诊留观患者实行 24 小时办理入院手续。

3. 对自费患者实行无节假日办理入院手续。

4. 对残疾人员及行动不便的患者实施床旁结算。

5. 窗口提供老花镜，方便老年患者结算手续。

6. 设立医疗救助，"一站式"服务窗口，优化服务流程，为患者提供便捷。

## 五、收费结算处急诊住院绿色通道制度

1. 住院处工作人员熟知六大病种。

2. 危急重患者实行"先救治，后付费"原则。

3. 住院处工作人员接到急救留观通知单后办理"留观账号"。

4. 住院处立即开通绿色"留观账号"。

5. 如需住院治疗，有家属者，家属办理入院手续，无家属者，由医务部或总值班签字后办理入院治疗。

6. 治疗终结，住院处窗口全天候随时办理出院手续。

## 六、预约诊疗工作管理办法

1. 收费结算部全面负责门诊预约诊疗工作，承担日常工作的实施。

2. 预约挂号适用初诊、复诊、中长期、慢性病患者。预约挂号方式包括：电话

预约、微信平台、医院官网、现场预约四种方式。预约挂号需提前一天以上预约，截止时间为就诊前一日下午16：30。

3. 门诊收费处设预约窗口，由专人负责预约挂号工作，保证各种预约诊疗形式的顺畅。

4. 全面开放专家门诊、专科门诊、普通门诊号源，逐步使医院初诊预约率达到60%，复诊预约率达到90%。

5. 预约诊疗服务实行分时段进行，预约时段为1小时，减少患者就诊等候时间。

6. 本着"预约优先"的原则，我院挂号以"预约挂号优先"，预约挂号采取实名制，患者预约、就诊应提供真实、有效的实名身份证，接待人员必须做好预约就诊人员相关信息和就诊需求登记，安排好预约就诊相关工作，患者取消预约号须提前通知预约窗口，如爽约将取消本次预约的挂号资格，连续三次爽约者，三个月内不能享受预约挂号资格。

7. 为方便预约就诊患者，现场预约到门诊预约窗口办理预约手续，就诊前领取预约就诊单挂号，到相应诊室就诊。

8. 预约复诊的管理：门诊患者及出院患者需要复诊的到门诊预约窗口做好预约登记，记录好复诊时间和经治医生，预约工作人员提前一天电话通知复诊患者。

9. 中长期及慢性病复诊预约管理：诊治医生告知患者复诊时间，由分管护士填写"出院复诊患者中长期预约单"，内容填写齐全后，送到门诊预约挂号窗口登记预约。

10. 诊间预约管理：全面推广诊间预约，增加预约诊疗服务比例，由预约窗口给各科下发预约诊疗登记本，各科医生认真填写，每月预约窗口人员统计各科预约人数。

11. 预约就诊流程：预约患者就诊当天直接到预约窗口挂号，到相应科室就诊，导医接到预约号，根据预约号的顺序安排就诊。

12. 预约患者到就诊时间逾期未到的，预约作废，请患者按正常秩序就诊或另行预约。

13. 预约患者就诊管理：门诊及各科医生接到预约患者本着"预约优先"的原则，认真做好接待诊疗工作，为患者提供优质医疗服务。

14. 医院通过网络，门诊公示牌等方式公示专家门诊和专科门诊信息，预约挂号流程及预约方式。

15. 为保障预约门诊工作的有序开展，各科室和医生严格按要求出诊，不得随意停诊和换人，若因故需停诊或换人，科室安排好替诊医生并在前一天下午 16：00 前告知门诊部，门诊部通知预约挂号窗口，预约人员在接到停诊通知后及时向患者告知。

## 七、"一卡通"流程

### 1. 办卡

有身份证：在自助机上选择【自助发卡】-【诊疗卡】，根据提示将患者有效身份证放在自助机身份证读卡区，然后放入现金自助办理就诊卡并充值，同时自助机出具相关小票（请妥善保存）。

未带身份证（儿童）：导医台填写信息登记表，在门诊收费处办理就诊卡并充值，同时收费处出具相关小票（请妥善保存）。

### 2. 充值

在自助机上选择【自助充值】-【诊疗卡】，根据提示将就诊卡插入读卡器，放入现金或插入银联借记卡充值，同时自助机出具充值小票（请妥善保存）。

### 3. 挂号

在自助机上选择【自助挂号】-【诊疗卡】，根据提示将就诊卡插入读卡器，选择"号类"、"科室"以及"医生"，自助机扣费并出具挂号小票（请妥善保存），凭挂号小票至导医台排队就诊。

### 4. 缴费（检查、检验、药品可直接在相应科室读卡扣费，无须提前缴费）

在自助机上选择【自助缴费】-【诊疗卡】，根据提示将就诊卡插入读卡器，自助机扣费后出具缴费小票（请妥善保存），凭缴费小票至相应科室进行治疗、检查、检验和取药。

### 5．信息查询

在自助机上选择【信息查询】-【诊疗卡】，根据提示将就诊卡插入读卡器，可查询患者基本信息、历次充值明细信息以及历次消费明细信息。

### 6．票据打印

如需正式发票，可在就诊结束后持卡及缴费小票至门诊收费窗口统一打印。

### 7．退费及退卡

如需退费或退卡，可持卡和充值/缴费小票至一楼门诊收费窗口办理退费及退卡。

# 参 考 文 献

［1］卫生部医疗服务监管司. 医院工作制度与岗位职责［M］. 北京：人民卫生出版社，2010.

［2］牛江平. 医院基本管理制度与规范［M］. 广州：广东人民出版社，2008.

［3］国务院办公厅. 关于建立现代医院管理制度的指导意见.（2017-7-25）［2018-10-15］. http://www.gov.cn/xinwen/2017-07/25/content_5213309.

［4］中共中央办公厅. 关于加强公立医院党的建设工作的意见［OL］.（2018-6-25）［2018-10-15］. http://www.gov.cn/zhengce/2018-06/25/content_5301208.html

［5］国家卫生健康委员会办公厅. 关于开展制定医院章程试点工作的指导意见［OL］.（2018-6-14）［2018-10-15］. http://www.nhc.gov.cn/xxgk/pages/viewdocument.

［6］国家卫生计生委. 医疗质量管理办法［OL］.（2016-9-25）［2018-10-15］. http://www.nhc.gov.cn/xxgk/pages/viewdocument.html

［7］卫生部. 卫生部关于进一步加强和完善卫生纠风工作责任制的意见［OL］.（2010-07-13）［2018-10-15］. http://www.nhc.gov.cn/jcj/s7692/201007.html

［8］卫生部. 医疗机构诊断和治疗仪器设备应用规范［OL］.（2000-9-28）［2018-10-15］. http://www.jxwst.gov.cn/doc/2009/08/17/100869.html